FLOW BODY MOVEMENTS

Das vorliegende Buch wurde sorgfältig erarbeitet. Dennoch erfolgen alle Angaben ohne Gewähr. Weder der Autor noch der Verlag können für eventuelle Nachteile oder Schäden, die aus den im Buch vorgestellten Informationen resultieren, Haftung übernehmen.

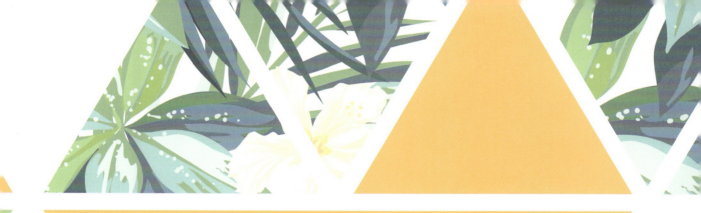

FLOW BODY MOVEMENTS

DAS URSPRÜNGLICHE TRAINING FÜR FASZIEN UND KRAFT

Björn Nussmüller

Meyer & Meyer Verlag

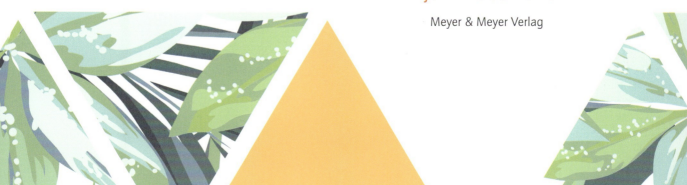

FLOW BODY MOVEMENTS

Bibliografische Information der Deutschen Bibliothek
Die Deutsche Bibliothek verzeichnet diese Publikation in der Deutschen
Nationalbibliografie; detaillierte bibliografische Details sind im Internet über
<http://dnb.ddb.de> abrufbar.

Alle Rechte, insbesondere das Recht der Vervielfältigung und Verbreitung sowie das Recht der Übersetzung, vorbehalten. Kein Teil des Werkes darf in irgendeiner Form – durch Fotokopie, Mikrofilm oder ein anderes Verfahren – ohne schriftliche Genehmigung des Verlages reproduziert oder unter Verwendung elektronischer Systeme verarbeitet, gespeichert, vervielfältigt oder verbreitet werden.

© 2017 by Meyer & Meyer Verlag, Aachen
Auckland, Beirut, Dubai, Hägendorf, Hongkong, Indianapolis, Kairo, Kapstadt,
Manila, Maidenhead, Neu-Delhi, Singapur, Sydney, Teheran, Wien

Member of the World Sport Publishers' Association (WSPA)

Gesamtherstellung: Print Consult GmbH, München

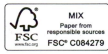

ISBN 978-3-8403-7556-9
E-Mail: verlag@m-m-sports.com
www.dersportverlag.de

Inhalt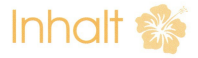

1 Willkommen auf Bora Bora – die Geschichte von FLOW BODY MOVEMENTS 8

2 Gut zu wissen – die Basics 14
    2.1 Körperbalance 16
    2.2 Wie definiert sich eine muskuläre Dysbalance? 18
    2.3 Schnellkraft 19
    2.4 Maximalkraft 19
    2.5 Ausdauer 20
    2.6 Regeneration 20
    2.7 Was genau ist Übertraining und wie entsteht es? 23

3 Funktionelle Kraft – retten Sie Leben 26

4 Alles ist möglich – auch mehr Zeit für die Familie und Freunde 30

5 Der Bora-Bora-Effekt 34
    5.1 Die Trainingsmethodik von FLOW BODY MOVEMENT 39
    5.2 Woraus besteht die Rumpfmuskulatur? 41
    5.3 Warum die Rumpfmuskulatur gerade im Sport so wichtig ist 42

6 Von Aborigines und Ozeanen 44
    6.1 Genetik 46
    6.2 Sechstes Prinzip: Stimulierung der Faszien in Kombination mit funktioneller Kraft 47
    6.3 Was sind Faszien? 47
    6.4 Die drei Grundpfeiler des sechsten Prinzips 49

7 Ab wann sind Sie gut? 52
    7.1 FLOW BODY MOVEMENTS-Vorabfitnesscheck 56

8 Was Sie wirklich über Atmung wissen müssen 62
    8.1 Die Bora-Bora-Atmung 65

FLOW BODY MOVEMENTS

9 Warm-up – Profit ohne Ende 66
    9.1 Ihr Profit durch ein Warm-up 68

10 Trainingspläne – basierend auf dem Reminiszenzphänomen 70
    10.1 Warum aktive Erholungsphasen? 73
    10.2 Wie müssen Sie eine Übung beenden? 73
    10.3 Wie funktioniert das FLOW BODY MOVEMENT-System? 74
    10.4 Faktor Zeit 75
    10.5 Worauf Sie zählen können 75
    10.6 Warum ist die aktive Regenerationsphase bei FBM so wichtig? 76
    10.7 Übungsabfolge 76
    10.8 Movements 77
    10.9 Trainingssystem „Beginner" 77
    10.10 Trainingssystem „Advance" 78
    10.11 Trainingszyklus „Experts only" 78
    10.12 Trainingszyklus „Freestyle" 79
    10.13 Reminiszenzpläne 80

11 FLOW BODY MOVEMENTS 88
    11.1 Das Übungsprogramm 90
    11.2 FLOW BODY MOVEMENTS-Motivationstipp 246
    11.3 Weitere mentale FLOW BODY MOVEMENTS-Tipps,
         die ihnen helfen, fokussiert zu bleiben 247

12 Wie gehen Sie richtig mit Verletzungen um? 248
    12.1 Die Gabelmethode 250
    12.2 Bewegen Sie die verletzte Stelle 252
    12.3 Ultrasound 254
    12.4 Erweitern Sie Ihren Geist 255

13 FLOW BODY MOVEMENTS-Ernährungstipps – Der Treibstoff für FBM ... 256
    13.1 Wie viel Wasser ist zu viel für Sie? 258
    13.2 Kokoswasser 261
    13.3 Woher bekommen Sie qualitativ gutes Kokoswasser? 262
    13.4 Kokoswasserrezepte 263
    13.5 Kokosöl 266

13.6	Die FLOW BODY MOVEMENTS-Entspannungsmassage	268
13.7	Die Wichtigkeit von Salz	273
13.8	Sport und Alkohol	274
13.9	Pistazien – der beste Snack im Urlaub	276
13.10	Die FLOW BODY MOVEMENTS-Diät	278
13.11	Wie funktioniert die FLOW BODY MOVEMENTS-Diät?	280
13.12	Mitten im Nirgendwo – Was nun?	281
13.13	FLOW BODY MOVEMENTS-Rezepte	282
13.14	Auf was Sie niemals verzichten sollten	287
13.15	Zitrone – die Frucht der Eroberer	292
13.16	Proteinshakes – ja oder nein?	293
13.17	Abnehmen mit FLOW BODY MOVEMENTS	294
13.18	Das Bora-Bora-Rezept	298

14 Ihr neues Leben beginnt jetzt **300**

Anhang **306**

- Literaturverzeichnis 306
- Über den Autor 307
- Danksagung 308
- Bildnachweis 310

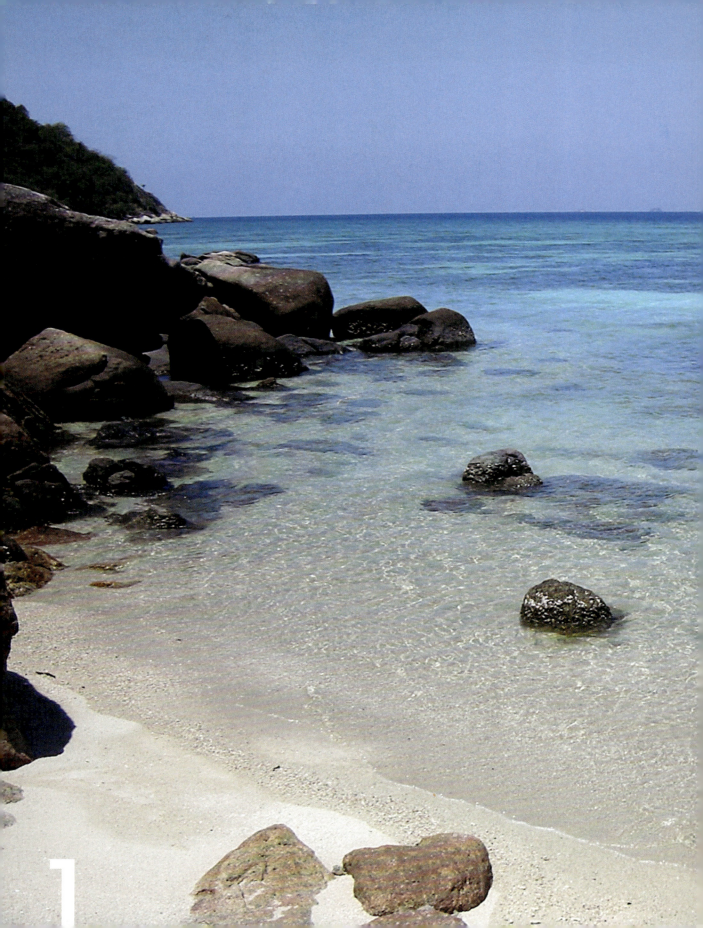

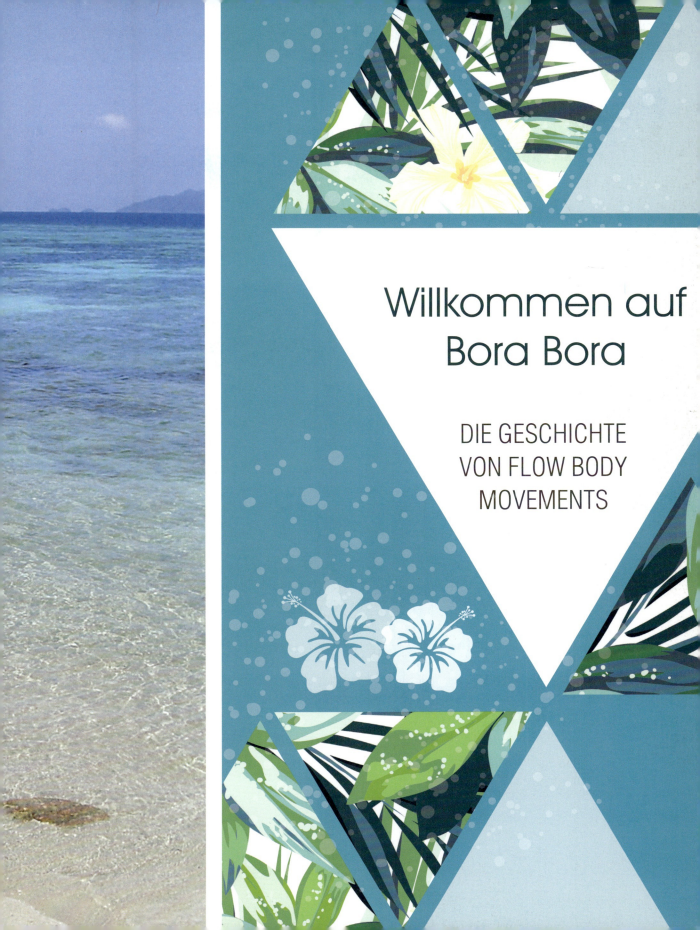

Willkommen auf Bora Bora

DIE GESCHICHTE VON FLOW BODY MOVEMENTS

1 FLOW BODY MOVEMENTS

Bora Bora! Eine Insel in Französisch-Polynesien. Seit meinem 14. Lebensjahr war Bora Bora schon immer ein Traumziel von mir, nachdem ich ein Bild von dieser wunderschönen Insel auf einer Postkarte sah. Immerzu sah ich mir Bilder dieser Insel mit ihren dichten Wäldern und den Überresten alter Vulkane an, die atemberaubend in die Höhe ragen. Das kristallklare Wasser in der Lagune von Bora Bora, das sich smaragdgrün bis türkisblau färbt, faszinierte mich schon immer. Die vielen Dokumentationen über die kaskadenartigen Wasserfälle auf Bora Bora, von denen jeder Einzelne ein fesselndes Naturschauspiel darstellt, hinterließen ihre Spuren. Ein einziges Mal in meinem Leben wollte ich unbedingt zu den wehenden Kokospalmen und puderweißen Sandstränden, die auf Bora Bora unter einem tiefblauen Himmel liegen und die man sonst nur aus dem Fernseher oder von Postkarten kennt.

In meinen Träumen hätte ich nie gedacht, dass ich mal das Glück und die Möglichkeit habe, dorthin zu fliegen und all die Eindrücke selbst zu erleben. Ich gebe zu, Bora Bora ist nicht gerade das günstigste Urlaubsziel. Aber wenn man sich die Bambushütten, die mitten im Meer 1 m über dem Wasser liegen, in den prachtvollen Lagunen ansieht, wo sich farbenprächtige Korallengärten, Fischschwärme in Regenbogenfarben und bunte Anemonen direkt unter diesen Bambushütten tummeln, kann einen schon mal die Sehnsucht packen. Genauso war es bei mir!

Mit dem Gedanken „Man lebt nur einmal" plünderte ich einen Teil meines Ersparten und buchte einen Flug ins Paradies. Allein die 24-stündige Anreise über den endlos scheinenden Pazifischen Ozean war wie ein Abenteuer für mich und ich freute mich schon auf alles, was nach dem Flug kam und was ich auf der Insel erleben würde. Ich malte mir im Flugzeug schon aus, wie viele Rochen und Meeresschildkröten wohl unter meinem gebuchten Überwasserbungalow während meines morgendlichen Frühstücks vorbeischwimmen und machte mir Gedanken darüber, ob das Kokoswasser dort genauso gut oder besser schmeckt wie das gekaufte aus dem Supermarkt bei uns in Europa.

Als wir endlich auf der Hauptinsel Tahiti landeten und ich in meinen Anschlussflug nach Bora Bora stieg, kam ich mir vor wie in meinen Träumen. Die Aussicht aus dem Flieger auf den ganzen Archipel rund um Französisch-Polynesien lässt sich nicht in Worte fassen, auch wenn ich Ihnen diesen umwerfenden Anblick gerne näher beschreiben möchte. Die Reise war jetzt schon jeden einzelnen Cent wert und wenn zu diesem Zeitpunkt alles bei meinem Aufenthalt dort schiefgelaufen wäre, hätte ich dennoch nichts bereut.

Die kleinen Inselgruppen um die Lagune von Bora Bora umrahmen die Insel wie einen Kranz, was die Formation von Bora Bora und den rundherum liegenden Inseln einzigartig macht. Vom Flugzeug aus konnte man diese Formation gut erkennen und die Lagune um Bora Bora, die in allen Grün- und Blautönen leuchtete. Ich war schon an vielen wunderschönen Orten, aber insbesondere vom Anblick Bora Boras von meinem Fensterplatz in etwa 600 m Höhe war ich von der ersten Sekunde an gefesselt.

Es war einer dieser Urlaubstage, an dem ich die Seele in der zwischen zwei Kokospalmen gespannten Hängematte baumeln ließ, auf das smaragdgrüne Meer blickte und den Einheimischen bei ihren täglichen Arbeiten zusah. Für die Einheimischen schien die Zeit auf Bora Bora stehen geblieben zu sein. Ich beobachtete die Einheimischen dabei, wie sie stundenlang Kokosnüsse von den Palmen pflückten, schwere Fischerboote vom Meer durch die Lagune zogen und schwere, gefüllte Fischernetze trugen.

Willkommen auf Bora Bora

Die Einheimischen waren allesamt in guter körperlicher Verfassung und machten einen fitten Eindruck. Vor allem Teiki, ein Fischer auf Bora Bora, mit dem ich mich mittlerweile sehr gut verstand, wirkte an diesem Tag sehr motiviert. Teiki bereitete mir gleich an meinem ersten Tag frischen Fisch zu und lud mich ein, irgendwann während meines Aufenthalts mit seiner Familie zu speisen.

Das Essen auf der Insel war mit nichts vergleichbar und ich genoss jedes einzelne Menü und all die damit verbundenen Gerüche. Die Fruchtshakes schmeckten doppelt so gut, wie ich es aus Europa kannte und mit jedem Atemzug sog ich immer mehr das Inselleben auf. Ich bekam allmählich ein Robinson-Crusoe-Feeling und überlegte, Teiki zu bitten, mir ein wenig über den Fischfang beizubringen.

Als ich so vor mir hinträumte und den Inselalltag auf mich einwirken ließ, kamen plötzlich Teikis Kinder zu mir. Stellen Sie sich zwei kleine, aufgeweckte fünf- und siebenjährige Kinder vor, die alles über Sie wissen möchten und Sie fragen, wie lange ein Fußmarsch von Bora Bora nach Europa dauert. Ich mochte seine Kinder und brachte ihnen bei, wie sie mit Muscheln im Sand „Vier Gewinnt" und „Tic-Tac-Toe" spielen. Mich überraschte es nicht, als sie mir erzählten, dass sie mit dem Wissen von den neuen Spielen, die ich ihnen beibrachte, die neuen Helden in ihrem Freundeskreis waren.

Der weiße Sand fühlte sich auf der Haut so fein an wie Mehl und ich kam nicht umhin, mir eine kleine Glasflasche zu besorgen und ein wenig Sand als kleines Andenken in meinen Rucksack zu packen. Teiki gab mir auch am ersten Tag ein leckeres, traditionelles Rezept mit Kokosmilch, das nur Einheimische auf Bora Bora kochen und das man nicht mal in den teuren Ferienanlagen in Französisch-Polynesien anbietet. Keine Sorge, ich verrate Ihnen das Rezept am Ende des Buches!

Nachdem ich zwei Stunden Teikis Kindern bei allen möglichen Spielen im Sand die Freude gelassen hatte, zu gewinnen, fiel mir auf, dass Teiki immer auf einen Amerikaner, der mit seinem Segelboot vor dem Strand ankerte, blickte. Also schnappte ich mir mein Kokoswasser, ging zu Teiki und fragte ihn, was mit dem Amerikaner nicht in Ordnung sei.

Teiki erklärte mir, dass er sich schon seit über einer halben Stunde über den Amerikaner amüsieren würde, weil dieser sich schon die ganze Zeit bemühte, über die Reling seines Segelschiffs gebeugt, ein S des Schiffsnamens mit einem Farbpinsel auszubessern und immer wieder scheiterte.

Ich riskierte einen Blick und musste zugeben, dass es echt witzig aussah, dass der Amerikaner, der von athletischer und starker Statur war, sich nicht mal eine Minute mit seinem Bauch auf der Reling halten konnte. Leichte Gedanken kreisten in meinem Kopf, warum er trotz seiner athletischen Figur nicht auf der Reling blieb, aber Teiki unterbrach meine Gedankengänge immer wieder mit einem leisen Kichern.

Einige Tage später kam ich Teikis Einladung nach, bei ihm zu essen und kleidete mich extra ein wenig feiner als an den übrigen Tagen. Sogar Teikis Frau war anwesend, was aufgrund ihrer Arbeit auf einer anderen Insel in Französisch-Polynesien Seltenheitswert hatte. Teiki und ich kamen wieder auf den Amerikaner zu sprechen und er erzählte die Geschichte allen Anwesenden. Der Amerikaner sah eigentlich fit und sportlich aus, fügte ich dem Gespräch hinzu, worauf Teiki meinte: „Aussehen tun sie alle gut!" Dieser Satz sollte mich noch länger beschäftigen.

1 FLOW BODY MOVEMENTS

Am gleichen Abend ging ich die Wette mit ihm und seinen Kindern ein, wer schneller auf eine Kokospalme hinaufklettern kann. Ich wollte beweisen, dass wir Touristen nicht nur fit aussahen, sondern fit sind. Mir war natürlich klar, dass die anderen wesentlich schneller auf der Palme sind als ich, da es tagein, tagaus ihr Job ist, auf eine Palme zu klettern. Wir wetteten um eine Flasche französischen Wein, die ich natürlich vor dem „Wettkampf" schon besorgt hatte. Als es zum Wettklettern kam, ging diese Angelegenheit genauso aus, wie ich es mir dachte, aber den Spaß war es mir wert.

Sie können sich vorstellen, dass französische Weine auf Bora Bora nicht gerade Schnäppchen sind. Seine Kinder und er machten die Sache schnell und gut und besorgten mir noch ein paar Kokosnüsse von oben. Ich bedankte mich für die Gastfreundschaft und gab Teiki den Wetteinsatz, über den er sich riesig freute.

Die Gespräche mit Teiki gingen mir immer wieder durch den Kopf und ich fing an, auch andere Touristen zu beobachten. Mir fiel auch bei den weiblichen Touristinnen auf, dass zwar viele fit aussahen und einen schönen Körper hatten, aber nicht fit waren. Die meisten Frauen mit athletischer Figur scheiterten an Dingen, wie eben auf eine Palme zu klettern oder trotz starker Beine auf einem wackeligen Boot nach einer Schnorcheltour das Gleichgewicht zu halten. „Was macht es eigentlich aus, fit zu sein?", fragte ich mich.

Immerhin ist das als Personal und Athletiktrainer meine Aufgabe. Ich selbst habe generell nie Aussehen von der Fitness abhängig gemacht, aber selbst mich hat es überrascht, dass dieser starke Amerikaner zu schwach war, sich mit seinen Bauchmuskeln auf seiner Reling zu halten.

Zurück in Europa bei meiner täglichen Arbeit bin ich zunehmend dazu übergegangen, die Sportler vorweg rein auf ihre funktionelle Leistungsfähigkeit zu testen. Es war schon ein wenig merkwürdig, dass ein Einheimischer in einer Lagune auf Bora Bora ein höheres Leistungsniveau im funktionellen Training erreicht hat, als andere Sportler und Trainer in unseren Breitengraden.

Ich beschloss, meine eigene Idee und Definition, was ich unter funktionellem Training verstehe, festzulegen. Natürlich hat nicht jeder den Anspruch, auf irgendwelchen Pfahlbauten auf Bora Bora herumzuklettern, aber Teiki hatte recht. Er sieht den ganzen Tag scheinbar fitte Leute, die trotz athletischer Figur an den einfachsten Bewegungsabläufen scheitern. Also suchte ich nach einer brauchbaren Definition von funktionellem Training. Ich bemerkte, dass viele der herkömmlichen funktionellen Tests nicht optimal oder brauchbar formuliert sind.

Im Profibereich suchte ich nach Antworten und sammelte weitere Eindrücke, wie Funktionalität im Profibereich hergestellt wird. Die Idee von einem neuen funktionellen Trainingssystem reifte immer mehr in mir heran und ich dachte, dass es bestimmte Ansätze geben muss, in den einzelnen Übungen und in einzelnen Trainingsplänen gezielte Aspekte zu setzen, um jedem eine ideale Fitness zu ermöglichen. Ich konnte an nichts anderes mehr denken und beobachtete fitte Athleten, wobei sie sportlich versagten. Mein Anspruch an ein perfektes Trainingssystem wurde immer höher und mir fiel auf, dass die Trainer, mit denen ich mich über funktionelles Training unterhielt, auch schlecht trainierten.

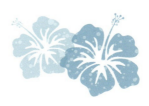

Willkommen auf Bora Bora

Wochen vergingen, in denen ich in jeder freien Minute an meinem Trainingssystem feilte und experimentierte. In meinen Trainingseinheiten mit Profisportlern ließ ich Athleten auf instabilen Untergründen Kraftübungen ausführen, probierte neue Übungsvarianten mit Medizinbällen und kreierte neue Übungen nur mit dem eigenen Körpergewicht. Bis spät in die Nacht schrieb ich Theorien auf, die ich einige Tage später aufgrund neuer Erkenntnisse wieder verwarf. In dieser Phase meiner Karriere stresste ich mich enorm, freute mich jedoch über jedes neue Puzzlestück für das perfekte Trainingssystem.

Meine Sicht wurde immer klarer und ich entdeckte, dass bestimmte Punkte bei den meisten Übungen und Trainingssystemen fehlten, die den Unterschied von Erfolg und Misserfolg ausmachen. Jeden noch so kleinen Zusammenhang zwischen dem Scheitern eines Athleten und seinem Trainingssystem schrieb ich auf. Ich verglich Trainingsmethoden aus dem Hobby- mit dem Profibereich und durchforstete beides auf Schwachstellen. Die Schriftstücke, die ich in meinen Händen hielt, wurden immer mehr zu Gold und ich konzipierte mein eigenes Trainingssystem.

Da ich als Personal und Athletiktrainer meinen Job äußerst ernst nehme und für jeden meiner Klienten und Leser wünsche, dass sie mit ihren Kindern im Arm problemlos eine Stunde spazieren gehen können, entschied ich mich, meine neuen Ansätze und Aspekte in jeden einzelnen Trainingsplan zu integrieren und ein vollkommenes, hocheffektives Trainingssystem zu entwickeln.

Immerhin möchte ich, dass Sie auch mit 60 noch fit sind wie ein junger Löwe. Das Konzept, das ich Ihnen gleich enthülle, wird Sie nicht nur begeistern, sondern alle Erwartungen, die Sie vermutlich an ein neues Fitnesssystem stellen, bei Weitem übertreffen. Das Beeindruckende an FLOW BODY MOVEMENTS, in weiterer Folge FBM genannt, ist die Geschwindigkeit, mit der Sie Ihre zukünftigen sportlichen Erfolge verzeichnen werden.

FBM ist eine innovative, ganzheitliche Trainingsmethode, die alle physiologischen Eigenschaften, wie Flexibilität, Mobilität, Balance, Stärke, Kraft, Schnelligkeit, Rumpfstabilität, Ausdauer und die sportspezifische Leistung in jeder Sportart, in allen Belangen, steigert. Es fußt auf den sechs wichtigsten und leistungsfördernsten Prinzipien im Fitnessbereich.

Mein Trainingssystem bringt Sie in die beste Verfassung Ihres Lebens. Dieses Programm bringt Sie dazu, an Ihre Leistungsgrenze zu gehen und über sich hinauszuwachsen, aber am Ende des Tages werden Sie sich stark, erfüllt und stolz fühlen. Schon nach den ersten Übungen erkennen Sie, dass FBM neue Maßstäbe in allen Bereichen der Fitness setzt und Sie sehen Resultate, von denen Sie nicht zu träumen wagten. Die Ergebnisse werden Sie verblüffen.

Nun haben Sie erstmals die Gelegenheit, an meinem Trainingssystem teilzunehmen. Und zwar ganz erschwinglich, einfach um den Preis eines Buches. Betreten Sie mit diesem Buch unterm Arm eine vollkommen neue Welt im Fitnessbereich.

Fitness ist keine Destination, sondern eine Reise. Begleiten Sie mich!

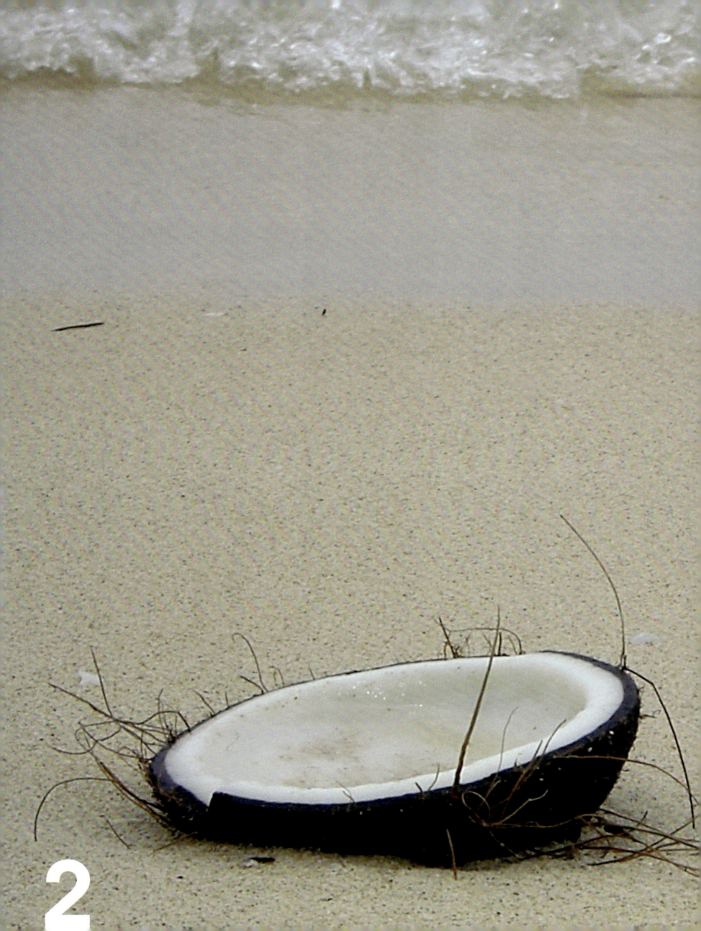

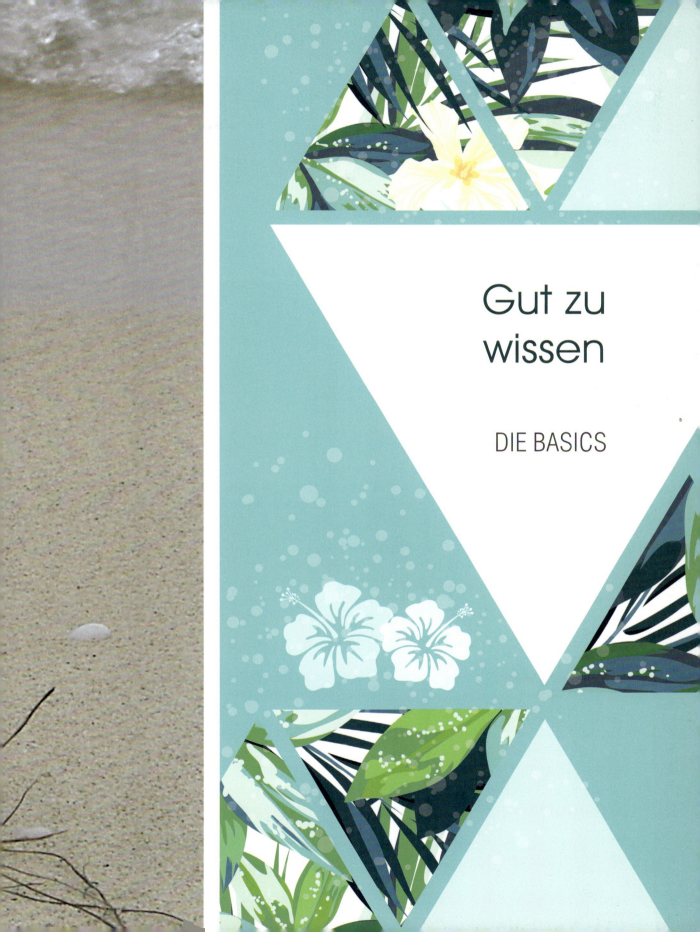

Gut zu wissen

DIE BASICS

2 FLOW BODY MOVEMENTS

In der Sportwissenschaft tauchen immer wieder Fachbegriffe auf, die zuweilen unterschiedlich definiert sind. Es ist daher wichtig, dass Sie mit den folgenden Begriffen dasselbe Bild vor Augen haben wie ich.

- **Wieso verlieren Sie im Alter die Körperbalance?**
- **Woran erkennen Sie, dass Sie im Übertraining sind?**
- **Wie definiert sich eine muskuläre Dysbalance?**
- **Was ist ein Kraftdefizit?**

Das sind nur einige Fragen, die ich Ihnen gleich beantworte. Ready?
Und los geht's. Fangen wir mit Ihrer Körperbalance an.

2.1 Körperbalance

Balancetraining ist nicht nur ein wichtiger Faktor für Ihre sportlichen Aktivitäten, sondern auch für Ihr alltägliches Leben. Balancetraining ist ohne Unterschied eminent wichtig für beide Lebensbereiche. Übungen, bei denen Sie Ihre Körperbalance trainieren, sind gerade die Übungen, die erfahrungsgemäß viele Athleten und Hobbysportler vernachlässigen. Ein grober Fehler! Eine gute *Körperbalance* stärkt Ihre Muskeln und unterstützt das innere Gleichgewicht immens. Außerdem trainieren Sie Ihre Bewegungssicherheit in allen Sportarten.

Balanceübungen verbessern das Zusammenspiel Ihrer Muskeln und des Nervensystems. Obendrein bewegen Sie sich durch das Balancetraining eleganter, verkürzen Ihre Reaktionszeit und reduzieren die Sturzgefahr. Die Sturzprophylaxe durch das Gleichgewichtstraining ist enorm wichtig, wenn Sie auf unebenem Terrain laufen oder im Winter bei Glatteis spazieren oder einkaufen gehen. Oder auch auf instabilem und rutschigem Untergrund, wie Sand oder Gras, sprinten, springen oder einbeinige, schnelle Bewegungen ausführen.

Beobachten Sie doch, wie schnell ein Fußball- oder Basketballspieler, wenn der Athlet nach einem Kopfball oder einem Wurf zum Korb auf den Füßen landet, wieder im Gleichgewicht ist und eine neue Aktion startet. Ohne Gleichgewichtstraining wäre so eine schnelle Aktionsänderung ohne große Verletzungsgefahren im Profibereich kaum möglich. Testen Sie doch sofort Ihre Körperbalance.

Meine Testempfehlung

Stellen Sie sich mit geradem Rücken auf ein Bein. Ihr angehobenes Bein darf das andere Bein nicht berühren. Schließen Sie jetzt die Augen und stehen Sie nun 50 Sekunden in dieser Position, ohne die Augen zu öffnen oder das Gleichgewicht zu verlieren. Wechseln Sie danach das Bein.

Übrigens: Die meisten verlieren nach 15-20 Sekunden das Gleichgewicht. Wenn Sie die vollen 50 Sekunden schaffen, herzlichen Glückwunsch! Sie haben eine gute Grundbalance.

Warum Sie im hohen Alter weniger Gleichgewichtssinn haben

Je höher Ihr Alter ist, desto schlechter ist Ihr Gleichgewichtssinn. Warum? Ab 30 wird Ihre Muskel- und Sehkraft langsam schwächer. Dazu lässt Ihre Gelenkbeweglichkeit immer mehr nach und der Zellerneuerungsprozess ist verlangsamt. Durch all diese Faktoren vermindert sich, je älter Sie werden, Ihr Gleichgewichtssinn. Das muss nicht so sein.

Tipps, wie Sie Ihre Körperbalance im Alltag zusätzlich trainieren können:

1. Stellen Sie sich beim Rasieren und Zähneputzen immer abwechselnd für paar Sekunden auf ein Bein.
2. Setzen Sie sich nicht hin, wenn Sie Schuhe oder Socken anziehen.
3. Heben Sie Dinge immer einbeinig vom Boden auf – z. B. krallen Sie T-Shirts mit Ihren Zehen und befördern Sie diese so in den Wäschekorb.

Was passiert in Ihrem Körper bei Balanceübungen?

Sie aktivieren bei jeder Balanceübung über 70 Muskeln, abhängig vom Schwierigkeitsgrad. Durch das Zusammenwirken mehrerer Muskeln verbessern Sie auch das Zusammenspiel der unterschiedlichen Muskelgruppen (intermuskuläre Koordination), die Sie vor allem im Sport bei jeder Komplexbewegung benötigen. Aufgrund des effizienteren Gleichgewichtssinns entwickeln Sie automatisch eine bessere Körperhaltung und stärken Ihre Tiefenmuskulatur im gesamten Körper.

Also, denken Sie daran, beim nächsten Zähneputzen auf einem Bein zu stehen. Sie kennen jetzt Ihre Vorteile.

2.2 Wie definiert sich eine muskuläre Dysbalance?

Eine *muskuläre Dysbalance* ist ein Ungleichgewicht der Muskulatur und ist von starken Muskelverkürzungen und Muskelabschwächungen gekennzeichnet. (Vogt & Töpper, 2011) Dabei kommt es zu einem ungleichen Spannungszustand um das Gelenk, bei dem einige Muskeln eine zu hohe und andere Muskeln eine zu niedrige Spannung um das Gelenk erzeugen. Hauptursache sind monotone Haltungen und einseitige Kraftentwicklungen bei alltäglichen Bewegungen, einseitige Belastungen im Sport, mangelnde Regenerationsphasen, falsches Training und unkorrekte Bewegungsabläufe, Schonhaltungen nach Verletzungen, Bewegungsmangel und Verletzungen der Gelenke, Knochen, Sehnen oder Bänder.

Wenn Sie beispielsweise nur Ihren Bizeps trainieren und nie Ihren Trizeps, kräftigen Sie permanent Ihren Bizeps, der sich nach und nach verkürzt, während sich Ihr Trizeps gleichzeitig abschwächt. Es kommt zu einer ungleichen Spannung im Ellbogen- und Schultergelenk. Willkommen bei einer Dysbalance.

Eine muskuläre Dysbalance kann nicht nur mit großen Schmerzen verbunden sein, sondern sie schränkt auch Ihre Bewegungsfreiheit im Alltag oder Sport ein. Wenn die Belastungsverteilung zwischen Muskel und Gelenk nicht in der Balance ist und über einen längeren Zeitraum andauert, kann ein Ungleichgewicht der Muskulatur in weiterer Folge auch zu einer arthromuskulären Dysbalance (gestörte Muskel-Gelenk-Beziehung) führen. Das Gegenteil von Dysbalance ist natürlich Balance.

Die muskuläre Balance ist der Idealzustand.

Formel: Befinden sich Ihre Muskeln in gleichmäßiger Balance, sind die linken Muskeln genauso stark wie die rechten bzw. die vorderen genauso stark wie die hinteren.

Ihr Köper ist wie ein Segel im Wind

Stellen Sie sich Ihren Körper wie ein dreieckiges Dach aus einem dehnbaren Stoff vor. Wenn Sie eine Seite des Dachs stärker spannen als die andere, bleibt das Dach zwar erhalten, aber ist jedoch viel anfälliger für äußere Einflüsse. In dem Fall, Ihr Körper für Verletzungen. Eine Abweichung einer muskulären Balance um nur 15 % erhöht Ihr Risiko um knapp 300 %, sich zu verletzen.

Keine Sorge. FLOW BODY MOVEMENTS gleicht die Risiken aus.

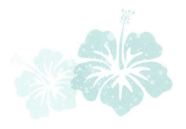

2.3 Schnellkraft

Schnellkraft ist die Fähigkeit des Muskels, in einem kurzen Zeitraum eine große Muskelspannung zu erzeugen, um so schnell wie möglich einen Widerstand zu überwinden (Grosser, Starischka & Zimmermann, 2008). Ich weiß langweiliger Satz. Ich erkläre es Ihnen spannender. Wenn Tiger Woods mit seinem Golfschläger eine schnelle Rotationsbewegung durchführt, um so stark wie möglich den Golfball abzuschlagen, das ist Schnellkraft. Oder wenn Sie rasch zum Bus sprinten, weil Sie sonst zu spät zu Ihrem ersten Date kommen, auch das ist Schnellkraft.

Die Schwerkraft stellt in dem Fall den Widerstand dar. Die Schnelligkeitsfähigkeit ist auch wesentlich von Ihrer Maximalkraft und der Koordinationsfähigkeit Ihrer Muskeln abhängig. Die Gewichtung der jeweiligen Einflussfaktoren auf die Schnellkraft ist abhängig von der individuellen Sportart. Je nachdem, ob Sie in der Sportart mehr Technik, mehr Kraft oder beides benötigen.

2.4 Maximalkraft

Unter *Maximalkraft* versteht man die höchste Kraft, auf die Sie mit einer einzigen Muskelkontraktion bzw. mit einer einzigen Wiederholung zugreifen können. In der Realität können Sie davon ausgehen, dass Sie nur in den seltensten Fällen auf den vollen Umfang Ihrer Kraft zurückgreifen können. Der Grund liegt in den verschiedenen Formen der Maximalkraft. Man unterscheidet zwischen *dynamischer, isometrischer* und *absoluter* Maximalkraft.

Bei *dynamischer* Maximalkraft, wenn Sie z. B. ein schweres Möbelstück anheben und bei *isometrischer* Maximalkraft, wenn Sie ein Gewicht absenken, beanspruchen Sie maximal nur zwei Drittel aller Muskelfasern. Auf die *absolute* Maximalkraft greift Ihr Körper nur in Extremsituationen wie Todesangst oder enormen Stresssituationen zurück.

Das Kraftdefizit ist die Differenz zwischen Ihrer absoluten Maximalkraft und Ihrer dynamisch-isometrischen Maximalkraft. Je niedriger dieses Kraftwertdefizit in Prozent ist, desto athletischer ist der Sportler. Bei gut trainierten Sportlern liegt dieser Wert bei etwa 10 % und bei einem untrainierten Sportler bei 30 %. Sie kennen sicher den Spruch: „Sie haben ein Kraftdefizit" oder: „Kraftdefizite ausgleichen". Jetzt kennen Sie die Herleitung.

2.5 Ausdauer

Wenn Sie schon mal joggen waren, wissen Sie schon, was *Ausdauer* bedeutet. Die Ausdauer ist die Fähigkeit, eine physische Belastung über einen längeren Zeitraum aufrechtzuerhalten.

Aerob und anaerob

Die Energie, die Ihre Muskeln bei ausdauernder Belastung bereitstellen, wenn Sie z. B. einen Wagen schieben oder auf Bora Bora beim Stand-up-Paddeln um die Lagune steuern, unterteilt man in *aerobe* und *anaerobe Energiebereitstellung*.

Aerob (sauerstoffabhängig)

Aerobe Ausdauerfähigkeit bedeutet, dass Ihren Muskeln genügend Sauerstoff zur Verfügung steht, um bei bestimmten Belastungen, wie beispielsweise eine halbe Stunde Fahrradfahren, Fettsäuren und Kohlenhydrate oxidativ zu verbrennen. Durch das Verbrennen von Kohlenhydraten und Fett stellt Ihr Muskel Energie bereit, die Sie in dem Fall für das Radfahren benötigen. Ausdauerleistungen, die Sie erbringen, halten Sie so über eine längere Zeit durch.

Anaerob (sauerstoffunabhängig)

Wenn Sie die Intensität des Trainings, z. B. durch schnelleres Radfahren bergauf, erhöhen, verringert sich das Sauerstoffangebot. Ihre Muskeln verbrennen dann Kohlenhydrate ohne Sauerstoff und es entsteht *Laktat*. Ihre Leber, Ihr Herz und Ihre Nieren verwerten dieses Laktat. Aus dem Laktat produziert Ihre Leber *Glykogen*. Wenn Sie die Intensität Ihres Trainings nicht zurückschrauben, stellt Ihr Körper mehr Laktat her, als Ihr Organismus abbauen kann. Die chemischen Reaktionen, durch die der Muskel kontrahiert, sind dadurch gestört und Ihre Muskeln übersäuern. Der Muskel ist im wahrsten Sinne des Wortes „sauer". Kurzfristig kein Problem.

Allerdings ist es so, dass bei zu häufigem und zu intensivem ausdauernden Schnelligkeitstraining die beanspruchten Muskeln permanent übersäuern und Sie fühlen sich schneller erschöpft, als normal wäre. Keine Angst! Mit den Trainingsplänen von FBM lernen Sie, auf Ihren Körper zu hören.

2.6 Regeneration

Ihr Körper steht in permanenter Wechselbeziehung zu seiner Umwelt. Wirken neue Reize auf Ihren Körper, z. B. wenn Sie neue Trainingsmethoden wie FBM anwenden, baut Ihr Körper Substanzen neu auf, um oder ab. Der Organismus gerät durch die verschiedenen Funktionssysteme im Körper aus dem Gleichgewicht. Dieses Gleichgewicht versucht Ihr Körper wiederherzustellen und sich an den neuen Trainingsreiz anzupassen.

Dieser Entwicklungsvorgang heißt *Adaptation* und bedeutet nichts anderes als die Fähigkeit, die körperliche Leistung zu erhöhen. Dieser Prozess benötigt *Regeneration*. Die Muskelregeneration ist also nichts anderes als die Erholungsphase, während der die regenerativen Prozesse in Ihrem Körper nach einer anstrengenden körperlichen Belastung ablaufen.

Das Gute daran ist: Die Regenerationsphasen können Sie auch positiv beeinflussen.

Genügend Ruhe und Schlaf

Ohne ein gewisses Maß an *Ruhe* und *Schlaf* kann Ihr Körper nicht ausreichend entspannen. Gesunder Schlaf ist daher wichtig, um Ihre Stimmung, Leistung und Konzentration zu verbessern und optimal zu regenerieren. Wenn Sie andauernd zu wenig schlafen, beeinflusst das nicht nur die Erholungsphase Ihrer Muskeln oder die Neubildung gesunder Zellen, sondern generell Ihr tägliches Leben. Sie erhöhen dadurch die Wahrscheinlichkeit für hohen Blutdruck, Ihre Reaktionszeit sinkt, sowohl im Sport als auch beispielsweise beim Autofahren, und Ihre Gehirnleistung nimmt ab.

Denn unabhängig davon, ob Sie sich auf die schwerste Prüfung Ihres Lebens vorbereiten oder tagsüber hoch konzentriert Aufgaben zu bewältigen haben, Ihr Gehirn ist nachts immer aktiver als tagsüber. Mit unzureichendem Schlaf sind Sie somit auch weder lern- noch psychisch leistungsfähig. Schlaf hat daher auch enormen Einfluss auf Ihre Gedächtnisleistung.

Ein weiterer Nachteil, wenn Sie nicht genug Zeit mit dem Sandmann verbringen, besteht in einer glanzlosen, faltigen Haut und in dunklen Ringen unter Ihren Augen. Das liegt am Stresshormon Cortisol, das Ihr Körper im Schlaf abbaut. Wenn Sie nicht genügend schlafen, bleibt zu viel Cortisol im Blut, was Ihre Hautkollagene brechen kann. Hautkollagen besteht aus Proteinen, die Ihre Haut glatt, elastisch und jung halten. Ausreichend Schlaf hilft Ihnen daher auch, blendend auszusehen.

Aber damit nicht genug. Genügend Schlaf fördert die Kreativität und hemmt Entzündungen im gesamten Körper.

Jeder ist auf der Suche nach dem magischen Schlüssel, der das Leben auf allen Ebenen verbessert. Aber das Geheimnis, das Sie glücklicher, klüger, schöner und stärker macht, ist so einfach. Schließen Sie einfach die Augen.

Übrigens: Sie kennen bestimmt dieses Körperzucken vor dem Einschlafen. Das liegt daran, dass Ihr Gehirn manchmal länger braucht, um in den Schlafmodus zu kommen als Ihr Körper. Das Gehirn interpretiert dann in der Einschlafphase das Erschlaffen der Muskeln falsch und denkt, Sie fallen hin. Ihr Gehirn bekommt dann einen kurzen Schock und Ihre Muskeln zucken zusammen. Also, keine Panik, einfach weiterschlafen und was Schönes träumen.

FLOW BODY MOVEMENTS

Massagen

Durch gute *Sportmassagen* erreichen Sie eine Absenkung des Muskeltonus, was für eine optimale Entspannung sorgt. Dasselbe gilt für warme Entspannungsbäder und warme Duschen. Also, ruhig mal länger duschen oder in der Badewanne verbleiben.

Cool Water

Keine Sorge, ich verlange von Ihnen jetzt nicht, dass Sie in einen kalten See in Kanada oder einen kalten, reißenden Fluss in Norwegen springen.

Dennoch, kaltes Wasser wirkt unmittelbar und regenerativ direkt nach einem Workout.

Warum ist das so?

Kaltes Wasser erhöht Ihre Blutzirkulation und transportiert so die entstandenen Schlacken nach einem Training schneller ab und Sie regenerieren rascher. Viele Profiathleten nehmen nach jedem Training spezielle Eisbäder, um die Regeneration voranzutreiben.

Kaltes Wasser hilft, Ihre Aufmerksamkeit für den Tag zu erhöhen.

Wenn kälteres Wasser auf unsere Haut kommt, setzt Ihr Körper ein angenehmes und anregendes Hormon frei, das Noradrenalin. *Noradrenalin* wird mithilfe eines Enzyms aus Dopamin hergestellt. Noradrenalin steuert und steigert Ihre Aufmerksamkeit, den Wachheitsgrad und Ihre motorischen Fähigkeiten. Das ist auch der Grund, warum man Kindern und Jugendlichen, die Lernschwächen oder das Aufmerksamkeitsdefizitsyndrom (ADHS) aufweisen, Medikamente, die Noradrenalin enthalten, verabreicht.

Ein weiterer Vorteil von kaltem Wasser besteht darin, dass es schnell und augenblicklich wirkt. Der Grund: Ihre Haut ist mit einer Vielzahl von bestimmten Nervenenden, sogenannten *Thermorezeptoren*, bedeckt. Diese Thermorezeptoren sind für Ihren Temperatursinn und Ihre Temperaturwahrnehmung verantwortlich. Wenn kaltes Wasser Ihre Haut berührt, leiten Ihre Thermorezeptoren die Information der Kälte direkt in das thermoregulatorische Zentrum im Hypothalamus Ihres Zwischenhirns weiter. Durch diese Nervenimpulse hebt sich der Noradrenalinspiegel im Zentralnervensystem und Sie wirken dadurch vitaler und ausgeschlafen.

Anwendung

Aufgrund der vielen Nervenrezeptoren auf Ihrer Haut reicht es, wenn Sie sich nach dem Training nur 30-40 Sekunden mit kühlerem Wasser abduschen. Der kurze Schock macht Sie auch den ganzen Tag robuster gegen Stress, sowohl physisch als auch mental mit all den hormonellen und chemischen Reaktionen im Körper, wenn Sie Stress ausgesetzt sind.

Kaltes Wasser wirkt auch kurzzeitig wie ein kleiner Jungbrunnen für Ihre Haut und Ihr Äußeres. Es zieht Ihre Hautporen zusammen und bewahrt Ihre Haut so besser vor Verschmutzungen und verstopften Poren. Sie wirken dadurch jünger.

Noch ein angenehmer Nebeneffekt von kaltem Wasser: Durch die gute Durchblutung werden Ihre Lymphdrüsen und Blutgefäße an Ihren Augenpartien optimal mit Sauerstoff versorgt, wodurch Augenringe leichter verschwinden. Sie sehen mit einer klaren Augenpartie nicht nur ausgeschlafen, sondern auch schöner und gesünder aus.

Viele Menschen haben anfangs Hemmungen, den blauen Hebel am Duschhahn zu betätigen, aber kaltes Wasser kann Sie auch vor eisigen Gefahren schützen. Wenn Sie regelmäßig nach einem Workout kalt duschen, konditionieren Sie Ihren Körper besser auf Kälte. Wenn Sie beispielsweise im Winter durchs Eis krachen, bleibt Ihre Atmung durch die Konditionierung wesentlich ruhiger und Ihr Körper zieht sich nicht so rasch und extrem im kalten Wasser zusammen. Beides sind Attribute, die in solchen Fällen Ihr Überleben sichern können, da Sie mehr Zeit haben, um zu reagieren oder zu warten, bis Hilfe kommt, bevor Ihre Muskeln und Atmung versagen.

Gesunde Ernährung

Mehr zur gesunden und regenerativen Ernährung erfahren Sie in Kap. 13, FLOW BODY MOVEMENTS-Ernährungstipps – Der Treibstoff für FBM.

2.7 Was genau ist Übertraining und wie entsteht es?

Übertraining ist eine chronische Überlastungsreaktion des Körpers, wenn Sie ein zu hohes oder zu intensives Trainingsvolumen ohne ausreichende Regenerationsphasen absolvieren. Es kommt zum Leistungsabfall. Sie können Übertraining mit einem Kurzschluss in Ihrem zentralen Nervensystem (ZNS) vergleichen. Stellen Sie sich Ihren Körper wie ein Stromversorgungssystem vor, das Energie für Ihre körperlichen Tätigkeiten liefert. Je nach der körperlichen Betätigung, die Sie ausführen, entzieht Ihr Körper einen großen bzw. kleinen Anteil an Energie aus dem Stromversorgungssystem.

Was passiert, wenn Sie an eine Stromquelle vier Laptops, zwei LED-Flatscreens, drei Waschmaschinen, zwei neue Playstations und einen Geschirrspüler anschließen? Richtig! Nichts anderes als ein Kurzschluss. Genau dasselbe geschieht, wenn Sie Ihren Körper mit zu vielen körperlichen Aktivitäten überlasten, die viel Energie benötigen. Ihr ZNS symbolisiert in diesem Fall die Stromquelle. Das Rückenmark sendet Nervenimpulse an Ihre Muskeln, die Ihr Gehirn steuert. Je mehr Sie Ihren Körper überlasten, desto schwächer leitet das ZNS diese Nervenimpulse an Ihre Muskeln, die dann Ihre Aufgabe nicht mehr im vollen Ausmaß verrichten. Weniger ist oft mehr.

Sind Sie im Übertraining?

Leider gibt es keine Wunderlampe, aus der ein Dschinn emporsteigt und Ihnen sagt, ab wann Sie in einem Übertraining sind. Es gibt aber bestimmte Anzeichen, auf die Sie achten können:

Sie sind übernervös und reizbar. Wenn Sie es mit dem Training übertreiben, ist Ihr sympathisches Nervensystem überlastet. Der „Sympathikus" ist hauptsächlich für Blutkreislauf, Muskulatur und Stoffwechsel verantwortlich. Wenn Sie ihn überfordern, reagieren Sie übernervös, reizbar und unruhig. Auch Ihre Konzentration nimmt unter diesen Umständen ab. Wenn Sie permanent unter nervöser Anspannung stehen, verlangsamen Sie Ihre Regenerationsphase.

Sie werden öfter krank. Wenn Sie krankheitsbedingte Faktoren, wie Stress, ungesunde Ernährung und Bewegungsmangel, im Griff haben und dennoch öfters in einem Berg voller Taschentücher auf dem Sofa liegen und öfters kränkeln, ist das auch ein Zeichen für Übertraining. Wenn Sie nicht auf Ihren Körper hören und Sie Ihren Organismus andauernd durch harte Trainingseinheiten überlasten, ist Ihr Immunsystem öfter überfordert und Sie sind häufiger krank.

Zu starker und langer Muskelkater. Erfahrungsgemäß übertreiben es Anfänger meist zu Beginn mit dem Training. Wenn Sie permanent zu viel wollen und es ständig übertreiben, kann der Muskelkater ungewöhnlich stark und langwierig ausfallen. Geben Sie acht. Verdacht auf Übertraining. Schalten Sie ruhig 1-2 Gänge zurück.

Keine Lust mehr. Wenn Sie über einen längeren Zeitraum Ihrem Körper mehr zumuten, als gut für Sie ist, kann sich das in extremer Lustlosigkeit äußern. Ihr Körper sucht nach Ruhe und Entspannung und versucht, Ihnen das mitzuteilen. Klar hat jeder von uns mal Tage, an denen man keine Lust auf Training hat und an denen es schwerfällt, sich zu motivieren. Aber sollten aus den Tagen gar Wochen werden, an denen Ihnen der Drive fürs Training fehlt, gönnen Sie Ihrem Körper eine Ruhepause. Sie kehren auf alle Fälle ausgeglichener zum Training zurück.

Anhaltende Müdigkeit. Wenn Ihr Hormonhaushalt durch Übertraining aus den Fugen gerät, überfordern Sie Ihr sympathisches Nervensystem. Durch die erhöhte Produktion von Cortisol und durch die verminderte Produktion von Testosteron fühlen Sie sich müde und auch tagsüber schlapp. Sie fühlen sich, als wären Sie krank und von einem Panzer überrollt.

Sie machen keine Fortschritte.

Von Fluglotsen und Landebahnen – warum Sie bei einem Übertraining keine Fortschritte machen

Die meisten Hobbysportler ruinieren sich erfahrungsgemäß oft durch zu viel Training bessere Ergebnisse als durch zu wenige Trainingseinheiten. Zu viel Training führt meist dazu, dass Sie Muskeln ab- und Fett aufbauen. Sie denken jetzt bestimmt: „Moment, da stimmt doch was nicht", und Sie haben recht. Ob es Ihr Ziel ist oder nicht, durch Training reduzieren Sie Fett. Normalerweise ist die Rechnung einfach. Nehmen

Sie weniger Kalorien zu sich, als Sie verbrauchen, nehmen Sie ab. Je mehr Sie trainieren, umso schneller fallen die Kilos, da vor allem die Muskelzellen effektiv Fett verbrennen.

Die Hauptakteure in diesem Spiel sind hingegen nicht die Kalorien oder Muskelzellen, sondern Ihre Hormone, die bei zu viel Training und zu wenigen Regenerationsphasen aus der Balance geraten. Ihr Körper produziert bei Übertraining zu wenig Testosteron und zu viel Cortisol. Testosteron ist ein Hormon, das für die Erhöhung der Proteinsynthese verantwortlich ist, was eine stark muskelaufbauende Wirkung hat. Testosteron wirkt daher sehr anabol, also muskelaufbauend.

Wenn Sie die Testosteronproduktion durch Übertraining vermindern, bleibt dieser muskelaufbauende Effekt aus. Das Stresshormon Cortisol wiederum wirkt sehr katabol und hat daher eine muskelabbauende Wirkung. Cortisol unterbindet zum einem den Aufbau von Proteinen und zum anderen zieht Cortisol Proteine aus dem Muskel und wandelt sie in Glukose (Zucker) um.

Dieses hormonelle Chaos bewirkt, dass Ihr Organismus auf Insulin nicht optimal reagiert. Insulin ist der Boss unter den Hormonen, wenn es um die Fettspeicherung geht. Die wichtigste Funktion von Insulin besteht darin, das Blut transportfähig zu halten. Wenn Nährstoffe ankommen, verteilt Insulin diese in Ihrem Körper und schafft damit Platz für neue Nährstoffe. Sie können Insulin wie einen Fluglotsen betrachten, der statt Flugzeuge Nährstoffe dorthin verteilt, wo diese in Ihrem Körper benötigt werden. Dem Insulin stehen im Körper drei Landebahnen für die Nährstoffe zur Verfügung: in den Muskelzellen, in der Leber und in den Fettzellen.

Wenn der Organismus durch Übertraining nicht ausgewogen auf Insulin reagiert, gerät diese Verteilung durcheinander. Die Muskelzellen reagieren unempfindlicher auf Insulin und nehmen weniger Nährstoffe auf. Die Fettzellen wiederum reagieren empfindlicher und nehmen mehr Nährstoffe auf. Durch dieses Ungleichgewicht der Hormone speichern Ihre Muskeln daher mehr Kalorien in den Fettzellen als in Ihren Muskeln. Ihre Muskeln regenerieren dadurch langsamer und die Fettpolster brauchen länger, um zu verschwinden. Im schlimmsten Fall setzen Sie auch schneller zusätzliches Fett an. Und eigentlich ist es doch Ihr Ziel, schlanker zu sein und athletischer.

Das optimale Verhältnis

Genauso ineffektiv, wie Ihre Grenzen zu überschätzen, ist es auch, Ihr eigenes Potenzial im Training nicht auszureizen und unterhalb Ihrer Leistungsgrenze zu bleiben. Achten Sie auf die Signale Ihres Körpers. Bei einem Übertraining können Sie im Extremfall für Wochen oder Monate ausfallen, bis Sie wieder voll ins Trainingsgeschehen einsteigen können. Sie wollen bestimmt nicht so lange auf Ihre nächste FBM-Einheit warten. Die bestmögliche Leistungssteigerung erreichen Sie nur dann, wenn Sie auf das optimale Verhältnis von Regenerationsphase und Belastung achten. FBM hilft Ihnen dabei.

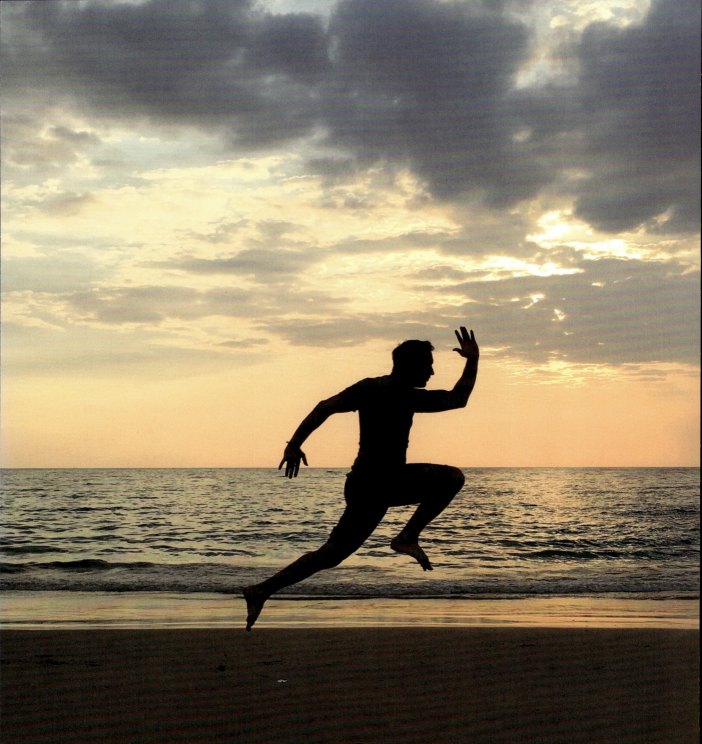

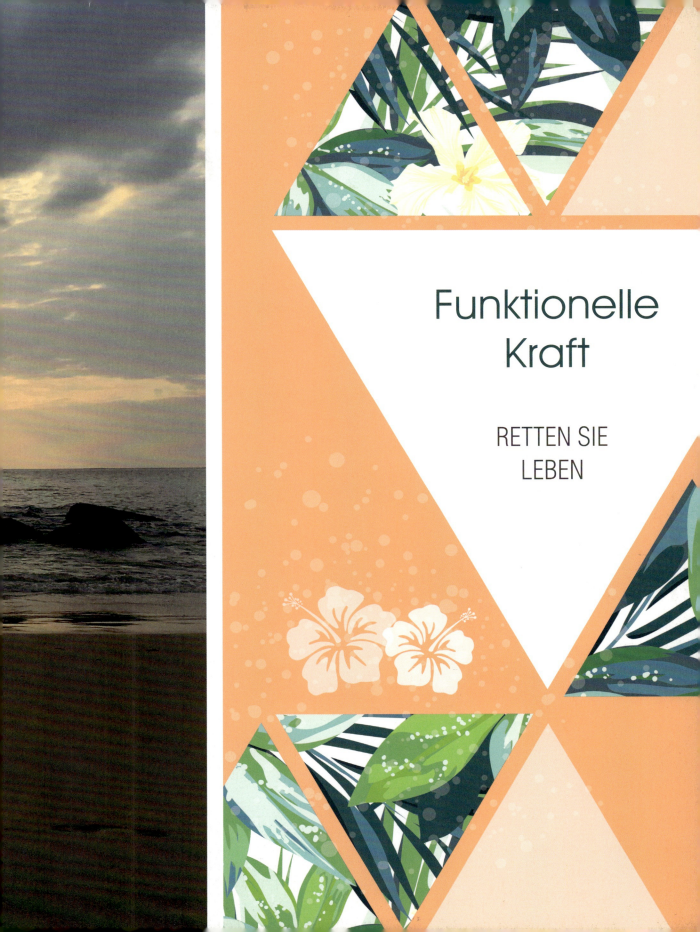

Funktionelle Kraft

RETTEN SIE LEBEN

3 FLOW BODY MOVEMENTS

Fast jeder kennt mittlerweile den Begriff *funktionelles Training;* der Begriff ist gerade in den letzten 10 Jahren im Fitnessbereich immer mehr zum „hot topic" geworden. Aber wenn man sich die Fachliteratur zu diesem Thema ansieht, gibt es viele unterschiedliche Auslegungen und Definitionen von funktioneller Kraft. Um Ihnen dennoch ein präzises Bild zu geben, das ist mein Verständnis von funktioneller Kraft.

Funktionelle Kraft ist die Kraft, die Sie benötigen, um Autos mit leerem Tank anzuschieben, Baumstämme zu schultern und durch den Tiefschnee für den Kamin heimzubringen oder jemanden explosionsartig aus Ihrem brennenden Haus bringen müssen, um Leben zu retten. Also dreidimensionale Bewegungsabläufe, die Sie, unter Einbringung mehrerer Muskelgruppen, kraftexplosiv zu einem gewollten Zeitpunkt zweckorientiert ausführen möchten.

Ob in zahlreichen Sportarten, bei Gefahr oder in fast jeder Alltagsbewegung: Ihr Körper braucht nicht nur einen Muskel, sondern immer eine Vielzahl an Muskeln, die im perfekten Zusammenspiel zusammenarbeiten müssen. Durch FBM lernt Ihr Körper dynamische Bewegungsabläufe, bei denen Sie mehrere Muskeln involvieren, kraftvoller auszuführen und Ihre Leistungsfähigkeit auf allen Gebieten zu optimieren. Denken Sie daran, immer wenn Sie eine isolierte Übung ausführen, verlernen Ihre funktionellen Muskelketten, richtig zu handeln, da isolierte Übungen in der Regel keine natürlichen oder sportspezifischen Bewegungsabläufe darstellen und Sie nicht geschmeidig in Ihren Alltagsbewegungen aussehen lassen.

Wie Sie vielleicht wissen, arbeiten Bodybuilder meist mit isolierten Trainingseinheiten und Maschinen. Viele Leute würden behaupten, dass sich Bodybuilder nicht so elegant bewegen wie Volleyballspieler oder Kampfsportler. Auch das neuromuskuläre System speichert, durch maschinelle oder isolierte Trainingsformen, unnatürliche Kraftübertragungen und Bewegungen ab. Solche Trainingsformen erhöhen Ihr Verletzungsrisiko bei natürlichen und kraftvollen Bewegungsabläufen. Also Hände weg von Maschinen. Maschinen stabilisieren Ihren Körper, mit FLOW BODY MOVEMENTS lernen Sie, Ihren Körper wie die Profis selbst zu stabilisieren und funktionell einzusetzen.

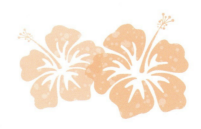

Funktionelle Kraft

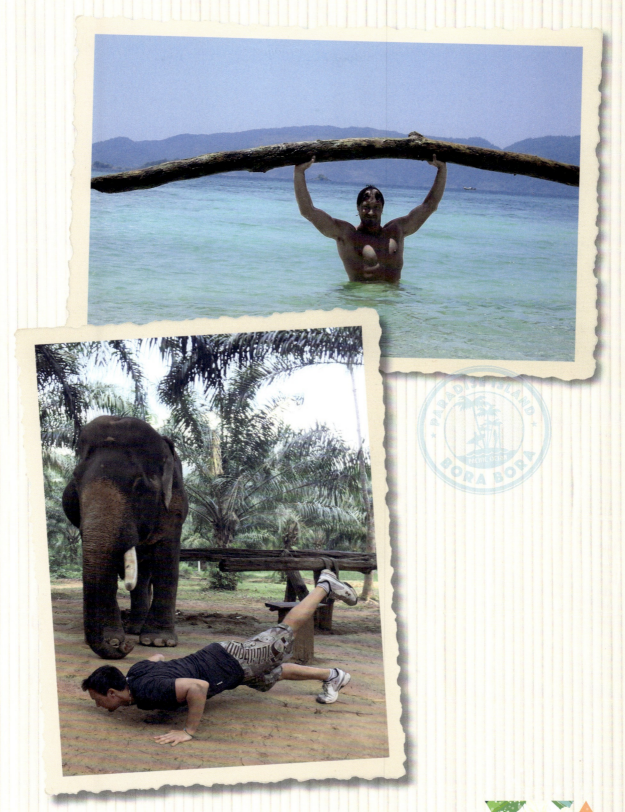

29

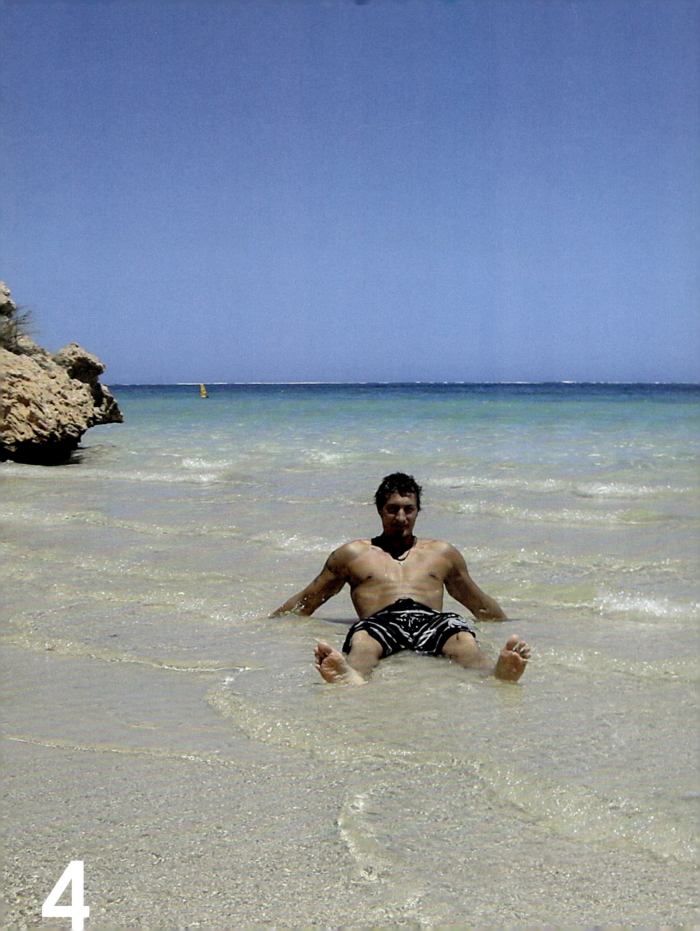

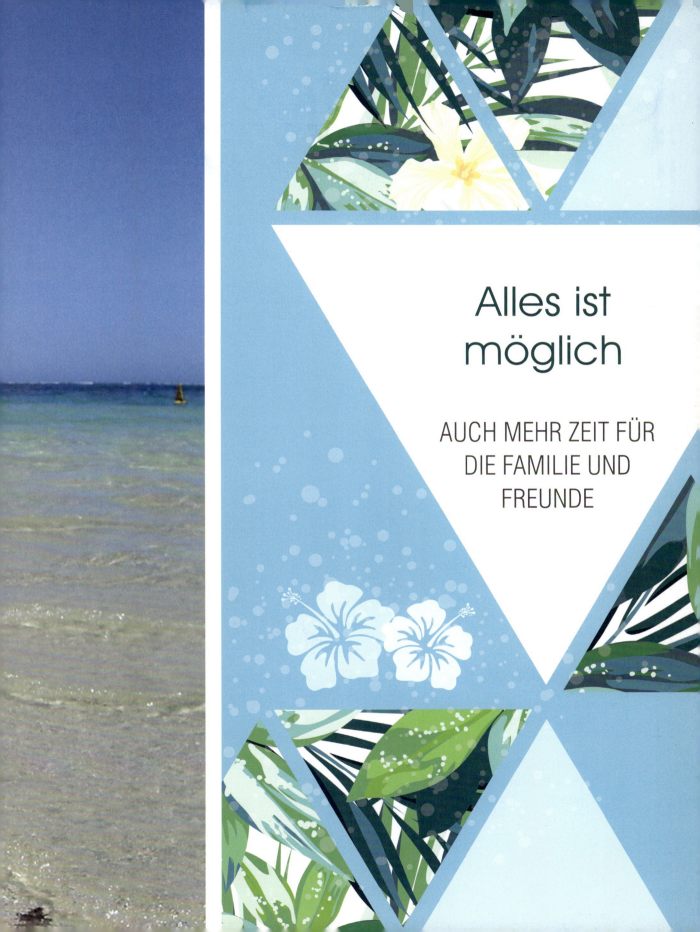

Alles ist möglich

AUCH MEHR ZEIT FÜR DIE FAMILIE UND FREUNDE

Sie werden nach all den Vorteilen, die mein FBM-Programm bietet, mehr Zeit für Ihre Familie, Freunde und für alle Menschen, die Ihnen nahestehen, aufbringen können. Auch wenn Sie im „Beginner"-Reminiszenzplan zweimal die Woche nur 25 Minuten in mein revolutionäres FBM-System investieren, erreichen Sie einen höheren Effekt, als wenn Sie z. B. dreimal die Woche eine Stunde laufen.

Mein Ziel war es, nicht nur Ihre Lebensqualität zu steigern, sondern auch die Ihrer Verwandten, Freunde und Lebensgefährten, die mit Ihnen Zeit verbringen und Sie trotzdem fit, stark und gesund sehen möchten. Das höchste Gut im Leben ist nicht Geld oder Macht, sondern Zeit. Zeit, die wir mit den Menschen zusammen verbringen können, bei denen wir uns wohlfühlen, mit denen wir lachen können und die uns am wichtigsten sind.

Schon nach den ersten paar Übungen fühlen Sie sich selbstbewusster, athletischer und stärker, unabhängig davon, ob Sie schon ein ambitionierter Hobbysportler, jahrelanger Triathlet oder bei Ihrer letzten Trainingseinheit noch die Dinosaurier herumgelaufen sind. Versprochen!

Vorteile von FBM zusammengefasst

1. Keine Angst mehr vor Verletzungen! Aufgrund der effektiven Bewegungsabläufe von FBM verfeinern Sie Ihre Gelenkmobilisation, verbessern Ihre funktionelle und koordinative Muskelspannung und verstärken die Gelenkstabilisation. All das führt zu einer enormen Verletzungsprophylaxe in vielen Sportarten, wie Fußball, Skifahren, Laufen, Basketball, Surfen und in sämtlichen Kampfsportarten.

2. Aufgrund des Muskelaufbaus beugen Sie altersbedingtem Muskelschwund vor und verbessern Ihr Aussehen. Vorzeitige Verschleißerscheinungen gehören dann ohnehin der Vergangenheit an.

3. Sie steigern durch spezielle Übungen in FBM auch Ihre Hand-Auge-Koordination. Dies ist ein entscheidender Faktor, um einen Ball im Tennis, beim Golf oder während eines Beachvolleyspiels wesentlich genauer und effektiver mit dem Schläger oder mit der Hand zu treffen. Aber auch in vielen Berufsgruppen kommt Ihnen diese Fähigkeit sehr gelegen. Etwa wenn Sie als Pilot auf ein unerwartetes Ereignis in 11 000 m Höhe reagieren und das Flugzeug steuern möchten, ohne den Blick nach vorne zu verlieren. Oder als Polizist oder Feuerwehrmann eine bestimmte Gefahr anvisieren und dabei feinmotorisch mit Ihren Händen arbeiten müssen.

4. Durch die Stimulierung Ihrer Faszien während der funktionellen Übungsabläufe in FBM sparen Sie sich auch das Dehnen danach und vor dem Training, ohne die Muskeln zu verkürzen.

5. Bei den Übungen meiner FLOW BODY MOVEMENTS trainieren Sie bei jeder Trainingseinheit auch das perfekte Zusammenspiel zwischen Kraft, Ausdauer, Körperstabilität und Körperbalance. Oder, anders ausgedrückt, Sie werden sich stärker, stabiler und ausbalancierter bewegen.

6. Die funktionelle Muskelkette, übrigens das Problem fast aller Hobbysportler, die unter anderem auch dafür verantwortlich ist, dass sich Ihre Muskelfasern je nach Belastung und Instabilität richtig einschalten, wird sich von derjenigen eines Profis nicht mehr unterscheiden.

7. Die Differenzierungsfähigkeit, beispielsweise das Umschalten von klein- auf großräumige Bewegungsabläufe wie bei einem Tempowechsel, wenn Sie gehen, springen oder laufen, entwickeln Sie durch FBM sprunghaft weiter.

8. Aufgrund der Intensität von FBM verlieren Sie schneller Fett als bei jeder anderen Methode. Sie beschleunigen Ihren Stoffwechsel und erhöhen die Anzahl an fettverbrennenden Hormonen. Das hat zur Folge, dass Sie das schädliche Bauchfett extrem reduzieren. Sie können dann problemlos wieder Ihre Lieblingsshirts überziehen.

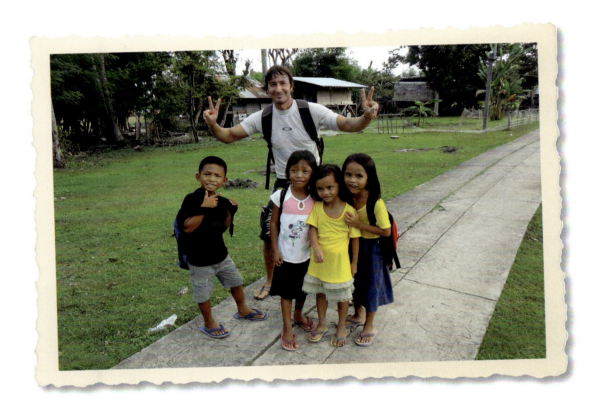

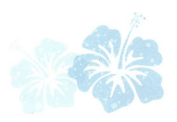

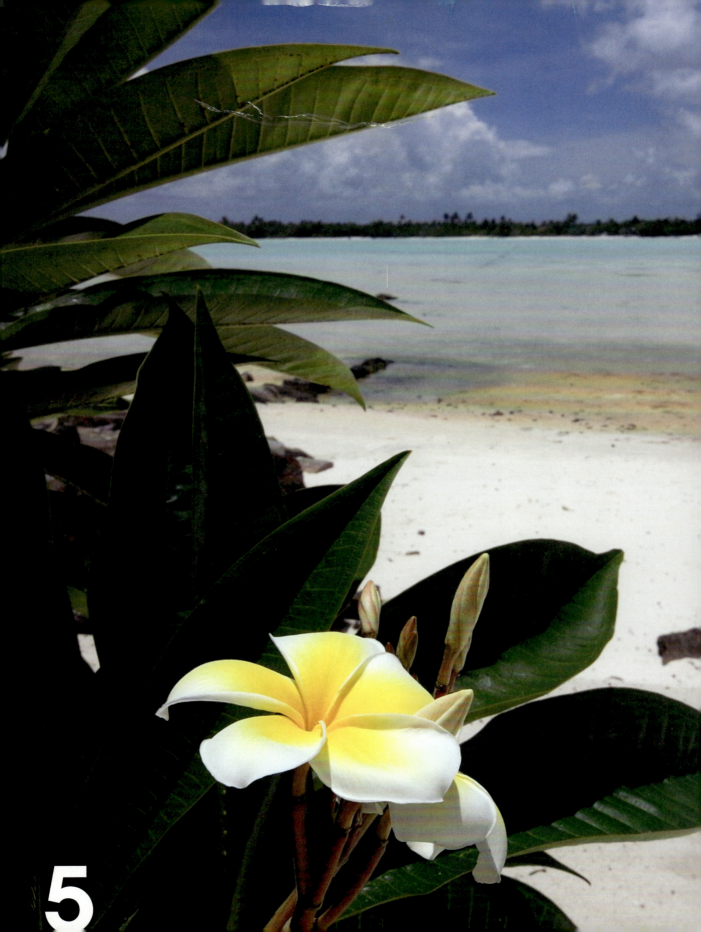

Der Bora-Bora-Effekt

5 FLOW BODY MOVEMENTS

Die Trainingspläne bzw. *Reminiszenzpläne* (Sie erfahren später, warum ich meine Trainingspläne so nenne) meines Trainingssystems basieren unter anderem auf einer weiterentwickelten Kombination aus hochfunktionellen Übungen aus vielen Sportarten, wie Skifahren, Surfen, Fußball, Basketball, Kampfsport, Triathlon, Tennis und vielen mehr. All die Profis aus diesen unterschiedlichen Sportarten haben eines gemeinsam: einen physisch starken Körper, eine enorme Körperstabilisation, eine hohe Antritts- und Sprungexplosivität und eine ausgeprägte Koordination und Körperbalance in allen Bereichen. Diese Fähigkeiten sind denjenigen eines normalen Hobbysportlers weit überlegen.

Im Profibereich ist die Herangehensweise im Training schlichtweg viel effizienter als im sportlichen Hobbybereich. Eine Herangehensweise, die für Sie im Hobbysport bzw. Breitensport von größtem Nutzen ist. Profisportler können es sich nicht leisten, etwas Zweitklassiges auf Trainingsebene zu verwenden. Warum? Es gibt mehrere Gründe.

Denken Sie an Football. In der amerikanischen Profiliga erhalten viele Spieler mit Werbeverträgen weit über 10 oder 20 Millionen Dollar pro Jahr. Hinzu kommen Sponsorenverträge für Vereine und Management, plus Einnahmen durch Tickets und Trikotverkäufe. Jeder Spieler sowie der Verein ist daher daran interessiert, bei solchen Summen bei jeder Trainingseinheit das Effektivste und das Beste aus den modernen Gladiatoren herauszuholen.

Kein Footballspieler möchte sich während des Spiels auch nur im Geringsten durch falsches Training einem erhöhten Verletzungsrisiko aussetzen, wenn er mit höchster Explosionskraft auf einen 130-kg-Athleten beim Superbowl trifft, bei dem eine Milliarde Menschen zusehen.

Auch Profisurfer brauchen eine enorme Rumpfkraft und eine perfekte Körperbalance, um die enorm wackeligen Bedingungen auf dem Surfbrett in einer 10-m Welle ausgleichen zu können. Kein Profisurfer möchte freiwillig vom Board fallen und mit dem immensen Druck der Welle auf einem Riff oder Stein aufschlagen. Wie Sie erkennen können, hängt bei bestimmten Sportarten auch das Leben vom Fitnesszustand der Profis ab.

Sie möchten noch andere Beispiele, ich habe noch mehr davon. Speerwerfer oder Baseballspieler haben mit die ausgeprägtesten Schultermuskeln im Sport. Bleiben wir bei den Baseballspielern.

Hobbyathleten kommen beim Werfen eines Steins, einer Kugel oder eines Baseballs durch die Katapultbewegung im Schultergelenk auf ca. 1.500 Winkelgrad pro Sekunde. Bei einem Baseballspieler aus dem Profisektor ist es einiges mehr. Das ist auch der Grund, warum Menschen effizienter werfen als Tiere. Schimpansen schaffen nur 30 km/h, um einen Ball im Wurf zu beschleunigen; Sportler im Durchschnitt 170 km/h. Bei so einer enormen Schultergelenkbelastung könnte man jeden Baseballspieler aus dem Profisektor, bei falscher Trainingsmethode, nach Jahren verletzungsbedingt in Frühpension schicken.

Profitänzer aus dem Ballett beispielsweise besitzen eine äußerst hohe Körperspannung, die sie für Hebe- oder statische Haltebewegungen benötigen. Ein Profiboxer beansprucht ein sehr hohes Level beim Abfeuern pfeilschneller Schläge, was die Schnell- und Reaktivkraft betrifft. Ich höre Sie schon fragen, wie können mir diese Trainingsmethoden helfen, wenn ich laufe, mit dem Rad fahre oder in den Bergen klettere und nicht professionell Ballett tanze, Baseball oder Football spiele.

Ein sehr gutes Beispiel ist Ion Tiriac. Ion Tiriac ist der ehemalige Manager des dreimaligen Wimbledon-Siegers Boris Becker. Der Spielstil von Boris Becker war zu Beginn seiner Profikarriere sehr aggressiv, aber, technisch gesehen, überhaupt nicht stark. Dadurch bekam Boris Becker während des Spielverlaufs oft Probleme. Ion Tiriac fing an, mit Boris Becker Hügelläufe zu absolvieren. Diese Trainingsmethode kannte man damals nur aus dem Boxen und wenigen Randsportarten. Allein diese Veränderung in seinem Training machte Boris Becker so agil, dass technisch bessere Spieler nicht mithalten konnten, rein körperlich. Ein perfektes Beispiel, wie Trainingsmethoden aus einer anderen Sportart helfen können, in Ihrer individuellen Sportart effizienter aufzuspielen.

Was in vielen Breitensportarten fehlt, ist die Sportvorbereitung durch gezieltes präventives und hochfunktionelles Training. Sie können gerne einen Vergleich mit dem Klettern ziehen. Die meisten Unfälle in den Felsen ereignen sich durch mangelnde Vorbereitung. Sei es durch zu wenig Wissen oder Trainingserfahrung. Ich nehme jeden einzelnen Sport ernst! Vor allem möchte ich, dass der Sport Ihnen Spaß macht, ohne dass Sie Angst haben müssen, sich zu verletzen.

Sie werden in meinem System weder normale Nullachtfünfzehn-Liegestütze noch einfache Kniebeugen, wie in unzähligen anderen Fitnessbüchern, die sich nur aufgrund des Namens unterscheiden, finden. Jetzt mag vielleicht der Einwand kommen, dass diese zu den Basisübungen gehören und ein absolutes Muss sind. Mit normalen Basisübungen stagnieren Sie sehr schnell, der Muskelreiz bleibt aus und Ihr Körper hört auf, zu adaptieren.

Und das ist auch das Schlüsselwort: Adaptation. Bei *Adaptation* geht es darum, Ihren Körper dazu zu bringen, sich an die Trainingsbedingungen anzupassen und sich zu steigern. Mit den üblichen Basisübungen geschieht der Adaptationsprozess sehr schnell. Sie möchten doch nicht, dass Sie schon nach 2-3 Trainingseinheiten aufhören, sich zu verbessern.

Sie können in diesem Zusammenhang gerne die Basisübungen mit einem Hausbau vergleichen. Früher war man der Ansicht, dass Holz am massivsten ist. Heute wissen wir, es gibt robustere Materialien. Was man hier sehr oft verwechselt, ist der Unterschied zwischen *Rehabilitation* und *Training*. Grundlegende Übungen kommen bei einer Rehabilitation zum Einsatz, wenn Sie z. B. nach einer Verletzung von null beginnen müssen. Falls Sie also glauben, dass grundlegende Übungen das Effektivste sind, dann glauben Sie auch, dass Holz für den Hausbau das Effektivste ist. Nun, mit FBM zeige ich Ihnen alles, außer Holz.

Mit sogenannten *Basisübungen* wäre es eine inakzeptabel lange Wegstrecke, einen Profi auf das geforderte physische Niveau zu bringen. Im Gegensatz zu Basisübungen aus dem Hobbybereich – ich spreche noch immer von klassischen Liegestützen, Kniebeugen etc. – haben Basisübungen im Profisektor schlichtweg im Laufe der Zeit ein höheres Niveau angenommen, zu dem Sie durch FBM auch noch gelangen.

Der Sprung vom Amateur zum Profi beginnt demnach bereits bei der Übungsauswahl. So einfach ist das. Das Erste, was Sie diesbezüglich tun können, besteht darin, eben diese Basisübungen durch FLOW BODY MOVEMENTS zu ersetzen.

Im Übrigen eliminieren Sie damit den Trainingskiller Nummer eins: Langeweile!

FLOW BODY MOVEMENTS

Wichtig ist, immer unterschiedliche Reize zu setzen und nicht immer dieselbe Übungsabfolge zu durchlaufen. Kein Profiathlet trainiert über 2-3 Monate dieselbe Übungsabfolge. Unter uns, Profiathleten trainieren nicht einmal zwei Wochen dieselbe Übungsabfolge. Warum auch? Die Muskeln gewöhnen sich recht schnell an die einseitige Trainingsbelastung, passen sich an und Ihre Muskeln hören auf, sich funktionell weiterzuentwickeln. Ein Training, unabhängig davon, welches sportliche Ziel Sie erreichen möchten, muss IMMER vielseitig gestaltet werden und muss IMMER neue Trainingsreize beinhalten.

Sie werden feststellen, dass sich das Training von Profiathleten von vielen anderen Hobbyathleten oder auch von Ihrem eigenen Training stark unterscheidet. Verstehen Sie mich nicht falsch. Nach meinem Trainingssystem können Sie bestimmt nicht so schnell Skifahren wie eine Lindsey Vonn, so gut Fußball spielen wie Messi oder so gut surfen wie der 11-fache Surfweltmeister Kelly Slater. Dazu müssten Sie im Alter von fünf Jahren mit dem Sport angefangen haben, ein Riesentalent sein und sechs Stunden jeden Tag diesen Sport unter professioneller Anleitung ausüben.

Aber genau darauf, warum die Profiathleten 6-8 Stunden dieses sportspezifische Training ohne Verletzungen regelmäßig überhaupt durchhalten, ist FLOW BODY MOVEMENTS aufgebaut. Im Fachjargon nennt man es *Assistenztraining*: vom Staatsmeister bis zum Weltmeister; vom Langstreckenläufer über den Powerlifter bis hin zum Basketballspieler. Im Profibereich absolvieren es alle, um den stundenlang geforderten Anstrengungen im sportspezifischen Training gewachsen zu sein. Assistenztraining stellt somit die erste Basis für jeden erfolgsorientierten Athleten dar.

Damit Sie diesen großen Vorteil dieser besonderen Trainingsmethoden genießen können, habe ich diese Methoden aus dem Profibereich gesammelt, für Sie penibel weiterentwickelt und Ihnen einen hübschen Namen gegeben: **FLOW BODY MOVEMENTS**.

Was Sie jetzt in der Hand halten, wird in den modernsten Sportarten als die Essenz gehandelt. Und jetzt der nächste Hammer: Sie benötigen kein Fitnessstudio. Schon nach der ersten Übung von FLOW BODY MOVEMENTS spüren Sie den Nutzen und die Vorteile. Wenn ich Sie richtig einschätze, wollen Sie so schnell wie möglich loslegen.

5.1 Die Trainingsmethodik von FLOW BODY MOVEMENTS

Die Trainingsmethodik von FLOW BODY MOVEMENTS basiert auf den sechs wichtigsten und leistungsfördernsten Fitnessprinzipien, die in jedem Reminiszenz-Plan zusammentreffen.

Nachfolgend die ersten fünf Prinzipien von FLOW BODY MOVEMENTS. Das sechste Prinzip bringe ich Ihnen im nächsten Kapitel, „Von Aborigines und Ozeanen", näher.

PRINZIP 1: 35 % Muskelanteil

Die meisten Übungen sind darauf ausgelegt, einen *Muskelanteil* in Ihrem Körper von mindestens *35 %* zu beteiligen. Es ist fast unmöglich, Fett zu verbrennen, wenn Sie Nummern in Ihr Handy eintippen. Das liegt daran, dass Sie eine Minimalbewegung ausführen und Ihr Muskelanteil viel zu gering ist. Aber auch bei Ihnen bekannten Fitnessübungen, wie beispielsweise bei normalen, isolierten Bizeps Curls, ist der Muskelanteil während der Bewegung, in Bezug auf Ihre Fettverbrennung, eher schwach, im Gegensatz zu hochfunktionellen Übungsabläufen. Das ist daher ein unverrückbares Prinzip von FLOW BODY MOVEMENTS, dass Sie bei jeder Übung sicher sein können, in einem hohen Fettverbrennungsbereich zu trainieren und gleichzeitig funktionelle Muskelmasse aufzubauen.

PRINZIP 2: Die rechtzeitige Kraft

Das zweite Prinzip meiner Trainingsmethodik zielt auf die *rechtzeitige Kraft* (plyometrische oder Reaktivkraft) ab. Diese Kraft benötigen Sie beispielsweise bei jeder Stop-and-Go-Sportart, beim Krafttraining, Niedersprüngen, Kampfsportarten, Skifahren, bei Ausholbewegungen im Tennis, in der Sprintphase oder bei schnellen Laufschritten am Strand von Bora Bora.

Entscheidend hierbei ist nicht die Kraft, sondern die rechtzeitige Kraft. Was bringt es Ihnen, der stärkste und schnellste Sportler zu sein, wenn Sie Ihre Kraft nach einer Ausholbewegung oder Abdruckphase mit den Beinen nicht rechtzeitig einsetzen können? Die Reaktivkraft verstärkt die Verkürzungsphase des Muskels durch die vorangegangene Dehnungsphase. Dies lässt sich darauf zurückführen, dass der Muskel-Sehnen-Band-Apparat Energie speichert. Der Prozess ist simpel. Stellen Sie sich einfach ein Thera-Band® vor, das Sie auseinanderziehen. Das Thera-Band® speichert beim Auseinanderziehen Energie. Wenn Sie jetzt ein Ende des Thera-Bands® loslassen, setzen Sie die gespeicherte Energie im Thera-Band® frei.

Nichts anderes passiert in Ihrem Muskel-Sehnen-Band-Apparat bei plyometrischen Übungsabläufen, beispielsweise, wenn Sie in die Knie gehen und dann springen. Wenn Sie es wissenschaftlicher haben möchten, können Sie Reaktivkraft auch als Kombination aus Maximalkraft, Schnellkraft, intermuskulärer und intramuskulärer Koordination und reaktiver Spannungsfähigkeit des Muskels ansehen. Durch diese

Aufzählung bekommen Sie auch einen Eindruck davon, wie viele und welche determinierenden Größen plyometrische Übungen enthalten und wie wichtig daher das Aktivieren dieses Prinzips in jedem Trainingsplan ist.

PRINZIP 3: Erhöhung Ihrer Körperstamina

Mit der *Erhöhung der Körperstamina* erlangen Sie die Fähigkeit, ausgiebigen, hochintensiven Belastungen länger standzuhalten. Sie ist eine physische und psychische Eigenschaft und hilft, dass Ihr Herz und Ihre Lunge effizienter arbeiten. Durch die Übungskombinationen bei FBM steigern Sie also nicht nur Ihre gesamte Körperkraft und Körperenergie, sondern erhöhen auch Ihre mentale Stärke, um anstrengende Wettkämpfe auch psychisch besser zu überstehen. Das Gefühl von Schmerz, Stress und Müdigkeit können Sie demzufolge besser bei einem Wettkampf oder einer sportlichen Belastung kompensieren. Auch Ihre Ausdauerfähigkeit erreicht durch diesen Aspekt automatisch eine höhere Ausprägung und Sie keuchen nicht mehr, wenn Sie drei volle Einkaufstaschen über eine längere Distanz heimtragen, eine längere Strecke laufen oder aus dem Baumarkt eine halbe Stunde lang schwere Fliesen ins Auto heben.

PRINZIP 4: Erhöhung Ihres Grundumsatzes

Durch die Trainingsformen in FBM erhöhen Sie automatisch Ihre *Stoffwechselaktivität*. Sie steigern somit die Anzahl der Kalorien, die Sie in den Übungspausen oder danach im ruhenden Zustand verbrennen. Je mehr Kalorien und Fett Sie im ruhenden Zustand verbrennen, desto schneller bewegen Sie sich nicht nur in Ihrer Lieblingssportart, sondern verlieren schlechtes Körperfett. Sie wirken dadurch automatisch gesünder und vitaler.

PRINZIP 5: Kräftigung Ihrer Rumpfmuskulatur

Jede Bewegung, die Sie ausführen, mündet im Rumpf (Aaberg 2006). Ob Sie sprinten, eine Leiter hinaufklettern, die Fenster putzen oder tanzen. Die Rumpfmuskulatur ist in zwei Muskelsysteme geteilt: in *lokale* (rumpfstabilisierende Muskeln) und *globale* Muskelsysteme (rumpfkräftigende Muskeln). Durch eine bessere Rumpfkraft und Rumpfstabilität kann Ihr Körper schnellere und stärkere Schläge beim Kampfsport abfeuern, Stöße oder Bewegungen mit schweren Gewichten besser abfedern, schneller sprinten, höher und weiter springen und Sie wirken kraftvoller in Ihren alltäglichen Bewegungen.

Auch beim Schlagen und Werfen von Bällen, wenn Sie Volleyball oder Handball spielen, ist immer auch Ihr Rumpf beteiligt. Eine starke Rumpfkraft bzw. Rumpfstabilität ist somit für Ihre Leistungsverbesserung im Sport von enormer Bedeutung. Wobei die Rumpfkraft eine größere Rolle spielt als die Rumpfstabilität.

Formel: Rumpfkraft besser als Rumpfstabilität!

Der Unterschied zwischen Rumpfkraft und Rumpfstabilisation definiert sich aus der Lage der Rumpfmuskulatur und ihrer Funktion. Die lokalen Rumpfmuskeln sind gelenknah angeordnet und liegen unterhalb der Muskeln des globalen Rumpfmuskelsystems. Sie sind kurz und für ausdauernde Bewegungen sowie für die Stabilisation Ihrer Wirbelsäule und Gelenke verantwortlich. Das lokale Muskelsystem im Rumpf aktivieren Sie bei Krafteinsätzen, die unter 30 % Ihrer Maximalkraft liegen. Ist Ihr Krafteinsatz höher, setzt das globale Muskelsystem ein. **Die Reminiszenzpläne in FBM zielen auf beides ab.**

5.2 Woraus besteht die Rumpfmuskulatur?

Die Hauptmuskeln der Rumpfmuskulatur

Nackenmuskeln
Funktion: Sie tragen den Kopf.

Seitliche Bauchmuskeln
Funktion: Sie sind für die Beugung der Seite und für die Drehung des Oberkörpers zur Gegenseite zuständig.

Vordere Bauchmuskeln
Funktion: Sie fixieren den Rumpf beim Tragen von Gewichten, helfen beim Aufrichten des Oberkörpers aus dem Liegen, beim Halten und Anheben des Beckens bei nicht fixiertem Becken, z. B. in frei hängender Position, stabilisieren die Wirbelsäule und entlasten die Bandscheiben.

Beckenmuskulatur
Funktion: Sie umspannt den Bauchinhalt. Wenn im Bauchraum eine Druckerhöhung stattfindet, fängt sie elastisch den Druck der Beckenorgane ab; die Lage der Bauch- und Beckenorgane ist so gesichert.

Rückenstrecker
Funktion: Dies ist eine Muskelgruppe, kein einzelner Muskel. Sie dient der Stabilisation der Wirbelsäule, sie ist für die Aufrichtung, Rotation und Seitneigung der Wirbelsäule und damit des Oberkörpers verantwortlich.

In der gängigen Fachliteratur für die Rumpfmuskulatur ist auch die Brustmuskulatur angeführt, nur hat diese auf Ihre gerade Haltung überhaupt keinen Einfluss, höchstens in der Kopf- oder Handstandposition. Also, wenn Sie nicht gerade auf dem Kopf stehen, hat diese somit überhaupt keine Bedeutung für Ihren Rumpf.

5.3 Warum die Rumpfmuskulatur gerade im Sport so wichtig ist

Auf eine Aktion folgt immer eine Reaktion. Wenn Sie z. B. einen Schlag nach vorne ausführen, bewegt sich Ihr Oberkörper automatisch nach hinten. Diese Aktion gleicht der Rumpf aus, indem die Körpermitte Sie stabilisiert. Dadurch kann eine optimale Kraftübertragung auf das Bein erfolgen, das den Impuls nach vorne gibt, um den Schlag kraftvoll auszuüben. Dafür muss Ihre Rumpfmuskulatur Ihren Oberkörper, der den Schlag ausführt, mit dem Unterkörper, der die Kraft in den Boden transferiert, effektiv verbinden.

Um das Ganze nochmals zu verdeutlichen, stellen Sie sich vor, Sie laufen mit einem Rucksack auf dem Rücken, der eine Wasserflasche enthält. Bei jedem Laufschritt bewegt sich die Wasserflasche hin und her und kreuz und quer durch Ihren Rucksack. Diese Fliehkräfte versetzen die Wasserflasche in chaotische Bewegungsmuster. Durch das Schleudern gerät sie außer Kontrolle und in einen unkontrollierten Zustand. Nichts anderes passiert mit Ihrem Unter- und Oberkörper bei all Ihren Bewegungen, wenn Sie keine kräftige Rumpfmuskulatur aufweisen.

Dieses Prinzip gilt für jede sportliche Bewegung, die Sie durchführen. Ihr Körper weiß, dass Sie im Unter- oder Oberkörper nur Kraft aufwenden können, wenn Sie einen stabilen Rumpf haben. Deshalb geht mit einer Aktivierung Ihrer Arm- bzw. Beinmuskulatur auch immer eine Aktivierung Ihrer Rumpfmuskulatur einher. Vor allem, um auch Ihre Wirbelsäule zu schützen und zu stabilisieren. Dieser Reaktionsprozess geschieht automatisch.

Bei kräftigen Beinen oder kräftigen Armen und einem schwachen Rumpf kann Ihre Rumpfmuskulatur diese kräftigen Impulse Ihrer Beine oder Arme nicht stabilisieren und Sie können Ihr Kraftpotenzial nicht zu 100 % nutzen und umsetzen. Durch einen schwachen Rumpf laufen Sie auch Gefahr, häufiger Kreuz- oder Rückenschmerzen zu bekommen.

Jeder einzelne Reminiszenzplan ist daher darauf ausgerichtet, dass alle sechs Prinzipien meiner Trainingsmethodik zusammentreffen. Oder anders, **der Weg zum Bora-Bora-Effekt.**

Der Bora-Bora-Effekt ist das Ticket zu einem schöneren und gesünderen Körper. Aber nicht nur das. Der Bora-Bora-Effekt macht Sie in allen Belangen der Fitness stärker und verfeinert Ihre Antrittsexplosivität und Beschleunigungsfähigkeit in allen modernen Sportarten erheblich. Freuen Sie sich darüber, athletischer und selbstbewusster durch den Tag zu gehen, während Sie sich gleichzeitig in Ihrer Lieblingssportart verbessern und dennoch das Verletzungsrisiko minimieren. Schnellkraft, Kraftausdauer, Körperbalance usw. sind nur einzelne Steine, mit denen Sie Ihr Gesamtgerüst herstellen und in Kombination durch FBM die optimale Fitness herausholen können.

Stellen Sie sich für einen Moment ein Klavier vor. Wenn Sie nur Ihre Ausdauer oder nur Ihre Körperbalance trainieren, gleicht dies einer Musikstunde mit nur einer Taste auf einem Klavier. Viele Kompositionen funktionieren dann nicht. **Je mehr Tasten benutzt werden, desto schöner ist die Melodie.** Und je besser die Kombination aller Tasten ist, desto schöner ist die Symphonie und desto besser entwickelt sich Ihre Gesamtfitness. Und genau auf dieser Symphonie basieren alle sechs Prinzipien von FLOW BODY MOVEMENTS.

Der Bora-Bora-Effekt

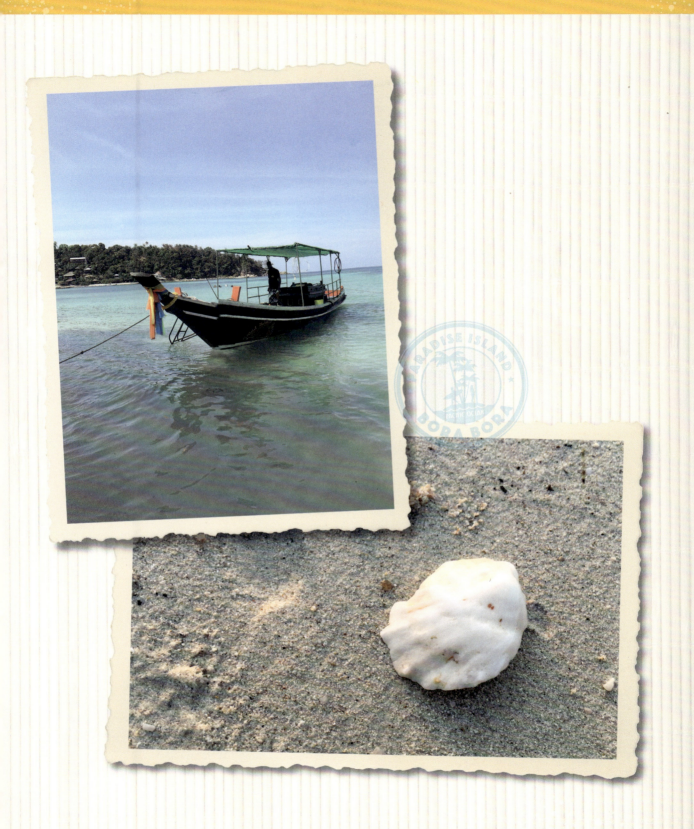

43

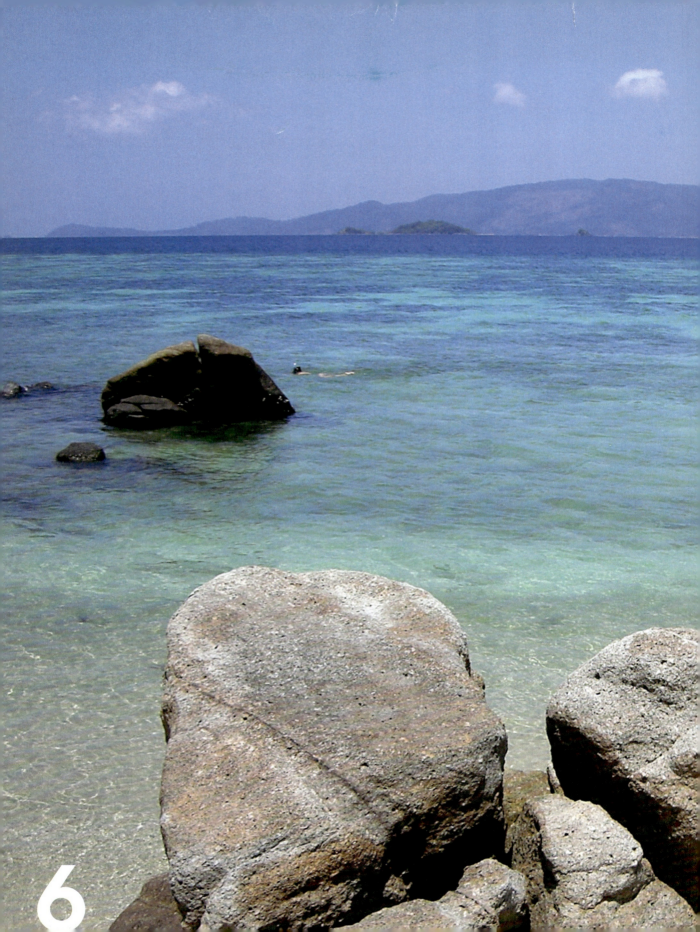

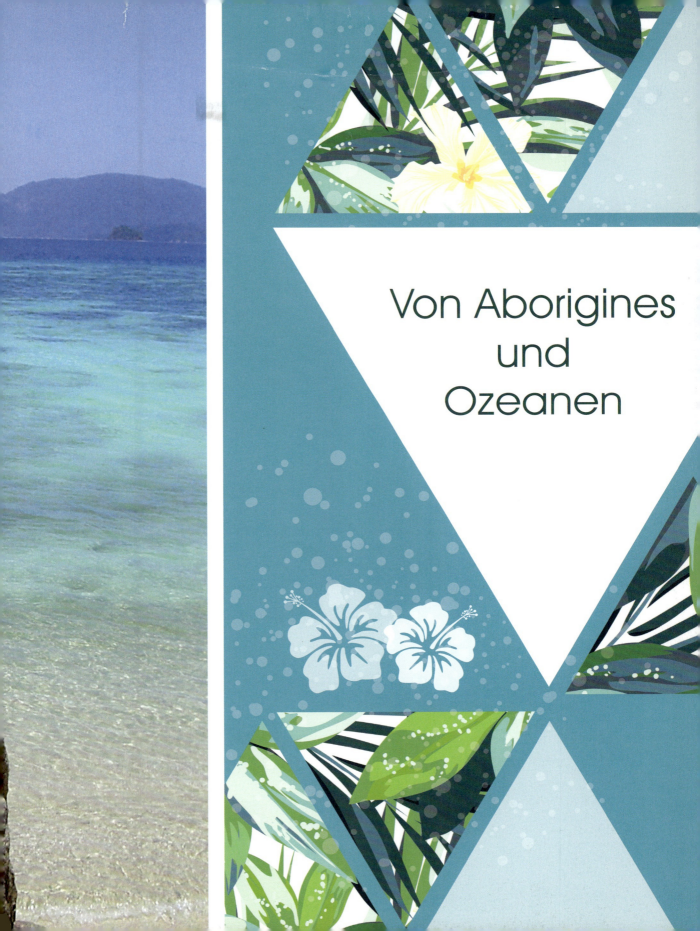

Von Aborigines und Ozeanen

Unabhängig davon, ob Sie FBM anwenden, um sich an etwas zu erinnern, zu vergessen, Stress abzubauen, eine bessere Athletik oder einfach nur, um einen schöneren Körper zu bekommen. Wichtig ist, dass Sie die Motivation nicht verlieren. Fitness ist ein Recht für alle und auch Sie haben das Recht, Ihre sportlichen Ziele mit FBM zu erreichen. In diesem Kapitel möchte ich daher schlichtweg über unwahre oder fehlinterpretierte „sportwissenschaftliche" Studien aufklären, die Sie vielleicht beunruhigen oder Sie hemmen, Ihre sportlichen Ziele zu erreichen. Ich möchte Ihnen die Trainingsphilosophie von FBM mit dem sechsten Prinzip „Genetik und Faszien" noch ein wenig näherbringen. Beginnen wir mit dem Punkt Genetik.

6.1 Genetik

Viele Hobbysportler oder vielleicht auch Sie denken, dass der Muskelaufbau oder die Körperform genetisch bedingt ist, und sind demotiviert, überhaupt mit Fitness anzufangen. *Genetik* spielt aber sportlich auf Amateurebene überhaupt keine Rolle und ist kein Grund dafür, warum ein Kontrahent in einer Sportart besser ist als Sie. Genetik ist maximal im Profibereich ein entscheidender Faktor, ob ein Topathlet Gold oder Bronze bei Olympia holt, aber nicht in Ihrer sportlichen Sphäre.

Es stimmt, dass aufgrund ihrer Genetik einige Menschen schon mit einer gesteigerten Körperkraft das Licht der Welt erblicken oder grundsätzlich einen höheren Muskeltonus besitzen. Jedoch bedeutet dies nicht, dass Sie durch Training diese Körperkraft oder diesen Muskeltonus nicht erreichen können.

Was sportlich möglich ist, haben australische Forscher in beeindruckender Weise dargestellt. Sie bewiesen, dass aufgrund der modernen industrialisierten Lebensweise der heutige Mensch immer träger wird und ein schwächeres Abbild unserer Vorfahren zeigt. Fossile Fußspuren von über 5.000 Jahre alten Aborigines in New South Wales, Australien, weisen aufgrund des Abstandes zwischen den Fußspuren darauf hin, dass jeder Einzelne der damaligen Aborigines, barfuß, auf sandigem Boden und ohne Hightechschuhe, auf einer Distanz von über 100 m 45 km/h schnell war (McAllister, 2010). Das ist um zwei Stundenkilometer schneller als Usain Bolt, der mehrmals Gold in der Disziplin 100-m-Sprint bei Olympia geholt hat.

Wie Sie sehen, entwickelt sich der heutige Mensch, aus evolutionärer Sicht, immer mehr zurück. Durch weitere Funde wurde bewiesen, dass dieser Aborigines sogar noch dabei war zu beschleunigen.

Auch durch Funde weiblicher fossiler Oberarmknochen zeigte sich nach einem anatomischen Vergleich, dass jede Neandertalerin mindestens genauso stark war wie Hossein Rezazadeh, ein Olympiasieger im Gewichtheben. Aber auch die alten Perser trafen, halb vom Pferd hängend, punktgenau mit einfachsten Bögen Ziele, die wesentlich weiter entfernt waren, als die Zielscheiben von heutigen Goldmedaillengewinnern im Bogenschießen mit ihren Hightechbögen.

Es sind, neben der Vererbung, auch immer die Lebensumstände, die Lebensweise, falsches Training,

Ernährung und die Umwelt, die auf uns einwirken und die modernen Menschen immer schwächer machen. Keine Angst, mit FBM kommen Sie in Topform!

6.2 Sechstes Prinzip: Stimulierung der Faszien in Kombination mit funktioneller Kraft

Beschreiben Sie sich selbst mit drei Worten. Ich bin ein Rebell. Sie werden erkannt haben, dass es vier Worte sind, aber alles andere hätte der richtigen Antwort auch widersprochen. Ja, ich bin ein Rebell.

Aber lassen Sie sich sagen, es sind Rebellen, die die Welt verändern. Es sind Rebellen, die Rekorde brechen. Es sind Rebellen, die neue Trainingskonzepte entwickeln und Altbewährtes auf den Kopf und vorhandene Studien infrage stellen. Um neue Dinge zu entdecken, muss man Neues ausprobieren. Das liegt einfach in der Natur der Sache.

Sämtliche traditionellen und sportwissenschaftlich-anatomischen Texte oder Trainingsmethoden sind ungenau oder basieren auf einem völligen Missverständnis, da sie fasziale Prinzipien in Kombination mit Kraft außer Acht lassen. Diese lassen Sie schnell stagnieren, aufgeben und hemmen Sie, weiterzumachen.

Lassen Sie uns sehen, ob es mir gelingt, Sie mit den nächsten Zeilen in Staunen zu versetzen.

6.3 Was sind Faszien?

Sie kennen den Atlantik, den Indischen Ozean und den Pazifik. Aber wenn Sie auf die Weltkarte blicken, erscheinen genau diese als ein zusammenhängendes, großes Gewässer. Dieses eine große Gewässer verbindet alle Erdteile.

Faszien verbinden und umhüllen einzelne Teile des Körpers und sind bindegewebsartige Strukturen. Wir könnten es auch *Verbindungsgewebe* nennen. Wenn Sie schon einmal ein Skelett bei einem Arzt gesehen haben, haben Sie sicher erkannt, dass die Knochen des Skeletts nur durch Schrauben verbunden sind. Diese Schrauben befinden sich natürlich nicht in Ihnen. Und so verbindet das fasziale Bindegewebe einzelne Teile in Ihrem Körper, durchzieht und umhüllt jeden einzelnen Muskel. Auch Organe schweben in der Hülle faszialen Gewebes.

Aufgrund der Tatsache, dass jeder einzelne Muskel und alle Muskelketten im faszialen Gewebe enden, sind Trainingsprinzipien, die diese Erkenntnis nicht beachten, so, als wenn man Ihnen erzählen würde, dass Sie zum Hausbau nur ein Fenster und Türen benötigen, aber keine stabile Grundmauer.

Faszien wirken wie eine elastische Feder und sind wesentlich für die optimale Kraftübertragung der Muskeln zuständig. Das gesamte Kraftpotenzial lässt sich nie ohne die Elastizität und die Stimulierung der Faszien ganz ausschöpfen.

Wenn Sie also nur Übungen absolvieren, die auf einen funktionellen muskulären Bewegungsablauf abzielen, ohne das fasziale Gewebe zu stimulieren, hält die fasziale Struktur durch Verklebungen Ihre Muskeln wie eine angezogene Feder zurück. Es fehlt die Elastizität des Bindegewebes.

Wie trainiert man nun dynamisch funktionelle Muskelkraft UND das fasziale Gewebe als ganzes, raumorganisierendes System?

Zunächst stellt sich die Frage, worin besteht der Unterschied zwischen *Muskeln* und *Faszien*.

Muskeln haben nur eine Funktion. Sie können sich zusammenziehen. Welchen Kraftaufwand Sie auch immer benötigen, Ihre Muskeln arbeiten immer zu 100 %. Ihr Körper kann daher dynamisch und statisch ausgerichtete Muskelfasern nicht unterscheiden und arbeitet immer mit allen Muskelfasertypen als Ganzes. Nur der Anteil an Muskelfasern, den Sie rekrutieren können, variiert mit der Belastungsintensität. Sie können daher nicht, wie viele noch immer glauben, schnelle und langsame Muskelfasern durch bestimmte Trainingsvarianten separieren.

Faszien wiederum können Bewegungen abfedern und sorgen aufgrund ihrer Elastizität für einen optimalen Kraftfluss. Obendrein erzeugt diese Spannkraft durch die Federwirkung einen gelenkschonenden Ablauf bei allen dynamischen Erschütterungen auf Ihre Gelenke: etwa beim Laufen, Sprinten oder Springen.

Den Unterschied, ob mehr Muskeln oder Faszien zum Einsatz kommen, können Sie anhand eines praktischen Beispiels erkennen. Wenn Sie aus der Liegestützposition aufspringen und Sie sich beim Aufkommen hören, arbeiten Sie mit mehr Muskelkraft. Wenn Sie leise und federnd wie ein Ninja mit Ihren Fußsohlen den Boden berühren, sind zum Großteil Faszien im Spiel.

Daher sind Muskeln für grobe, plumpe und einfache Bewegungsabläufe zuständig; Faszien für feine und geschmeidige.

Viele funktionelle Trainingslehren und Studien beziehen sich bei Trainingsplänen nur auf einzelne Segmente, wie „den Bizeps" oder „die jeweilige Muskelkette", was Sie nicht das Optimum an Fitness herausholen lässt und schon gar nicht zum Bora-Bora-Effekt führt. Wenn Sie beispielsweise eine Studie lesen, dass Sie Ihren Bizeps oder eine Muskelkette mit 8-12 Wiederholungen am effektivsten stärken, beruhen solche Messungen nur auf diesem Segment, als ob Ihr Körper nur aus einer Muskelkette oder einem Bizeps bestehen würde.

Entscheidend für eine Optimierung Ihrer Gesamtfitness ist aber auch der Effekt auf die benachbarten rechten, linken, oberen und unteren verbundenen Muskeln, sowie auf Schnelligkeit und Sprungkraft; aufgrund der enormen Bedeutung spielen auch die Auswirkungen auf fasziale Strukturen eine große Rolle.

Im faszialen Gewebe enden 10-mal mehr Endungen sensorischer Nerven als im Muskel, wobei das neuromuskuläre Nervensystem immer als Ganzes funktioniert. Wodurch Sie auch immer einen Effekt auf andere Muskeln und Bereiche im Körper ausüben, die Sie nicht gerade beanspruchen, ob Sie wollen oder nicht. Es existieren daher für das neuromuskuläre System nicht einzelne Elemente wie „die Schultermuskulatur" oder „der Oberschenkelmuskel".

Um die Faszien zu stimulieren UND gleichzeitig funktionelle Kraft und Muskeln aufzubauen, sind die Hauptfaktoren die richtigen Übungen und die ganz speziellen Übungsabfolgen in den aufbauenden „Beginner"-, „Advanced"- und „Experts only"-Reminiszenzpläne von FBM.

6.4 Die drei Grundpfeiler des sechsten Prinzips

a) Combined Movements

In FBM verwende ich ausschließlich Kombinationsübungen, um mehrere Muskelgruppen und Muskelketten zu beanspruchen. Dies hat den Vorteil, im Gegensatz zu isolierten Übungen, dass Sie längere myofasziale Ketten aktivieren und kräftigen.

b) Variation des Krafteinsatzes

Durch unterschiedliche Krafteinsätze während der abwechselnden Übungen in FBM werden gleich mehrere Faszial- und Muskelstrukturen gestärkt. Wenn Sie beispielsweise immer nur in einem einzigen Wiederholungsbereich (8-10) trainieren, stärken Sie immer nur einen bestimmten Teil der Bänder, Muskeln und des Fasziengewebes, schwächen aber damit andere Fasern. Daher ist es wichtig, die Belastung in den Übungen zu variieren.

6 FLOW BODY MOVEMENTS

c) Bouncingeffekt

Einige meiner Übungen enthalten einen wirkungsvollen Bouncingeffekt. Der *Bouncingeffekt* ist nichts anderes als der Effekt auf Ihre Faszien durch eine weiche und federnde Landung nach einem Sprung. Durch Ihre weiche und federnde Landung schalten Sie den Großteil der groben Muskelstrukturen automatisch ab, wodurch Sie Ihren Körper zwingen, sämtliche Faszienstrukturen zu rekrutieren und zu stimulieren. Hierbei kommt es auch auf die Sprunghöhe oder das Sprungtempo an.

Mit FBM trainieren Sie also nicht nur Ihre funktionelle Muskelkraft auf Profiniveau, sondern stimulieren gleichzeitig Ihr fasziales Gewebe.

Genau dieser entscheidende Unterschied in FBM macht Sie in allen Bereichen, die Fitness ausmachen und in jeder modernen Sportart stärker, dynamischer, schneller und daher effektiver.

Von Aborigines und Ozeanen

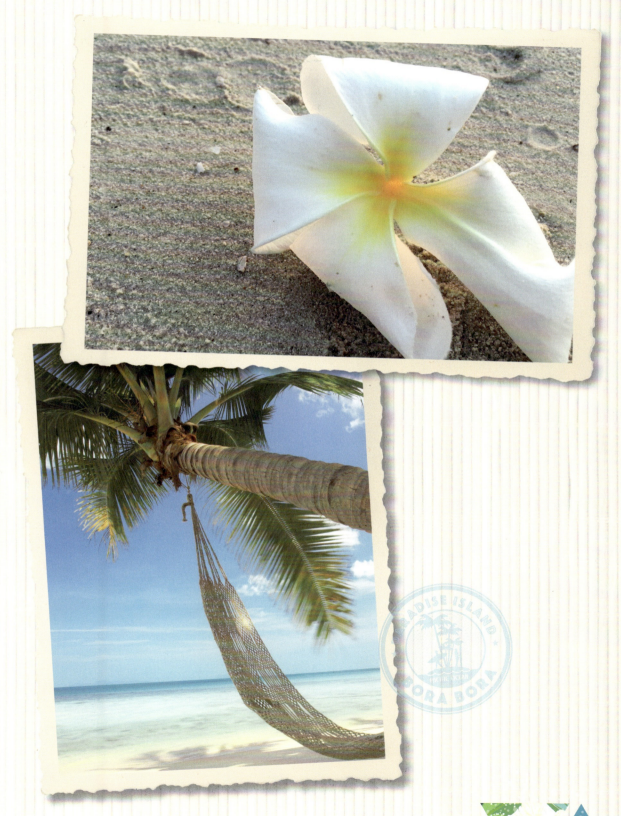

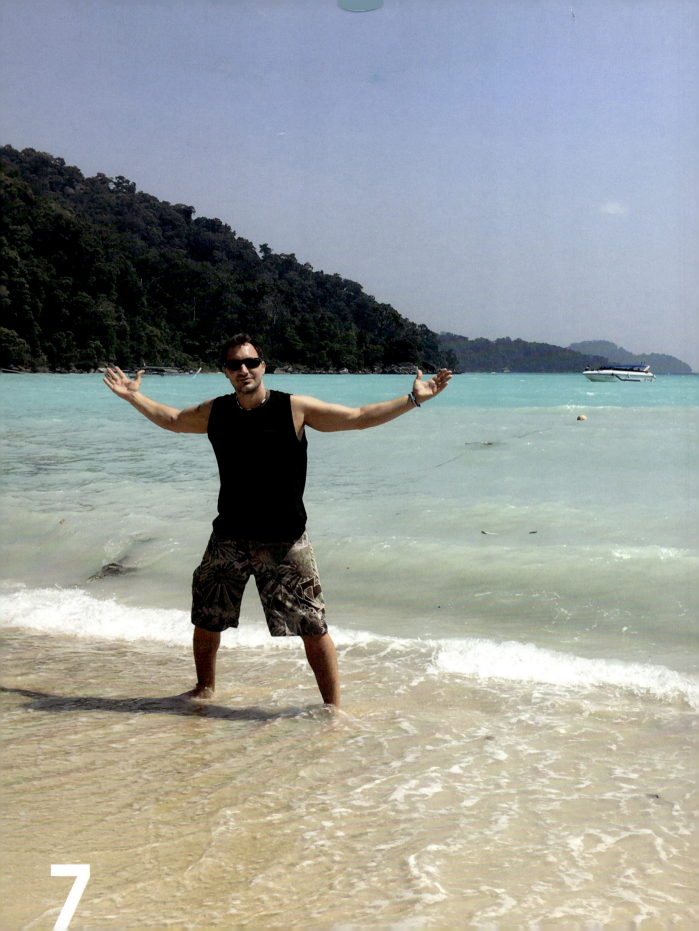

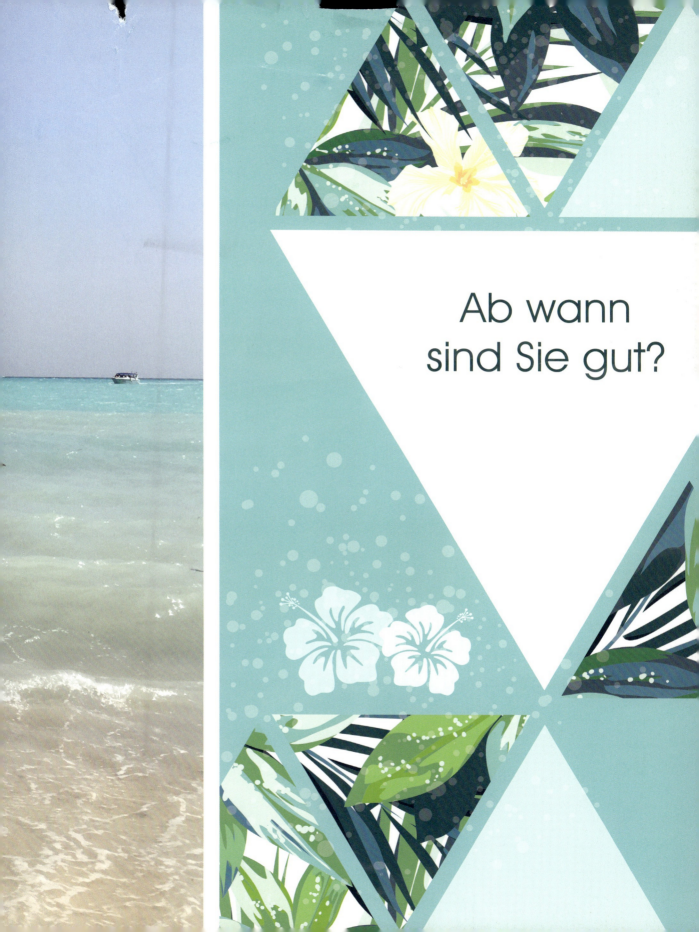
Ab wann sind Sie gut?

7 FLOW BODY MOVEMENTS

Als Personal Trainer fragen mich meine Klienten oft: „Ab wann bin ich gut?" Ein Boxtrainer würde zu einem Boxprofi sagen, wenn er jeden Kampf gewinnt, ist er gut. Ein Fußballtrainer, wenn der Profifußballer viele Tore schießt. Bei einem Marathonläufer, wenn er unter 2:20 h läuft. Aber für Sie persönlich, für Ihre Gesundheit und Fitness, gelten andere Maßstäbe.

Sie können sich bestimmt noch daran erinnern, als Sie klein waren, vor dem Fernseher saßen und Ihre Superhelden Superman und Superwoman angesehen und bewundert haben. Sie wollten bestimmt genauso stark sein und fliegen können wie Superman und genauso gut kämpfen können wie Superwoman. Unsere Ideale haben sich nicht verändert, nur wissen wir jetzt als Erwachsene, dass es physikalische und physiologische Grenzen gibt.

Ich möchte aus Ihnen nicht den *weißen* unter den *Hai*en machen, aber ich möchte, dass Sie *alles* bei jedem FBM-Training aus sich herausholen. Aber nur, wenn Sie wissen, wo Sie stehen, wissen Sie, wie gut Sie sind und können sich verbessern. Ich habe einen kleinen Vorabfitnesscheck für Sie vorbereitet, anhand dessen Sie sich orientieren können, wie gut Sie sind. Das Plateau, das Sie bei diesem Test erreichen können, soll Ihnen Sicherheit geben.

Haben Sie dieses Plateau noch nicht erreicht, bewegen Sie sich an einem Abhang und sind noch auf dem Weg. In diesem Fitnesscheck finden Sie keine herkömmlichen Übungen wie Liegestütze usw. Wenn Sie mit Nullachtfünfzehn-Übungen testen, erreichen Sie auch nur eine durchschnittliche Aussagekraft über Ihr derzeitiges Fitnesslevel. Dieser Fitnesscheck gibt Ihnen einen Einblick in Ihre aktuellen Koordinations-, Kraft-, Rumpfstabilitäts-, Reaktivkraft- und Schnellkraftleistungsfähigkeiten. Sie erhalten dadurch selbst einen Eindruck, wie es um Ihre funktionelle Fitness steht. Wichtig ist, dass Sie die Übungen sauber und korrekt ausführen.

Formel: Technic comes first.

Sie haben bei jeder Übung zwei Versuche und es gibt Punkte zu holen. Je mehr Punkte Sie hamstern, desto besser ist Ihre Fitness. Spielen Sie mit!

Punkteverteilung

Insgesamt können Sie 16 Punkte erreichen; pro Übung maximal vier Punkte.

Wenn Sie unter 50 % der Wiederholungszahl oder der Zeitvorgabe bei einer Übung sind: null Punkte.

Wenn Sie 50 % oder darüber einer Übung schaffen, aber die Qualitätskriterien nicht einhalten: ein Punkt.

Wenn Sie alle Wiederholungs- und Zeitvorgaben bei den Übungen schaffen, aber die Qualitätskriterien nicht einhalten: zwei Punkte.

Wenn Sie 50 % oder darüber einer Übung mit Qualitätskriterien schaffen: drei Punkte.

Für eine im vollen Umfang absolvierte Übung mit allen Qualitätskriterien erhalten Sie vier Punkte.

Ab wann sind Sie gut?

0-8 Punkte: Vergessen Sie nicht. Das hier ist ein Trainingsbuch. Die Aussagekraft dieses Tests bezieht sich hauptsächlich auf Ihre athletische und sportliche Leistung. Dieser Test zeigt nicht, wie viel Sie erreicht haben, sondern lediglich wie viel noch fehlt. Aus diesem Blickwinkel sind Sie noch am Start, aber nicht dahinter. Dahinter wären Sie erst, wenn Sie es nicht mal an den Start schaffen und gar nicht am Test teilnehmen könnten. Verglichen mit einer Laufbahn und läuferischen Fähigkeiten, sind Sie ein langsamer Läufer mit einer schlechten Technik. Es bedeutet einfach nur, dass Sie Ihre Schnelligkeit und Technik verbessern müssen. FBM eignet sich dafür, Sie durch alle Levels auf die 16 Punkte zu bringen.

8-12 Punkte: Sie befinden sich an der Grenze zur allgemeinen Fitness und spezieller Fitness. Sie können sich als allgemein sportlich betrachten, aber Ihnen fehlen noch spezielle sportliche Skills. FBM stellt keine Profimethoden zur Verfügung, um allgemein sportlich zu sein, sondern alles, was Sie jetzt mitnehmen, um Sie auf das Profilevel zu heben. Jetzt sind Sie sportlich. FLOW BODY MOVEMENTS macht Sie athletisch!

12-16 Punkte: Sie stehen auf dem Siegerpodest. Gleichgültig, ob Platz eins, zwei oder drei. Sie stehen auf alle Fälle oben. Wenn Sie Soldat wären, würden Sie einer Eliteeinheit angehören. Sie können sich nur noch in einem Punkt verbessern. Im Rang! Bei FLOW BODY MOEMENTS ist der höchste Rang der „Freestyle"-Trainingszyklus. Und wie jeder gute Soldat wissen Sie, dass Sie sich den höchsten Rang erst verdienen müssen. Robben Sie durch den „Beginner"-Trainingszyklus, marschieren Sie durch den „Advanced"-Trainingszyklus, klettern Sie durch den „Only Experts"-Trainingszyklus. Und im „Freestyle"-Trainingszyklus haben Sie schon den Rang, bei dem man salutiert.

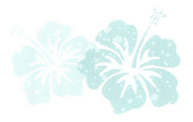

7.1 FLOW BODY MOVEMENTS – Vorabfitnesscheck

Übung 1

20 Sekunden Ausfallschritt mit geschlossenen Augen

Sie befinden sich in der Anfangsposition des Ausfallschritts. Schließen Sie die Augen und bewegen Sie sich mit geschlossenen Augen 10 Sekunden lang in die Endposition, bis Ihr vorderes Bein in einem 90°-Winkel ist und Ihr Oberschenkel parallel zum Boden. Das Knie Ihres hinteren Beins ist maximal 2 cm oberhalb des Bodens und berührt den Boden nicht, da Sie sonst die Spannung im Oberschenkelmuskel verlieren. Sobald Sie in der Endposition sind, drücken Sie sich wieder 10 Sekunden nach oben, bis Ihr Spielbein wieder leicht gebeugt ist. Wiederholen Sie die Übung dreimal und wechseln Sie dann das Bein. Die Sekunden zählen nicht, wenn Sie in der End- oder Anfangsposition sind. Die Sekunden laufen nur in der Bewegung nach unten bzw. nach oben. Das hintere Bein ist nur zum Stabilisieren, Ihr Gewicht liegt auf dem vorderen Bein.

Qualitätskriterien: Die Knie ragen nicht über die Zehenspitzen, der Rücken bleibt gerade, nicht das Gleichgewicht verlieren und die Augen bleiben während der gesamten Übung geschlossen.

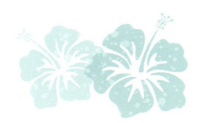

Ab wann sind Sie gut?

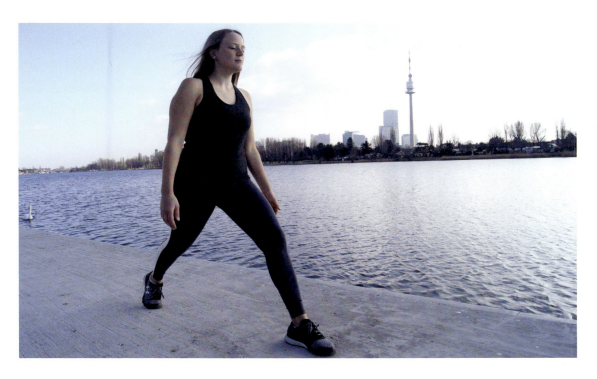

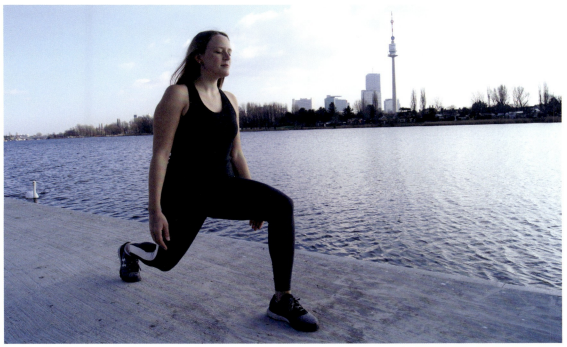

Übung 2

Plank, einbeinig

Sie befinden sich im Unterarmstütz und heben für 40 Sekunden in Fünf-Sekunden-Intervallen abwechselnd ein Bein vom Boden ab. Achten Sie darauf, die Hüfte nicht durchhängen zu lassen oder einen Rundrücken zu machen. Die Handflächen berühren sich während der Übung nicht. Der Kopf bleibt gerade und bildet eine Linie mit der Wirbelsäule.

Qualitätskriterien: Gerader Rücken, die Hüfte hängt nicht durch, kein Rundrücken, die Hände berühren sich nicht, die Arme bleiben in einem 90°-Winkel, der Blick ist auf den Boden gerichtet.

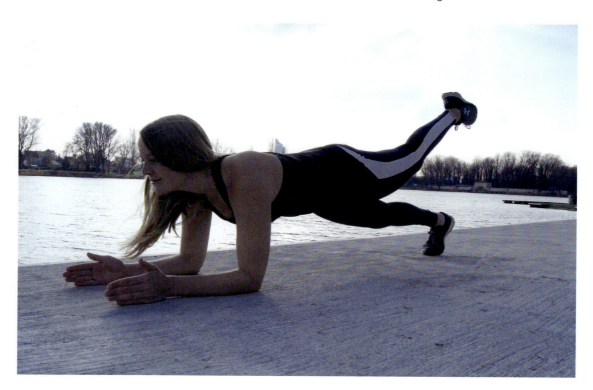

Übung 3

Einbeiniges Stehen mit Flasche

Sie stehen auf einem Bein und ziehen das Knie des anderen Beins auf Hüfthöhe, sodass Ihr angehobenes Bein in einem 90°-Winkel steht. Balancieren Sie jetzt für 20 Sekunden eine halbgefüllte 0,5 l Plastikflasche auf dem angehobenen Bein und wiederholen Sie den Vorgang auf dem anderen Bein.

Qualitätskriterien: Gerader Rücken, 90°-Winkel des Beins, nicht mit den Händen anhalten, nicht umkippen und die Flasche nicht auf den Boden fallen lassen.

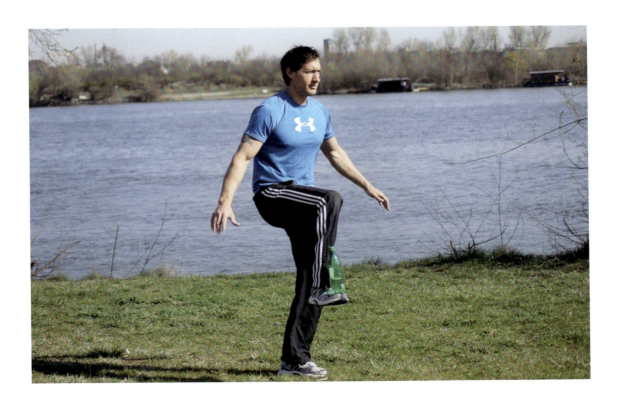

Übung 4

Slam the Ball

Sie stehen auf einem Bein 1 m neben einem Baum und halten einen Ball mit ausgestreckten Armen vor Ihrem Körper. Drehen Sie jetzt den Körper zum Schwungholen in die gegengesetzte Richtung des Baums. Drehen Sie sich wieder in explosivem Tempo in die Richtung des Baumes und schmettern Sie den Ball ca. 20 cm vor dem Baum gegen den Baum. Fangen Sie den Ball, ohne die Position der Arme zu verändern, und wiederholen Sie die Übung fünfmal explosiv. Wechseln Sie dann das Bein. Sie können bei dieser Übung jeden Ball nehmen, der zurückspringt, Basketball, Beachvolleyball, Fußball, Handball ... Und statt des Baums können Sie die Übung auch gerne an einer Wand absolvieren.

Qualitätskriterien: Der Oberkörper bleibt gerade, kein Absetzen des gehobenen Beins zum Austarieren.

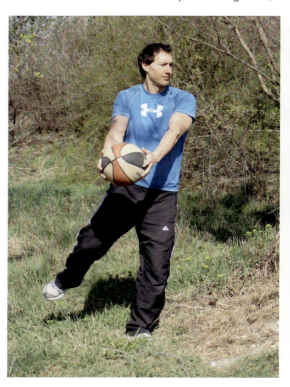 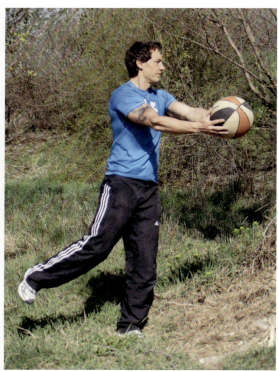

Ab wann sind Sie gut?

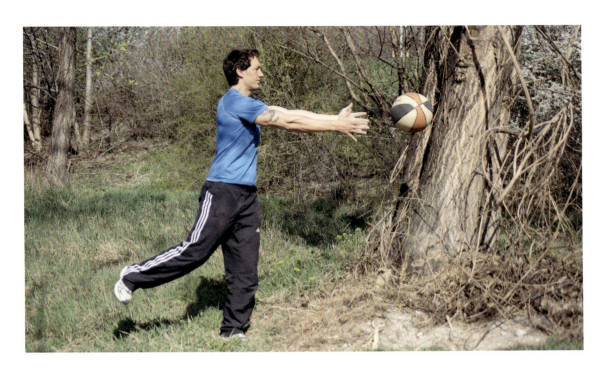

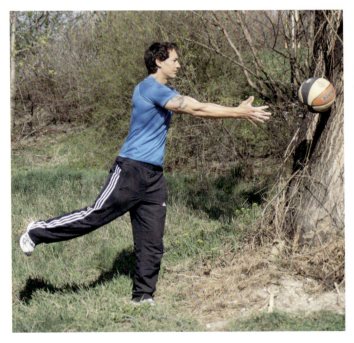

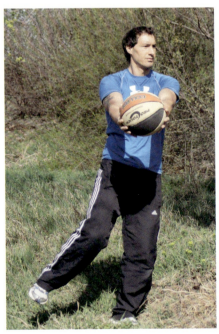

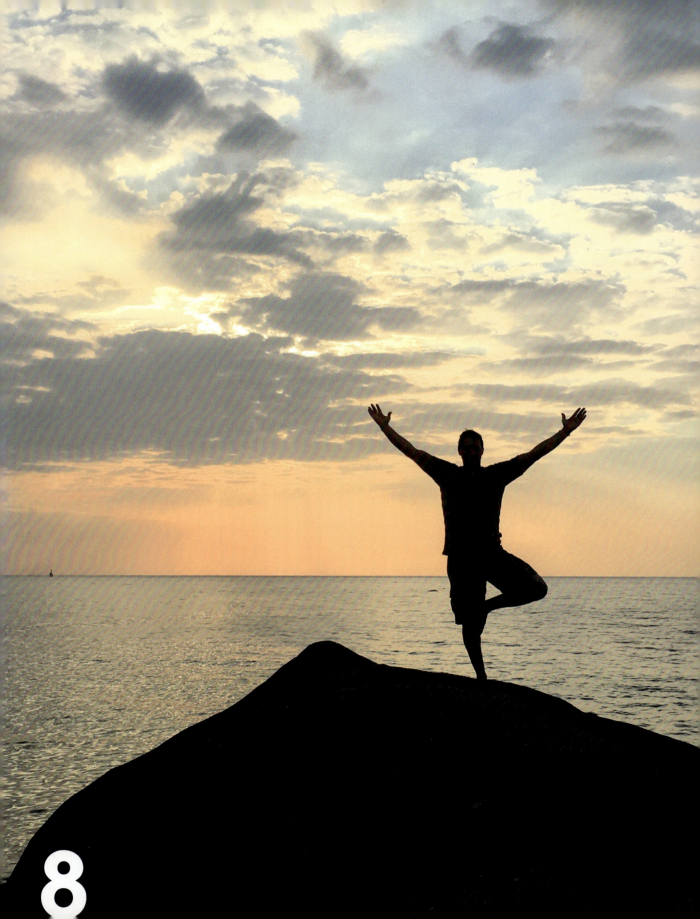

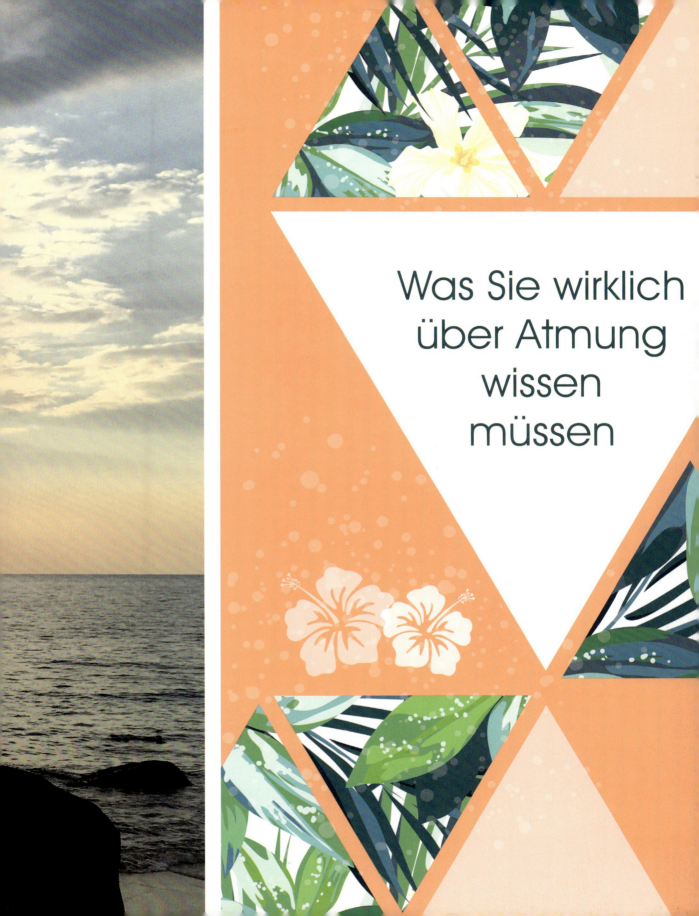

Was Sie wirklich über Atmung wissen müssen

Viele von Ihnen haben bestimmt schon mal gehört oder gelesen, dass Sie während einer Übung bei der Entspannungsphase (exzentrisch) einatmen müssen und während der Anstrengung (konzentrische Phase) ausatmen. Bei einer Kniebeuge würde dies beispielsweise bedeuten, dass Sie, während Sie die Knie beugen und Ihren Körper nach unten bewegen, einatmen und während der Anstrengung, um wieder nach oben zu kommen, ausatmen. Oder auch bei Liegestützen würden Sie dann beim Absinken Ihres Körpers einatmen und beim Hochdrücken wieder ausatmen. Dazu kommt ein halbes Dutzend weiterer Atemtechniken, die Ihre Leistung verbessern sollen.

Ich verrat Ihnen jetzt was. Das Einzige, was Sie beim Atmen während einer Übung oder im Sport wirklich falsch machen können, ist, dass Sie gar nicht atmen. Als die amerikanische Eliteeinheit Navy Seals Osama bin Laden erschossen hat, wurde ein Foto im Operation Room im Weißen Haus gemacht, auf dem man sehen konnte, wie Hilary Clinton bei dem Einsatz, der vom Präsidenten und seinen engsten Vertrauten live verfolgt wurde, der Atem stockte.

Gleichgültig, ob Hilary als Soldat in Pakistan dabei gewesen wäre oder in diesem Moment mit dem Tennisschläger auf einen Ball schlagen wollte, sie hätte es nicht geschafft. Sie war so paralysiert, als sie den Atem anhielt, dass sie zu nichts fähig war.

Das Anhalten des Atems machte Sie in jeder Lage ineffizient. Stellen Sie sich vor, Sie sind mit dem Auto unterwegs und müssen schnell auf ein Hindernis, einen betrunkenen Fahrer oder Glatteis reagieren. Wenn Sie Ihren Atem dabei anhalten, verschlechtern Sie unvermeidlich Ihre motorischen und koordinativen Fähigkeiten.

Aber selbst wenn Sie atmen und sich an die oben genannte Atemtechnik halten, bei einer Entspannungsphase einzuatmen und bei der Anstrengung auszuatmen, scheitert diese Technik schon beim Beachvolleyball, Tennis, Squash, Kampfsport oder Fußball. Ihr Gegner versucht, Sie zu besiegen und schaut bestimmt nicht, in welcher Atemphase Sie sich gerade befinden oder ob Sie gerade aus- oder einatmen. Sie müssen so oder so schnell reagieren. Abgesehen davon, wenn Sie während einer normalen oder kraftvollen Bewegung Ihren Atemrhythmus ändern, verlangsamen Sie automatisch Ihre Bewegungen und Ihr Kraftfluss nimmt ab.

Ihr Körper atmet ohnehin zwangsläufig, wie es für Ihren Organismus naturgemäß am effizientesten ist. Und das in jeder Lage und in jeder Situation. Selbst die schnellsten Tiere der Welt haben keinen angepassten oder antrainierten Atemrhythmus. Stellen Sie sich einen Gepard vor, der zwei Stunden lang in der brütenden Sonne auf eine Gazelle wartet und dann sofort in wenigen Sekunden auf über 100 km/h beschleunigt. Der Gepard denkt definitiv nur an das Futter und nicht, wie er während der Beschleunigung atmet. Oder glauben Sie ernsthaft, dass ein Steinadler, der mit über 300 km/h im Sturzflug auf seine Beute stürzt, daran denkt: „Bei dem Flügelschlag muss ich einatmen, bei dem Flügelschlag ausatmen … " Ich persönlich denke das nicht.

Dieses Phänomen der natürlichen Atmung können Sie auch gut bei Kleinkindern beobachten. Sie schnaufen fast nie länger als 2-3 Atemzüge, nachdem sie länger mit dem Ball gespielt haben. Mein dreijähriger Neffe fuhr letztens mit seinem neuen Laufrad fast eine Stunde ununterbrochen bergauf und war nicht mal aus der Puste. Kleinkinder atmen einfach instinktiv und nicht nach vorgegebenen mechanischen Mustern. Dadurch auch optimal. Falls Ihnen das zu wenig wissenschaftlich ist, können Sie es selbst unter Wasser testen.

Wie eingangs erwähnt, behaupten viele „Experten", dass es Sinn macht, bei der exzentrischen Phase einzuatmen und bei der konzentrischen Phase auszuatmen. Die Theorie hinter dieser sportorientierten Atmung ist, dass Sie, wenn Sie während der exzentrischen Phase einatmen, mehr Sauerstoff im Muskel für die konzentrische Phase zur Verfügung haben und die Kontraktion der Atemmuskulatur mit der Kontraktion der beanspruchten Muskulatur koordiniert abläuft. So weit, so gut.

Die Wahrheit ist, gleichgültig, ob Sie ein- oder ausatmen, die Atmung ist kein 1:1-Echtzeitprozess. Durch das Ausatmen gelangt nur der Stickstoff raus, der vorher schon da war. Nicht derjenige, den Sie gerade eingeatmet haben. Der Trick ist, Sie müssen Ihr Blut vorab schon mit Sauerstoff anreichern, bevor Sie 1-2 Stunden eine gute Leistung bringen wollen.

Wenn Sie 1-2-mal einatmen, mit dem Gedanken, für eine Übungswiederholung Ihr Blut und Ihre Muskeln mit Sauerstoff vollzupumpen, funktioniert das nicht sofort. Der Körper ist keine Einspritzdüse. Wenn Sie zwei Minuten unter Wasser bleiben und dann auftauchen, brauchen Sie auch mehr als einen Atemzug, um sich wieder fit zu fühlen. Und selbst wenn Sie dann ein paar Mal einatmen, könnten Sie diese Leistung unter Wasser nicht sofort wiederholen. Das ist der Beweis, dass es sich hierbei um keine 1:1-Echtzeitaktion mit der Einatmung handelt. Genau dasselbe passiert während eines harten Trainings. Je mehr Sie Ihr Blut schon vorab mit Sauerstoff anreichern, desto länger halten Sie durch – unabhängig von Ihrer Atmung während der Übungen oder Ihren Bewegungen im Sport.

Lernen Sie also, in jeder Phase so natürlich wie möglich zu atmen und Ihr Blut schon vorab mit Sauerstoff anzureichern.

Die große Frage ist, wie reichern Sie Ihr Blut vorab mit Sauerstoff optimal an.

Ich stelle Ihnen hierzu eine spezielle Atemtechnik zur Verfügung, die von jedem sofort durchführbar ist.

8.1 Die Bora-Bora-Atmung

Bevor Sie Leistung bringen möchten, machen Sie drei Minuten lang Folgendes: Holen Sie durch die Nase tief Luft, atmen Sie so lange durch den Mund aus, bis Sie glauben, dass die ganze Luft ausgeatmet worden ist, halten Sie dann zwei Sekunden Ihre Luft an und atmen Sie dann nochmals, ohne dazwischen einzuatmen, so stark wie möglich drei Sekunden durch den Mund aus. Sie werden merken, wie viel Stickstoff noch in Ihrem Körper ist, obwohl Sie beim ersten Ausatmen dachten, dass Sie alles schon ausgeatmet haben.

Diese Atemtechnik hilft Ihnen, Ihr Blut optimal mit Sauerstoff zu versorgen, da Sie auch den Stickstoff ausatmen, der unter Ihrer normalen Atmung immer in Ihrem Körper bleibt. Durch den geringeren Stickstoffgehalt in Ihrem Körper kommt auch drei Minuten lang mehr Sauerstoff in Ihren Körper und Sie sind leistungsfähiger: sowohl physisch als auch mental.

Diese Atemtechnik können Sie auch generell immer wieder zwischendurch in Ihren Alltag integrieren. Je öfter Sie diese Übung absolvieren, desto schneller automatisieren Sie diese Atmung.

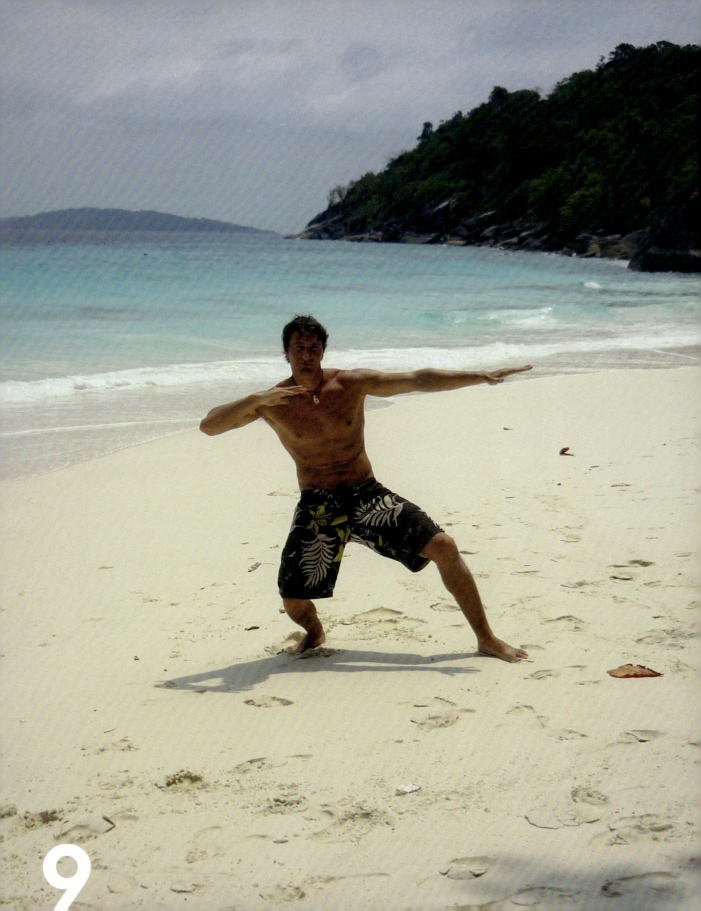

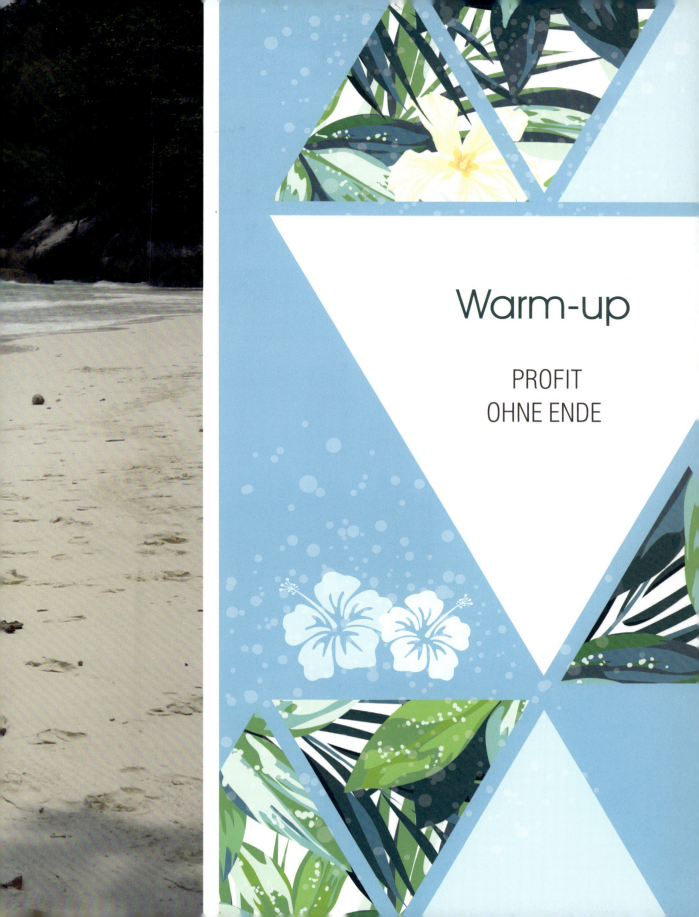

Warm-up

PROFIT OHNE ENDE

FLOW BODY MOVEMENTS

Beginnen Sie nie ein Training ohne Warm-up. Ausgerechnet diejenigen, die schon länger Sport treiben, sind oft der Meinung, dass ein Warm-up nicht nötig ist, aufgrund der Annahme, dass die Muskulatur den Trainingsreiz schon gewohnt ist. Schenken Sie bitte solchen Aussagen keine Beachtung. Muskelfaserrisse, Gelenkschäden und andere Verletzungen sind so vorprogrammiert.

Ich bekam mal mit, dass ein Trainer einem Hobbysportler ernsthaft weismachen wollte, ein Warm-up sei für den Trainingserfolg nicht relevant, da sich Löwen auch nicht aufwärmen, bevor sie Gazellen jagen. Sie dürfen jetzt gerne an dieser Stelle schmunzeln, denn ich habe mich vor Lachen nicht mehr halten können, als ich diesen Unfug hörte. Zumal ja nicht geklärt ist, ob Löwen nicht auch Zerrungen und Muskelfaserrisse auf der Jagd davontragen.

Es spielt dabei fast keine Rolle, mit welcher Übung Sie sich aufwärmen. Ob Sie fünf Minuten Radfahren, Seilspringen, auf einen Crosstrainer steigen, laufen oder einfach nur hin und her hüpfen. Kreisen Sie dabei Ihre Arme, ziehen Sie Ihre Knie zur Brust oder schwingen Sie Ihre Beine hin und her. Hauptsache, Sie mobilisieren Ihre Gelenke, bewegen sich fünf Minuten lang im moderaten Tempo und erhöhen so Ihren Puls. All das bereitet Ihren Körper auf das Training vor.

Bleiben Sie bei einem Warm-up nie unter fünf Minuten, da der Organismus eine bestimmte Zeit braucht, um warm zu laufen. Sie minimieren so um einen wesentlichen Grad die Verletzungsgefahr in Ihren Muskeln, Sehnen, Gelenken und Bändern.

9.1 Ihr Profit durch ein Warm-up

1. Sie erhöhen die Körpertemperatur auf rund 38-39° C, das ist der notwendige Bereich vor dem Sport.
2. Sie nehmen viel mehr Sauerstoff auf. Bei einem guten Warm-up bis zu 300 %.
3. Der vermehrte Sauerstoff wird effizienter körperintern verteilt, wie bei erstklassigen Pipelines.
4. Ihre Sehnen und Bänder werden deutlich dehnfähiger.
5. Sie verringern die Reibungswiderstände in den Filamenten Ihrer Muskelstruktur. Für die deutsche Erklärung dieses Satzes hole ich für Ihr Verständnis ein wenig weiter aus. Es gibt drei Möglichkeiten, wie Sie Kraft aufbauen können, die Ihnen vielleicht schon bekannt sind: *positive Kraft*, *negative Kraft* und *isometrische Kraft*. Abgesehen von der isometrischen Kraft, entsteht bei den anderen beiden Varianten Reibung. Bei *positiver* Kraftausübung, wenn Sie ein Gewicht anheben und bei *negativer* Kraftausübung, wenn Sie ein Gewicht absenken. Diese Reibung entsteht durch kontraktile Motorproteine, intrazelluläre Proteine, die aktive Bewegungen innerhalb der Zelle zum Zwecke der Muskelkontraktion generieren. Dieser Bewegungsablauf innerhalb der Zelle ist unter anderem für den Kraftzuwachs des Muskels

verantwortlich. Diese kontraktilen Proteine bestehen zu einem Drittel aus Aktinfilamenten und zu zwei Dritteln aus Myosinfilamenten. *Filamente* sind nichts anderes als gebündelte Muskelfasern, die sich bei Kontraktion ineinander (bei positiver Kraft) und auseinander (bei negativer Kraftausübung) verschieben und somit die oben genannte Reibung entsteht (Müller-Wohlfahrt, Ueblacker & Hänsel, 2014). **Kurz:** Je geringer der Reibungswiderstand durch ein Warm-up ist, desto größer ist Ihre Kraftentwicklung während des Trainings.

6. Ihr Blut fließt schneller in die Muskeln und versorgt sie so besser mit den nötigen Nährstoffen. Die Steigerung beträgt bis 400 %.

Alles in allem verringern Sie mit einem Warm-up also nicht nur die Verletzungsgefahr, sondern heben auch die Leistungsbereitschaft und Leistungsfähigkeit Ihres bevorstehenden Trainings an.

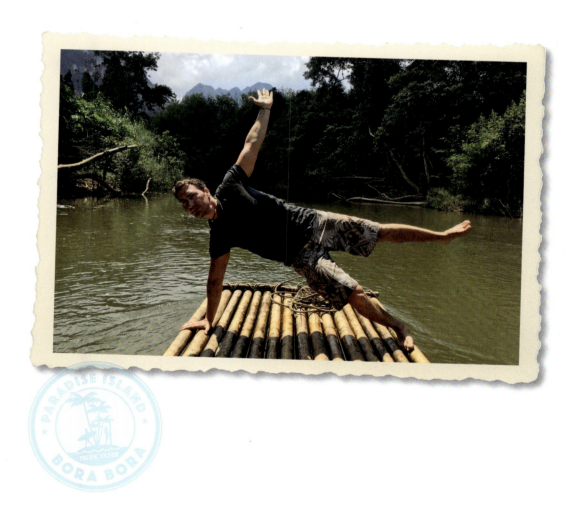

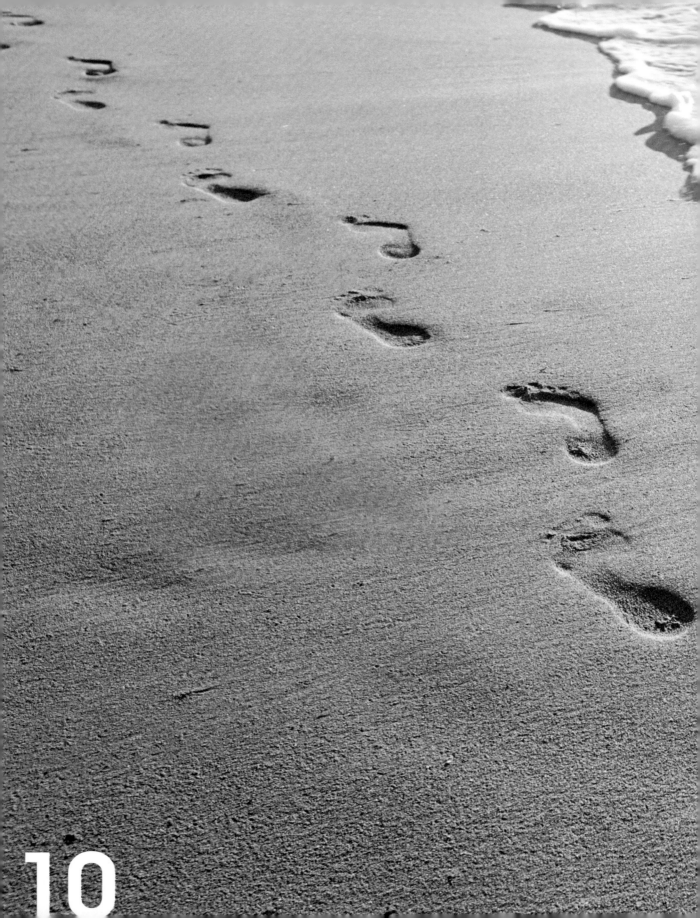

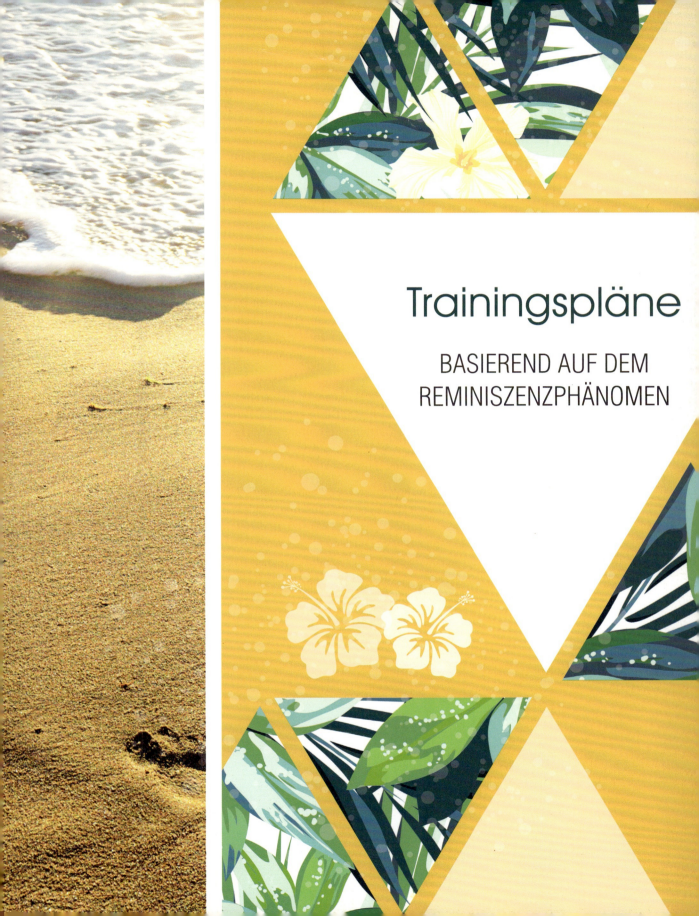
Trainingspläne

BASIEREND AUF DEM REMINISZENZPHÄNOMEN

Was ist das *Reminiszenzphänomen* (RP) und warum sind meine FBM-Trainingspläne darauf ausgerichtet?

Reminiszenz beschreibt das bei Lernvorgängen im Körper einsetzende Phänomen, dass nach einer längeren Ruhepause das Leistungsniveau bei erlernten Aufgaben und Trainingsübungen deutlich höher ist als vor der Pause (Birbaumer, 1975). Kürzer ausgedrückt, es handelt sich um die Körpererinnerung. Sie kennen bestimmt den Spruch: „Das ist wie Radfahren, das verlernt man nicht." Genau das sagt das Reminiszenzphänomen aus. Viele Trainingspläne sind darauf ausgerichtet, nach einem bestimmten Zeitraum bzw. nach einem Trainingszyklus meist nur einige Tage oder eine Woche zu pausieren.

Nach solch kurzen Pausen tritt nur eine *Superkompensation* (Muskeladaptation) ein, aber das Reminiszenzphänomen spielt nach kurzen Pausen keine oder nur eine sehr geringe Rolle. Gerade nach intensiven Trainingszyklen braucht Ihr Körper länger als 72 Stunden oder eine Woche, um alle Daten zu verarbeiten und sich zu verbessern. Nach jedem Trainingszyklus ist Ihr Körper mit Daten überflutet und der Verarbeitungsprozess nach einer Woche noch nicht abgeschlossen. Das ist auch der Grund, warum Profiathleten nach Verletzungen meist technisch besser zum Sport zurückkehren. Der Körper hat mehr Zeit, all die physischen und mentalen Daten, die auf Sportprofis seit ihren jungen Jahren einprasseln, endlich länger zu verarbeiten.

Sie können in diesen Zusammenhang Ihren Körper mit einem kleinen Restaurant, das nur für 20 Personen Platz bietet, vergleichen. Wenn statt 20 Gästen 200 Gäste kommen, brauchen Sie als Restaurantbesitzer länger, um alle abzufertigen, als wenn 20 Gäste Ihr Restaurant aufsuchen. Das bedeutet, je mehr Daten auf Ihren Körper und das neuromuskuläre System einwirken, desto länger müssen die Pausen zwischen den einzelnen Trainingszyklen ausfallen und umso effektiver wirkt das Reminiszenzphänomen.

Das Reminiszenzphänomen ist auch nicht wie die Kraft nach 48 oder 72 Stunden messbar. Das Reminiszenzphänomen zielt darauf ab, nicht nur körperlich und muskulär, sondern auch technisch und koordinativ effizienter zum neuen Trainingszyklus zurückzukehren. FBM enthält daher nach jedem Trainingszyklus eine zweiwöchige aktive Regenerationsphase, wobei auch nach zwei Wochen das RP noch nicht abgeschlossen ist, aber wesentlich besser entwickelt als nach einer 72-Stunden- oder nach einer Ein-Wochen-Pause.

10.1 Warum aktive Erholungsphasen?

Eine aktive Regenerationsphase ist sinnvoller, als gar nichts zu tun, da Ihr Körper die neu erlernten Übungen leistungsstärker verarbeitet, wenn Sie Tätigkeiten ausüben, die mit dem Gelernten in Zusammenhang stehen. Also, alles, was mit Bewegung zu tun hat, z. B. Laufen, Radfahren, Fußball, Schwimmen oder Klettern.

10.2 Wie müssen Sie eine Übung beenden?

Wichtig ist immer, mit einer korrekt ausgeführten Wiederholung eine Übung zu beenden, sodass Ihr Körper die fehlerlos ausgeführte Übung speichern kann und nicht einen unsauberen Übungsablauf im RP verarbeitet.

Björns Zusatztipp

Wenn Sie merken, dass Sie die letzte Wiederholung und die letzten Sekunden einer FBM-Übung etwas nachlässig ausgeführt haben, machen Sie 30 Sekunden Pause und führen Sie dann die Übung nochmals korrekt aus bzw. die letzten Sekunden dieser Übung.

Das RP ist Ihnen mit einer erhöhten Leistungsfähigkeit bei Ihrem nächsten Übungsantritt dankbar.

10.3 Wie funktioniert das FLOW BODY MOVEMENTS-System?

Das FBM-System ist einfach erklärt. Basierend auf dem Reminiszenzphänomen, habe ich für Sie sieben Trainingspläne oder, wie ich Sie nenne, Reminiszenzpläne, entwickelt, die in jeder Übungskombination auf den Bora-Bora-Effekt abzielen und Sie zu Ihrem eigenen Trainer machen. Die *Reminiszenzpläne* selbst sind unterteilt in „Beginner", „Advanced", „Experts only" und „Freestyle"-Reminiszenzpläne. In den Kategorien „Beginner", „Advanced" und „Experts only" sind jeweils zwei Reminiszenzpläne enthalten. Der „Freestyle-Reminiszenzplan" enthält drei Übungspools, aus denen Sie jeweils 3-4 Übungen auswählen können, um sich selbst ein hochwertiges FLOW BODY MOVEMENTS-Training zusammenstellen können.

Der „Freestyle-Trainingsplan" kann nur, nach Absolvierung der technisch sauberen und vollständigen Ausführung der beiden „Experts only"-Pläne, über einen Zeitraum von vier Wochen erfolgen. Gestartet wird im „Beginner"-Reminiszenzplan.

Als Goody habe ich Ihnen auch einen „On Journey – No-Problem"-Trainingsplan zusammengestellt. Diesen können Sie auf Geschäftsreisen oder in Ihrem wohlverdienten Urlaub am Strand verwenden.

Ziel ist für jeden, das Erreichen des „Freestyle"-Reminiszenz-Trainingszyklus! Mit dem Erreichen des „Freestyle"-Reminiszenz-Trainingszyklus erlangen Sie nicht nur den Bora-Bora-Effekt, sondern werden Ihr eigener Trainer und dürfen sich somit die Übungen aus den drei Freestylepools selbst zusammenstellen.

Equipment für die Reminiszenzpläne

1 Seil

1 Bambusstock oder Ähnliches

2 Gewichtsscheiben (1 kg und 2 kg)

1 Ball

That's it!

Wenn Sie in einem Fitnessstudio trainieren möchten, haben Sie zwei Möglichkeiten. Erste Möglichkeit, Sie bauen sich eines für 150.000,- Euro oder mehr. Zweite Möglichkeit, Sie teilen sich eines mit 1.000 anderen Mitgliedern, zahlen Einschreibegebühren und hohe monatliche Raten. Ein Fitnessstudio mit seinem typischen Gerätetraining bringt Sie nicht in den Profibereich. Mit FBM und diesen fünf sehr erschwinglichen Dingen können Sie sogar wie ein Profi trainieren!

10.4 Faktor Zeit

Zeit ist Geld! Oder je nach Blickwinkel ein hohes Gut, mit dem Sie Tätigkeiten in Ihrer Freizeit nachgehen können, die Ihnen wie FBM Freude bereiten! Deshalb ist jeder Reminiszenzplan so konstruiert, dass Sie das effektivste Ergebnis erzielen, wenn Sie für alle Übungen, bei technisch einwandfreier Übungsausführung und der vorgegebenen Zeit bzw. Wiederholungszahl, maximal 25 Minuten benötigen. Wenn Sie darunter sind, desto besser ist Ihre Fitness. Darüber, Sie sind auf einem guten Weg, aber müssen sich noch steigern.

10.5 Worauf Sie zählen können

Meiner Beobachtung nach trainieren viele mit starren Wiederholungszahlen. Sie kennen das, Trainingspläne mit 10-12 Wiederholungen für jede Übung. Diese haben aber einen gewaltigen Nachteil, sie differenzieren nicht. Jeder Muskel und jede Muskelkette arbeitet und adaptiert unterschiedlich. Es wäre so, als wenn ein Rezept alle Zutaten mit demselben Volumen anführt: 300 g Mehl, 300 g Salz, 300 g Hefe usw. Ist weder gesund noch schmeckt es.

Ich lege Wert darauf, dass Sie in meinem System mit vier, aber auch mit 14 Wiederholungen auskommen. Das soll heißen, Sie werden in meinem System Übungen finden, bei denen Sie sich nur auf vier Wiederholungen hocharbeiten müssen oder sogar weniger. Im Gegensatz dazu gibt es Übungen, bei denen Sie acht oder über 10 Wiederholungen anstreben. Der Grund ist, dass alle Übungen in FBM einen hohen Nachhaltigkeitseffekt haben und bestimmte Muskelketten bei einigen Übungen trotz der wenigen Wiederholungen mehrere Tage nacharbeiten.

Viele Übungen werden Ihnen zu Beginn schwierig vorkommen, aber das ist normal. Achten Sie trotzdem darauf, dass Sie unter 25 Minuten bleiben. Denken Sie daran – allein der Prozess, Ihren Körper bei diesen schwierigen Übungen auf die erste Wiederholungszahl zu adaptieren, befördert Sie auf ein neues Fitnesslevel. Dennoch gilt für FBM die regelmäßige Anpassung der Anforderung. Das bedeutet, dass der Körper nur die Leistungsfähigkeit verbessert, wenn Sie oberhalb der physiologisch wirksamen Reizschwelle trainieren. Also keine Angst vor der Steigerung und den zunehmenden Herausforderungen nach jedem neu erreichten Leistungslevel. Halten Sie zu Ihren FBM-Trainingseinheiten immer die von mir empfohlenen aktiven Regenerationsphasen ein.

10.6 Warum ist die aktive Regenerationsphase bei FBM so wichtig?

Viele denken, dass die Regenerationsphase eine Pause vom Training ist. Das stimmt nicht. Die Regenerationsphase gehört zum Training dazu! Der Körper verbessert die Leistungsfähigkeit nicht während der Belastung, sondern in der darauf folgenden Regenerationsphase.

Ihre Vorteile der aktiven Regeneration

1. Sie senkt das Stresshormon Cortisol nach dem Training.
2. Sie heilt Bänder, Sehnen, Muskeln und Knochen von Mikrotraumen nach Training und Sport.
3. Sie gibt Ihnen Energie für das nächste Training.
4. Und sie sorgt für gute Laune.

10.7 Übungsabfolge

Bei jedem Reminiszenzplan gibt es nur einen Durchgang (11 Übungen). Gönnen Sie sich nach jeder dritten Übung sechs tiefe Atemzüge Pause. Nach der dritten Pause noch zwei finale Übungen! Geschafft! Sie haben ein vollwertiges, komplettes FBM-Training absolviert.

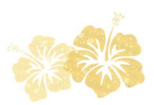

10.8 Movements

Die Übungen in FBM stehen auf zwei Beinen:

1. **Fundamentalübungen**

und

2. **Progessionsübungen.**

Fundamentalübungen: Die *Fundamentalübungen* sind Ihre physiologische Basis. Es ist wie beim Autofahren. Ohne das Erlernen der Rechts-vor-links-Regel oder wo Sie Bremse, Kupplung und das Gas in Ihrem Auto finden, werden Sie nie ein guter Autofahrer. Die Fundamentalübungen legen somit die Voraussetzungen für alle weiteren und progressiven Bewegungsmuster.

Progressionsübungen: Die *Progressionsübungen* heben sich von den Fundamentalübungen ab und dienen der Erhöhung Ihrer physiologischen Skills. Ein schnellerer Sprint beim Tennis, ein kraftvoller Körper oder eine verkürzte Reaktionszeit in jeder Sportart sind nur einige verbesserte Fähigkeiten, die Sie durch die Progressionsübungen erwerben. Sie sind die Key Movements, mit denen Sie durch alle Reminiszenzpläne reisen.

10.9 Trainingszyklus „Beginner"

Alle fangen mit dem „Beginner"-Reminiszenzplan an. Sie beginnen mit dem „Beginner"-Reminiszenzplan 1 und danach folgt „Beginner"-Reminiszenzplan 2. Zwischen den einzelnen „Beginner-Reminiszenzplänen liegen drei Tage Pause. Wenn Sie einen „Beginner"-Reminiszenzplan absolviert haben, folgt nach drei Tagen der zweite „Beginner"-Reminiszenzplan. Diesen Wechsel führen Sie dreimal in Folge aus. Nachdem Sie dreimal den „Beginner"-Reminiszenzplan 1 und 2 durchgeführt haben, haben Sie einen Trainingszyklus absolviert. In den drei Tagen dazwischen können Sie tun, was Ihnen Spaß macht. Sie können diese Tage gerne für einen Spaziergang nutzen, ins Schwimmbad gehen oder einfach nur Ihre Wohnung putzen. Hauptsache, Sie sind an einem von den drei Tagen auch aktiv. Wenn Sie einen Trainingszyklus beendet haben, beginnt die zweiwöchige aktive Regenerationsphase.

Aktive Regenerationsphase

In der zweiwöchigen aktiven Regenerationsphase sind Sie mindestens an jedem vierten Tag für 30 Minuten sportlich aktiv.

Sobald Sie einen vollständigen und korrekt mit allen Wiederholungszahlen ausgeführten „Beginner"-Trainingszyklus geschafft haben, Gratulation! Willkommen im „Advanced"-Trainingszyklus.

10.10 Traininingszyklus „Advanced"

Herzlichen Glückwunsch! Sie sind nur noch zwei Schritte vom „Freestyle"-Reminiszenzplan entfernt.

Sie beginnen mit dem „Advanced"-Reminiszenzplan 1 und danach folgt „Advanced"-Reminiszenzplan 2. Zwischen den einzelnen „Advanced"-Reminiszenzplänen liegen jetzt einmal zwei Tage und einmal drei Tage Pause. Wenn Sie einen „Advanced"-Reminiszenzplan absolviert haben, folgt nach zwei Tagen der nächste. Danach legen Sie eine dreitägige Pause ein. Diesen Ablauf führen Sie wieder dreimal in Folge aus. In den 3dreitägigen Pausen ist wieder mindestens ein aktiver Pausentag einzulegen. Sie können wieder tun, was Ihnen Spaß macht, Hauptsache, Sie sind am aktiven Pausentag für mindestens 30 Minuten aktiv. Wenn Sie einen Trainingszyklus beendet haben, beginnt die zweiwöchige Regenerationsphase.

Aktive Regenerationsphase

In der aktiven zweiwöchigen Regenerationsphase sind Sie mindestens jeden vierten Tag für mindestens 30 Minuten sportlich aktiv.

Sobald Sie einen vollständigen und korrekt mit allen Wiederholungszahlen ausgeführten „Advanced"-Trainingszyklus geschafft haben, ist es nicht mehr weit zum „Freestyle"-Reminiszenzplan und Sie können mit dem „Experts only"-Plan beginnen.

10.11 Trainingszyklus „Experts only"

Im „Experts only"-Trainingszyklus angelangt, haben Sie schon viel Disziplin bewiesen, ein eindrucksvolles Fitnesslevel erreicht und sind dem Bora-Bora-Effekt sehr nah. Sie beginnen mit dem „Experts only"-

Reminiszenzplan 1 und danach folgt „Experts only"-Reminiszenzplan 2. Zwischen den einzelnen „Experts only"-Reminiszenzplänen liegen jetzt zwei Tage Pause. Wenn Sie einen „Experts only"-Reminiszenzplan absolviert haben, folgt nach zwei Tagen der nächste. Diesen Ablauf führen Sie viermal in Folge aus.

Wenn Sie einen Trainingszyklus beendet haben, beginnt die zweiwöchige Regenerationsphase.

Aktive Regenerationsphase

In der aktiven zweiwöchigen Regenerationsphase sind Sie mindestens jeden dritten Tag 30 Minuten sportlich aktiv.

Sobald Sie zwei vollständige und korrekt mit allen Wiederholungszahlen ausgeführten „Experts only"-Trainingszyklen geschafft haben, haben Sie den Bora-Bora-Effekt erreicht und genießen die freie Auswahl aus den drei Pools im „Freestyle"-Reminiszenzplan.

10.12 Trainingszyklus „Freestyle"

Feel free lautet das Motto in diesem Trainingszyklus. **Werden Sie Ihr eigener Trainer.**

Aufgrund der vorherigen Trainingszyklen haben Sie jetzt schon eine Fitness erlangt, die weit über dem Durchschnitt liegt und Sie dazu befähigt, selbst ein Trainingsprogramm zusammenzustellen, das Ihnen gefällt, ohne dass Sie überfordert sind, aber Ihnen trotzdem immer wieder aufs Neue einiges abverlangt.

Sie dürfen sich aus den ersten zwei Pools jeweils drei Übungen und aus dem dritten Übungspool vier Übungen herausnehmen, die Sie miteinander kombinieren. Also, nicht immer in derselben Reihenfolge durchführen. Beim nächsten Training können Sie die Reihenfolge mit anderen Übungen kombinieren. Wichtig ist, dass Sie nicht dieselbe Übungsreihe wählen wie beim vorherigen Training. Für das nächste Training greifen Sie tiefer in den Pool und fischen neue Übungen heraus. Erinnern Sie sich, Ziel ist es immer, den Körper einem neuen Reiz auszusetzen.

Sie können jetzt als Ihr eigener Trainer auch selbst mit Wiederholungszahl und Übungszeit herumspielen. Zwar gelten im „Freestyle"-Reminiszenzplan auch noch meine Wiederholungs- und Übungszeitempfehlungen, aber diese sind bei Ihrem erreichten Fitnesslevel definitiv nicht mehr in Stein gemeißelt. Aber hören Sie nie auf, sich zu fordern.

Nach jedem „Freestyle"-Reminiszenzplan liegen drei Tage Pause bis zum nächsten. Die „Freestyle"-Reminiszenzpläne sind bei der nächsten Trainingseinheit immer mit neuen Übungen und Kombinationen unterschiedlich zu gestalten und abwechslungsreich zu halten.

Diesen Zyklus führen Sie viermal in Folge aus.

Danach beginnt wieder eine zweiwöchige aktive Regenerationsphase.

Aktive Regenerationsphase

In der aktiven zweiwöchigen Regenerationsphase sind Sie mindestens an jedem dritten Tag für 30 Minuten sportlich aktiv.

Was tun, wenn Sie mal länger pausieren?

Wenn Sie einmal aus einem Grund einen Trainingszyklus für längere Zeit unterbrechen müssen (Krankheit, Urlaub usw.), fangen Sie einfach wieder dort an, wo Sie aufgehört haben. Sollten Sie aufgrund einer extrem langen Pause mit dem aktuellen Trainingszyklus überfordert sein, kein Problem. Steigen Sie einfach bei dem Trainingszyklus davor ein und erlangen so wieder Ihre Fitness.

10.13 Reminiszenzpläne

„Beginner"-Reminiszenzplan 1

Movements	Style	Wiederholungen/Zeit
1. Tarzan Pull	Progression	7 Wiederholungen pro Handstellung
2. North-South-East	Fundamental	6 Wiederholungen pro Bein
3. Beach Sit-up	Progression	8 Wiederholungen pro Seite
4. Bambus Rotation, breit	Progression	5 Wiederholungen pro Seite
5. Rotation Push-up	Progression	7 Wiederholungen pro Seite
6. Swinging Leg	Fundamental	14 Wiederholungen pro Bein
7. Skater Jump	Progression	8 Wiederholungen pro Bein
8. Throw the Ball	Progression	15 Wiederholungen pro Arm
9. Shoulder Circle	Progression	20 Wiederholungen
10. Happy Feet	Progression	2 x 35 Sekunden
11. Shoulder Side Plank	Progression	10 Wiederholungen pro Seite

„Beginner"-Reminiszenzplan 2

Movements	Style	Wiederholungen/Zeit
1. Around the World	Fundamental	14 Wiederholungen pro Seite
2. Balanced Leg Press	Fundamental	5 Wiederholungen pro Bein
3. Bambus Walk down	Progression	4 Wiederholungen pro Handstellung
4. Smash down	Fundamental	6 Wiederholungen pro Bein
5. Love Your Hips	Progression	10 Wiederholungen pro Seite
6. Jump on the Tree	Progression	3 Wiederholungen
7. Dynamic Plank	Progression	25 Wiederholungen
8. L-Sit	Progression	2 x 10 Sekunden
9. Hanging Tarzan	Progression	5 Wiederholungen pro Handstellung
10. Shoulders on the Wall	Fundamental	8 Wiederholungen
11. Box Depth Jumps	Progression	5 Wiederholungen

„Advanced"-Reminiszenzplan 1

Movements	Style	Wiederholungen/Zeit
1. L-Seat (Advanced)	Progression	4 Wiederholungen
2. Rotation Push-up (Advanced)	Progression	8 Wiederholungen pro Seite
3. Shoulder Circle (Advanced)	Progression	20 Wiederholungen
4. Ringerübung (Advanced)	Progression	5 Wiederholungen pro Seite
5. Throw the Ball (Advanced)	Progression	12 Wiederholungen pro Bein/Arm
6. Side Kick (Advanced)	Fundamental	5 Wiederholungen pro Seite
7. Love Your Hips (Advanced)	Progression	10 Wiederholungen pro Seite
8. Skater Jump (Advanced)	Progression	5 Wiederholungen pro Bein
9. Dynamic Plank (Advanced)	Progression	10 Wiederholungen pro Seite
10. Alonso Bridge (Advanced)	Fundamental	1 Wiederholung pro Seite
11. Happy Feet (Advanced)	Progression	6 Wiederholungen pro Bein

FLOW BODY MOVEMENTS

„Advanced"-Reminiszenzplan 2

Movements	Style	Wiederholungen/Zeit
1. Bambus Rotation (Advanced)	Progression	5 Wiederholungen pro Seite
2. Beach Sit-up (Advanced)	Progression	8 Wiederholungen pro Seite
3. Dynamic Cobra (Advanced)	Fundamental	4 Wiederholungen
4. Hanging Tarzan (Advanced)	Progression	6 Wiederholungen pro Handstellung
5. Shoulder Side Plank (Advanced)	Progression	10 Wiederholungen pro Seite
6. Sumo Stand (Advanced)	Fundamental	40 Sekunden
7. Jump on the Tree (Advanced)	Progression	3 Wiederholungen pro Seite
8. Bambus Walk Down (Advanced)	Progression	3 Wiederholungen pro Handstellung
9. Tarzan Pull (Advanced)	Progression	8 Wiederholungen pro Handstellung
10. Dynamic Jungle Seat (Advanced)	Progression	5 Wiederholungen pro Seite
11. Box Depth Jump (Advanced)	Progression	3 Wiederholungen

„Experts only"-Reminiszenzplan 1

Movements	Style	Wiederholungen/Zeit
1. Bambus Rotation (Experts only)	Progression	5 Wiederholungen pro Seite
2. Dynamic Jungle Seat (Experts only)	Progression	5 Wiederholungen pro Seite
3. Jump on the Tree (Experts only)	Progression	Ein Durchgang
4. Rotation Push-up	Progression	7 Wiederholungen
5. Love Your Hips (Experts only)	Progression	Zwei Durchgänge
6. Shoulder Circle (Experts only)	Progression	6 Wiederholungen pro Arm
7. Swinging Side Plank (Experts only)	Fundamental	4 Wiederholungen pro Seite
8. Ringerübung auf den Zehen (Experts only)	Progression	6 Wiederholungen pro Seite
9. Dynamic Plank (Experts only)	Progression	8 Wiederholungen pro Seite
10. Throw the Ball (Experts only)	Progression	20 Wiederholungen pro Arm/Bein
11. Happy Feet (Experts only)	Progression	6 Wiederholungen pro Bein

Trainingspläne

„Experts only"-Reminiszenzplan 2

Movements	Style	Wiederholungen/Zeit
1. Balanced Hip Rotation (Experts only)	Fundamental	4 Wiederholungen pro Seite
2. Hanging Tarzan (Experts only)	Progression	6 Wiederholungen pro Handstellung
3. L-Seat	Progression	5 Wiederholungen pro Seite
4. Beach Sit-up (Experts only)	Progression	10 Wiederholungen pro Seite
5. Box Depth Jump (Experts only)	Progression	5 Wiederholungen pro Seite
6. Bora-Bora-Burpee (Experts only)	Fundamental	3 Wiederholungen pro Seite
7. Bambus Walk down (Experts only)	Progression	Ein Durchgang pro Handstellung
8. Front Kick (Advanced)	Fundamental	10 Wiederholungen pro Bein
9. Tarzan Pull (Experts only)	Progression	6 Wiederholungen pro Handstellung
10. Shoulder Side Plank (Experts only)	Progression	12 Wiederholungen pro Seite
11. Skater Jump (Experts only)	Progression	5 Wiederholungen pro Bein

On Journey – no Problem-Plan

Movements – Die fantastischen Vier	Wiederholungen/Zeit
1. Say-Yes-Übung	20-50 Wiederholungen
2. Say-No-Übung	20 Wiederholungen pro Seite
3. Rotierendes Wadenheben	15 Wiederholungen
4. Die Vier-Sekunden-Atmung	8-12 Wiederholungen

Sechs Bonusübungen für den Urlaub	Wiederholungen/Zeit
1. Laufen im schienbeinhohen Wasser	2 Minuten moderat/7-15 Sekunden Sprinttempo
2. One Arm Push-up	6 Wiederholungen auf jeder Seite
3. L-Seat (Holydayvariation)	4 Wiederholungen
4. Side Star Plank	3 x 15 Sekunden auf jeder Seite
5. Sunset Bridge Variation 1/Stufe 1/Stufe 2	4 Wiederholungen für 4 Sekunden
Sunset Bridge, Variation 2	3 Wiederholungen für 3 Sekunden
6. High Beach Jumps	6 High Beach Jumps pro Bein

FLOW BODY MOVEMENTS

„Freestylepool" 1		
Movements	Style	Wiederholungen/Zeit
1. Ringerübung (Advanced)	Progression	5 Wiederholungen auf jeder Seite
2. Tarzan Pull (Experts only)	Progression	6 Wiederholungen auf jeder Handstellung
3. Side Kick (Experts only)	Fundamental	5 Wiederholungen auf jeder Seite
4. Beach Sit-up (Advanced)	Progression	8 Wiederholungen auf jeder Seite
5. Shoulder Circle (Advanced)	Progression	20 Wiederholungen
6. Around the World (Beginner)	Fundamental	14 Wiederholungen auf jeder Seite
7. Bora-Bora-Burpee (Experts only)	Fundamental	3 Wiederholungen pro Seite
8. Box Depth Jump (Experts only)	Progression	5 Wiederholungen auf jeder Seite
9. Shoulder Side Plank (Experts only)	Progression	10 Wiederholungen auf jeder Seite
10. Dynamic Plank (Experts only)	Progression	4 Wiederholungen auf jeder Seite
11. Throw the Ball (Advanced)	Progression	12 Wiederholungen auf jedem Bein
12. Bambus Walk down (Beginner)	Progression	4 Wiederholungen
13. Skater Jump (Experts only)	Progression	5 Wiederholungen auf jedem Bein
14. Jump on the Tree (Advanced)	Progression	3 Wiederholungen auf jedem Arm
15. Shoulders on the Wall (Beginner)	Fundamental	8 Wiederholungen
16. Jump on the Tree (Beginner)	Progression	3 Wiederholungen
17. Bambus Rotation (Beginner)	Progression	5 Wiederholungen auf jeder Seite
18. Bambus Roation (Experts only)	Progression	5 Wiederholungen auf jeder Seite
19. Swinging Side Plank (Experts only)	Fundamental	4 Wiederholungen auf jeder Seite
20. Dynamic Cobra (Advanced)	Fundamental	4 Wiederholungen
21. Happy Feet (Beginner)	Progression	2 x 35 Sekunden
22. Rotation Push up (Advanced)	Progression	8 Wiederholungen auf jeder Seite

Trainingspläne

„Freestylepool" 2		
Movements	Style	Wiederholungen/Zeit
1. L-Seat (Advanced)	Progression	4 Wiederholungen
2. Love Your Hips (Advanced)	Progression	10 Wiederholungen auf jeder Seite
3. Swinging Leg (Beginner)	Fundamental	14 Wiederholungen auf jeder Seite
4. Shoulder Circle (Beginner)	Progression	20 Wiederholungen
5. Throw the Ball (Beginner)	Progression	15 Wiederholungen pro Arm
6. Happy Feets (Experts only)	Progression	6 Wiederholungen pro Bein
7. Hanging Tarzan (Advanced)	Progression	6 Wiederholungen pro Handstellung
8. Shoulder Side Plank (Advanced)	Progression	10 Wiederholungen pro Seite
9. L-Seat (Beginner)	Progression	2 x 10 Sekunden
10. Sumo Stand (Advanced)	Fundamental	40 Sekunden
11. Love Your Hips (Beginner)	Progression	10 Wiederholungen pro Seite
12. Hanging Tarzan (Experts only)	Progression	6 Wiederholungen pro Handstellung
13. North-South-East (Beginner)	Fundamental	5 Wiederholungen pro Bein
14. Beach Sit-up (Beginner)	Progression	8 Wiederholungen pro Seite
15. Push up Rotation (Experts only)	Progression	7 Wiederholungen pro Seite
16. Love Your Hips (Experts only)	Progression	2 Durchgänge
17. Dynamic Plank (Advanced)	Progression	10 Wiederholungen pro Seite
18. Alonso Bridge (Advanced)	Fundamental	Ein Durchgang pro Bein
19. Happy Feet (Advanced)	Progression	6 Wiederholungen pro Seite
20. Box Depth Jump (Beginner)	Progression	5 Wiederholungen
21. Hanging Tarzan (Beginner)	Progression	5 Wiederholungen pro Handstellung
22. Dynamic Jungle Seat (Advanced)	Progression	5 Wiederholungen pro Seite

FLOW BODY MOVEMENTS

„Freestylepool" 3		
Movements	Style	Wiederholungen/Zeit
1. Love Your Hips (Advanced)	Progression	10 Wiederholungen pro Seite
2. Skater Jump (Advanced)	Progression	5 Wiederholungen pro Bein
3. Balanced Leg Press (Beginner)	Fundamental	5 Wiederholungen pro Bein
4. Tarzan Pull (Beginner)	Progression	7 Wiederholungen pro Arm
5. Rotation Push-up (Beginner)	Progression	8 Wiederholungen pro Arm
6. Jump on the Tree (Experts only)	Progression	Ein Durchgang
7. Shoulder Side Plank (Beginner)	Progression	10 Wiederholungen pro Seite
8. Skater Jump (Beginner)	Progression	8 Wiederholungen pro Bein
9. Shoulder Circle (Experts only)	Progression	6 Wiederholungen pro Arm
10. Smash down (Beginner)	Fundamental	6 Wiederholungen pro Bein
11. Dynamic Plank (Beginner)	Progression	25 Wiederholungen
12. Box Depth Jump (Experts only)	Progression	3 Wiederholungen pro Seite
13. Ringerübung (Advanced)	Progression	6 Wiederholungen pro Seite
14. Throw the Ball (Experts only)	Progression	20 Wiederholungen pro Arm
15. L-Seat (Experts only)	Progression	5 Wiederholungen pro Seite
16. Bambus Walk down (Advanced)	Progression	3 Wiederholungen pro Handstellung
17. Tarzan Pull (Advanced)	Progression	8 Wiederholungen pro Handstellung
18. Dynamic Jungle Seat (Experts only)	Progression	5 Wiederholungen pro Seite
19. Balanced Hip Rotation (Experts only)	Fundamental	4 Wiederholungen pro Seite
20. Beach Sit-up (Experts only)	Progression	10 Wiederholungen pro Seite
21. Bambus Rotation (Advanced)	Progression	5 Wiederholungen pro Seite
22. Front Kick (Experts only)	Fundamental	10 Wiederholungen pro Bein

Trainingspläne

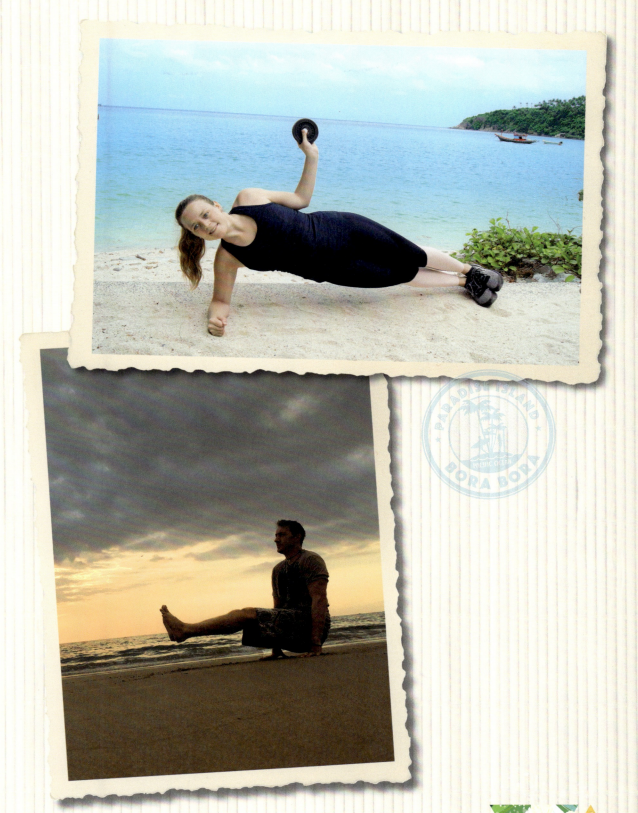

87

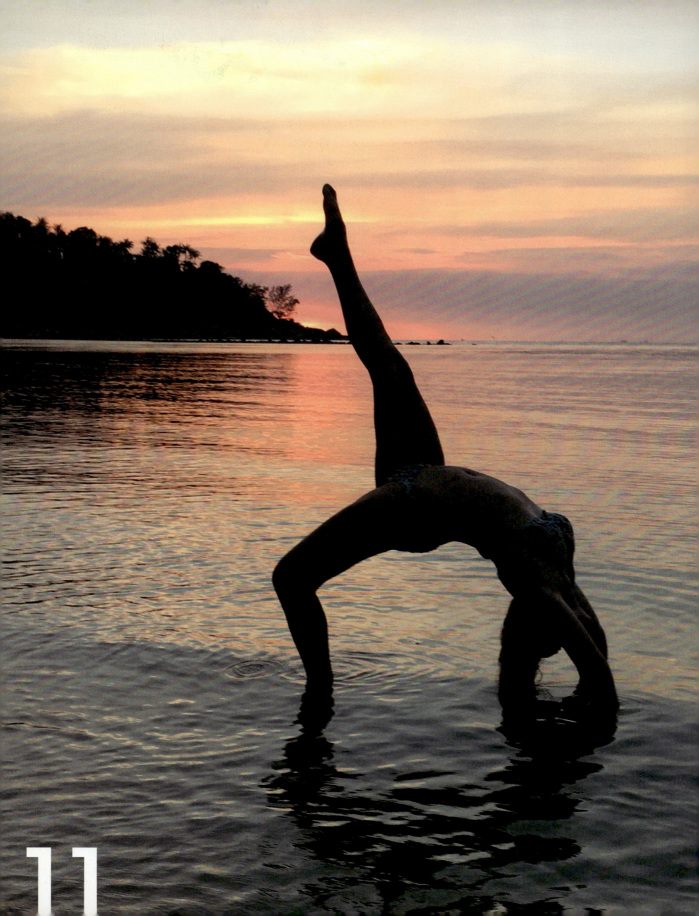

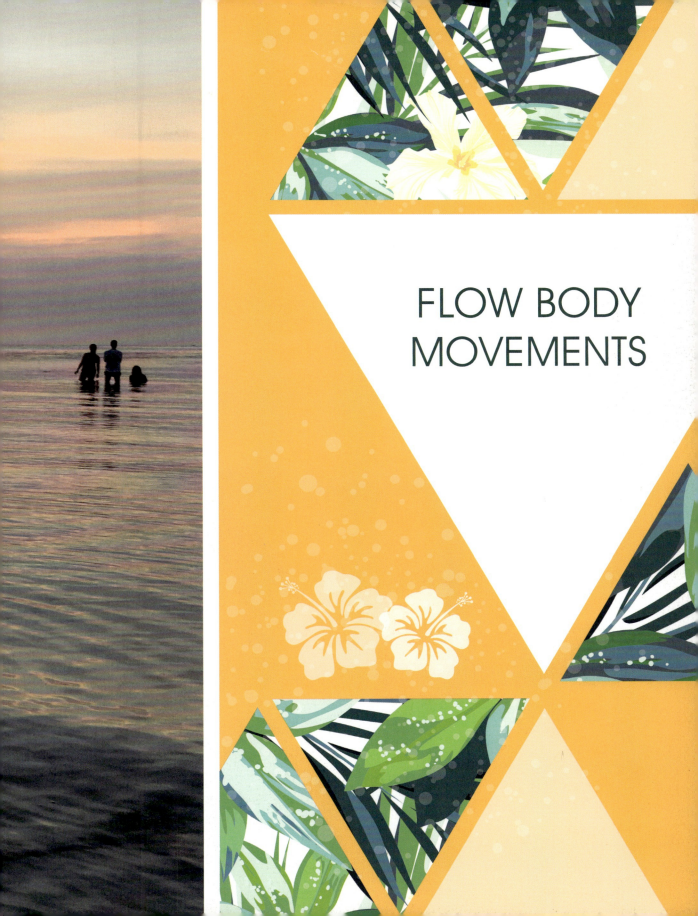
FLOW BODY MOVEMENTS

11.1 Das Übungsprogramm

„Beginner"-Reminiszenzplan 1

1. Tarzan Pull

Style: Progression

Der „Tarzan Pull" ist eine Übung, bei der Sie Ihre Rückenmuskeln, Ihre hinteren Schultern und Ihren Bizeps gleichermaßen hochfunktionell trainieren. Meiner Meinung nach ist das Seil ohnehin eines der besten Trainingsgeräte auf der Welt. Es ist bequem, vielseitig und höchst effektiv.

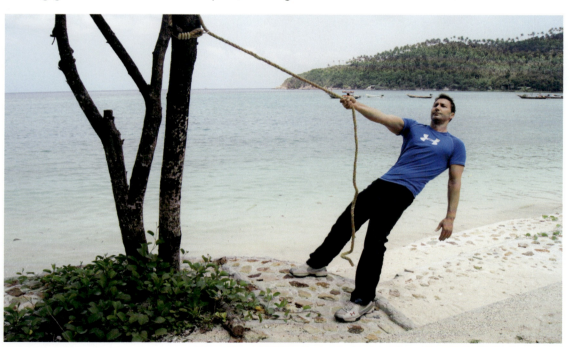

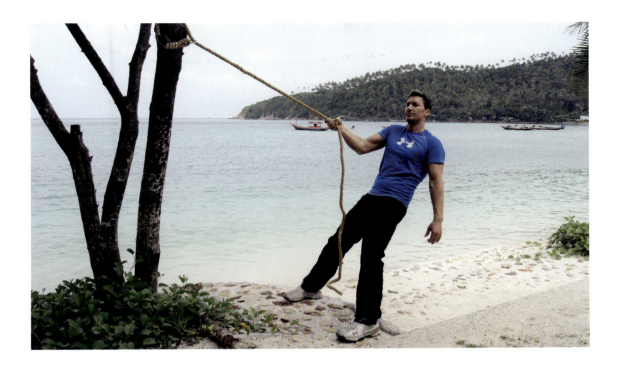

Movement

1. Halten Sie das Seil mit Ihrem ausgestreckten rechten Arm, sodass sich Ihr Körper in einem 45°-Winkel zum Boden befindet. Ihr Körper ist auf einer Linie nach hinten geneigt. Ihre Beine stehen leicht gebeugt stabil am Boden.
2. Ziehen Sie Ihren Körper Richtung Seil, bis sich Ihr rechter Arm in einem 45°-Winkel befindet und halten Sie die Position für drei Sekunden. Ihre Hüfte bleibt stabil.
3. Lassen Sie sich kontrolliert in die Ausgangslage zurücksinken und wiederholen Sie den „Tarzan Pull" siebenmal. Wechseln Sie dann den Arm.

Björns Zusatztipp

Diese Übung hilft perfekt, um muskuläre Dysbalancen im Rücken-, Schulter- und Oberarmbereich auszugleichen, da Sie mit jeder Körperseite separat arbeiten müssen. Richten Sie Ihre Konzentration daher anfangs auf Ihre schwache Körperseite, mit der Sie nicht so viele Wiederholungen schaffen wie mit Ihrer starken Seite.

2. North-South-East

Style: Fundamental

Freuen Sie sich auf eine Übung, die vor allem Ihre Fußgelenkmobilisation verbessert. Um ein perfektes Abrollen des Fußes in den verschiedensten Sportarten zu gewährleisten, trainieren Sie mit der „North-South-East"-Übung bestmöglich. Außerdem verfeinern Sie Ihre Hüft- und Kniestabilisation.

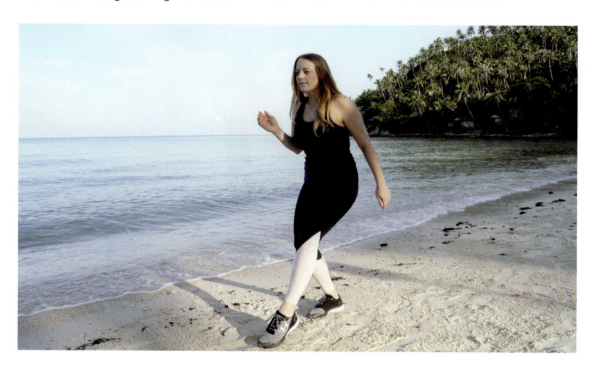

FLOW BODY MOVEMENTS

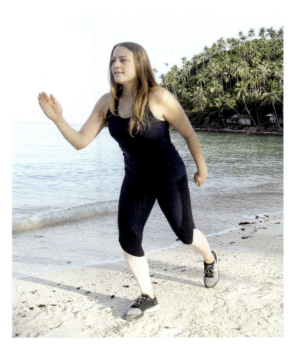 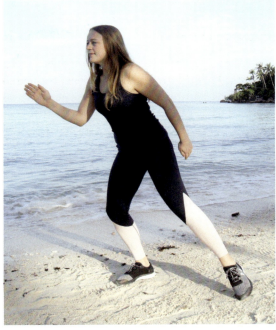

Movement

1. Nehmen Sie Ihr rechtes Bein als Standbein. Sie beugen das rechte Knie bis zu einem 40-45°-Winkel und senken Ihren Oberkörper, sodass Sie nicht komplett aufrecht stehen. Ihr Rücken bleibt gerade.
2. Tippen Sie mit Ihrem linken Zeh so weit wie möglich zuerst nach vorne, dann nach hinten und schließlich zur Seite, ohne dabei den Beugewinkel Ihres Standbeins zu verändern.
3. Das wiederholen Sie sechsmal. Nun tauschen Sie das Standbein mit dem Stepbein und führen die Übung nochmals mit sechs Wiederholungen durch.

Björns Zusatztipp

Spüren Sie eine Dysbalance bei der Übung? Ist vielleicht ein Standbein unsicherer als das andere, indem es zum Beispiel instabil erscheint, oder Sie mit diesem nicht in den gewünschten Winkel gelangen? Machen Sie sich keine Sorgen, Sie können diese Dysbalance ausgleichen. Forcieren Sie einfach die schwächere Seite, bis die Übung genauso aussieht wie auf Ihrem stärkeren Bein.

3. Beach Sit-up

Style: Progression

Diese Übung zielt auf die Stabilisation Ihrer Wirbelsäule und auf die Kräftigung des gesamten Rumpfs inklusive Ihrer Bauchmuskulatur ab. Der enthaltene Bewegungsablauf bietet ebenfalls eine gute Prävention für Rückenschäden, wie beispielsweise einen Bandscheibenvorfall.

Mit dem „Beach Sit-up" trainieren Sie Ihre vorderen, unteren und seitlichen Bauchmuskeln gleichzeitig. Somit lässt sich diese Übung nicht nur am Strand durchführen, sondern lässt Sie auch am Strand gut aussehen.

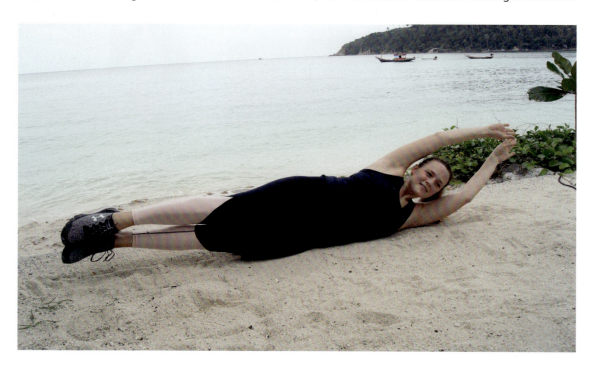

FLOW BODY MOVEMENTS

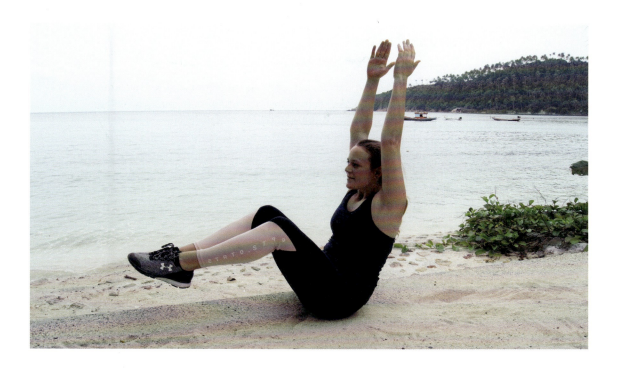

Movement

1. Legen Sie sich in die rechte Seitenlage auf den Boden, sodass Ihr Hüftknochen am Boden aufliegt. Wenn Ihnen der Untergrund zu hart ist, können Sie auch gern auf ein Handtuch zurückgreifen.
2. Strecken Sie nun die Beine nach hinten und die Arme nach vorn, während Sie gleichzeitig Arme und Beine vom Boden abheben.
3. Halten Sie diese Position für zwei Sekunden und atmen Sie tief ein und aus. Versuchen Sie, nicht zu wackeln – das ist das Entscheidende.
4. Rotieren Sie jetzt kontrolliert Ihren Oberkörper Richtung Knie, bis Ihre Oberschenkel und Ihr Oberkörper etwa einen 90°-Winkel bilden. Die Arme bleiben gestreckt. Ihre Lende liegt am Boden auf und Ihre Knie sind leicht angewinkelt.
5. Kehren Sie in die Ausgangslage zurück und wiederholen Sie diese Übung achtmal. Wechseln Sie dann die Seite.

 ## Björns Zusatztipp

Führen Sie diese Übung ohne Schwung und so kontrolliert wie möglich aus. Je kontrollierter Sie diese Übung ausführen, desto höher ist die Kontraktionskraft in Ihren Bauchmuskeln.

4. Bambus Rotation, breit

Style: Progression

Die „Bambus Rotation" ist ideal, um Ihre hinteren Schultern zu trainieren und Ihre Schulterstabilität zu verbessern. Gerade in der heutigen Zeit neigen viele Menschen durch die viele Schreibtischarbeit oder einseitiges Training zu nach vorne hängenden Schultern. Bei diesem Bewegungsablauf ziehen Sie auf natürliche Weise Ihre Schultergelenke wieder nach hinten und Ihre Schulterblätter zusammen. Diese Übung hat somit einen hohen verletzungspräventiven Effekt für Ihre Schultergelenke. Durch die Rotation verfeinern Sie auch die fasziale Flexibilität und Mobilisation Ihres Körpers während dynamischer Bewegungen.

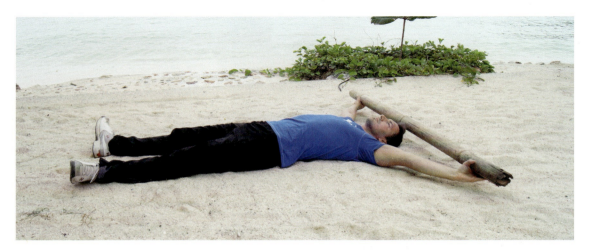

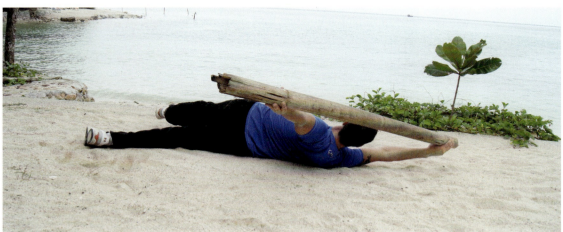

FLOW BODY MOVEMENTS

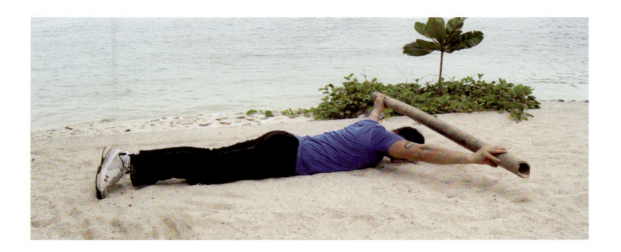

Movement

1. Sie liegen bequem auf dem Rücken. Ihre Arme sind nach hinten gestreckt und halten einen Bambusstab im breiten Griff, sodass Ihre Arme eine breite V-Form zeigen.

2. Rollen Sie jetzt im moderaten Tempo mit ausgestreckten Armen nach rechts, bis Sie auf dem Bauch liegen, ohne dass die Enden des Bambusstabs den Boden berühren. Ihre Arme bleiben gestreckt und wandern nicht vor oder hinter den Kopf.

3. Verharren Sie in dieser Position für eine Sekunde und rollen Sie dann wieder in die Ausgangslage. Wiederholen Sie diese Übung fünfmal und wechseln Sie dann die Seite.

 ## Björns Zusatztipp

Falls es Ihnen zu Beginn schwerfällt, die Enden des Bambusstabs vom Boden fernzuhalten, kein Problem. Verlangsamen Sie einfach die Rolle und konzentrieren Sie sich intensiv darauf, Ihre Arme nach hinten zu ziehen. Sie steigern sich mit diesem Tipp innerhalb von ein paar Wiederholungen.

5. Rotation Push-up

Style: Progression

Diese Übung kräftigt Ihren gesamten Oberkörper inklusive Schultern und Trizeps. Durch die Rotation Ihrer Beine trainieren Sie auch hervorragend Ihre Bauchmuskeln und die intermuskuläre Koordination Ihres Körpers. Sprich, Sie verfeinern das Zusammenspiel Ihrer verschiedenen Muskelgruppen für einen besseren Kraftfluss bei jeder sportlichen Aktivität.

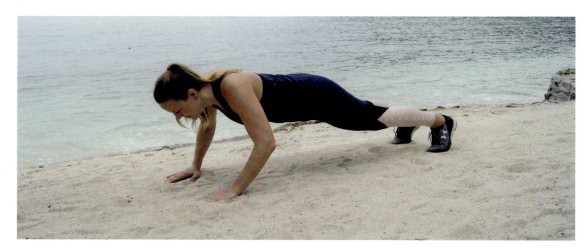

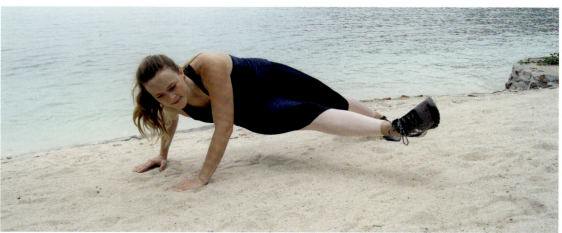

Movement

1. Sie beginnen in der Push-up-Position. Ihre Arme sind gestreckt und Ihr Kopf bildet die Verlängerung der Wirbelsäule. Ihre Hände liegen etwas mehr als schulterbreit auf dem Boden auf.

2. Senken Sie nun Ihren Körper 2-3 cm nach unten ab und halten Sie die Position für eine Sekunde.

3. Drücken Sie sich wieder nach oben, während Sie gleichzeitig das rechte Bein in einer Rotationsbewegung unter Ihrem Körper nach links durchziehen und seitlich vom Körper wegstrecken.

4. Halten Sie diese Position für zwei Sekunden und kehren Sie anschließend in die Ausgangslage zurück. Wiederholen Sie die Übung siebenmal mit dem rechten Bein und wechseln Sie dann ohne Pause auf Ihr linkes Bein.

Björns Zusatztipp

Wenn Sie es nicht gleich auf Anhieb in Summe auf 14 Wiederholungen schaffen, können Sie zu Beginn versuchen, nur Ihr Bein unter Ihren Körper zu rotieren und zwei Sekunden zu halten. Sie merken schnell, wie unglaublich effizient diese Übung ist.

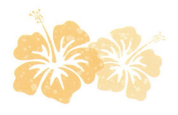

6. Swinging Leg

Style: Fundamental

Der Bewegungsablauf dieser Übung mobilisiert und trainiert Ihren gesamten Hüftbereich und dehnt dazu dynamisch die Faszienstränge Ihrer hinteren Oberschenkel. Die hintere Oberschenkelmuskulatur neigt grundsätzlich bei den meisten Menschen zur Verkürzung – dabei spielt es keine Rolle, ob Sie eine statische (langes Sitzen im Flugzeug oder Büro) oder eine dynamische Bewegung durchführen (gehen, laufen, sprinten ...).

Diese Übung steigert die Rotationsfähigkeit Ihrer Hüfte. All Ihre Bewegungen, sowohl im Sport als auch im Alltag, wirken dadurch geschmeidiger und eleganter.

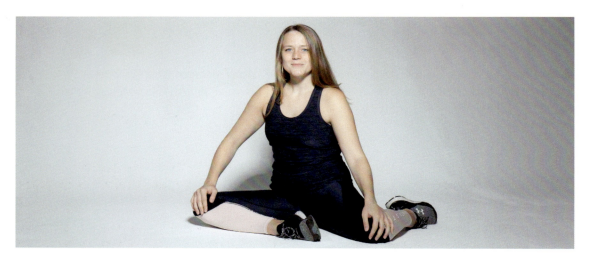

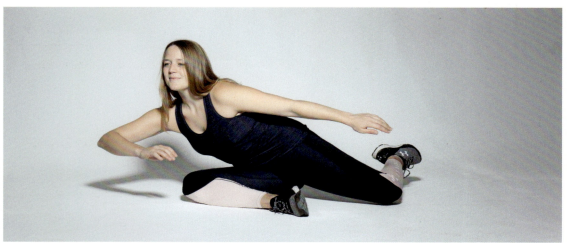

FLOW BODY MOVEMENTS

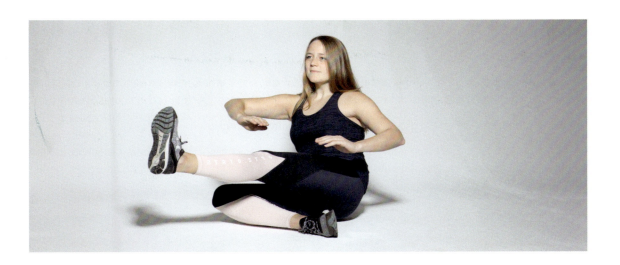

Movement

1. Sie sitzen mit angewinkelten Beinen am Boden. Ihre Knie sind nach rechts gerichtet.
2. Ihr rechtes Knie befindet sich auf derselben Höhe wie Ihre Zehen.
3. Rotieren Sie das linke Bein (die Ferse zeigt nach hinten) in einer Viertelkreisrotation hinter Ihren Rücken, bis Sie eine leichte Kontraktion in der Lende spüren. Lehnen Sie gleichzeitig Ihren Körper nach rechts auf Ihr rechtes Bein.
4. Schwingen Sie anschließend Ihr Bein kontrolliert und in moderatem Tempo in einer Halbkreisbewegung vor Ihren Körper, bis Ihre Ferse nach vorne gerichtet ist. Ziehen Sie auf dem letzten Zehntel der Bewegung die Fußsohle nach oben.
5. Wiederholen Sie den Bewegungsablauf 14-mal und halten Sie anschließend Ihren linken Fuß mit der rechten Hand drei Sekunden fest. Sie sollten im hinteren Oberschenkel eine leichte Spannung spüren. Lassen Sie dabei Ihr Knie 1-2 cm gebeugt. Wiederholen Sie den Vorgang auf der rechten Seite.

 ## Björns Zusatztipp

Versuchen Sie, bei dieser Bewegung in einen rhythmischen Flow zu kommen. Je flüssiger Sie diesen Bewegungsablauf durchführen, desto eleganter bewegen Sie sich anschließend.

7. Skater Jump – Beginner

Style: Progression

Beim „Skater Jump" liegt der Fokus auf der Bein- und Explosionskraft. Dieser Bewegungsablauf strafft und trainiert daher nicht nur Ihre Beine und Ihr Gesäß, sondern macht Sie auch schnell und dynamisch.

Mit dieser Übung trainieren Sie gleichzeitig Ihre koordinativen Fähigkeiten.

Damit verbessern Sie gezielt Ihre Fähigkeit, instabile und daher kritische Körper- bzw. Gelenkpositionen reflektorisch zu korrigieren. Beispielsweise, wenn Sie auf instabilem Untergrund im Wald oder Sand laufen oder springen müssen.

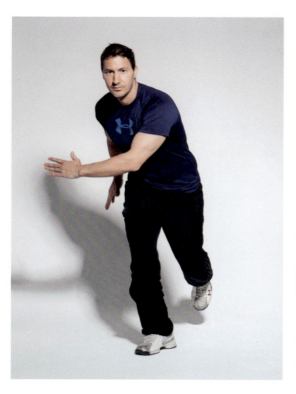
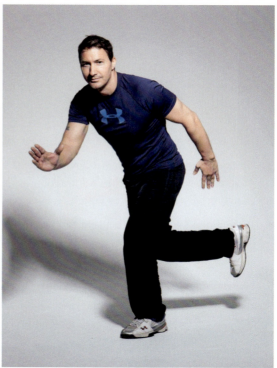

Movement

1. Sie stehen aufrecht und Ihre Füße stehen schulterbreit auseinander. Neigen Sie Ihren Oberkörper mit geradem Rücken leicht nach vorne. Heben Sie das linke Bein nach hinten gebeugt an.

2. Springen Sie jetzt mit dem rechten Bein kraftvoll zur linken Seite. Achten Sie darauf, dass Sie sanft und federnd auf dem linken Bein landen. Ihre Arme nehmen den Schwung mit und unterstützen Ihr Gleichgewicht.

3. Das freie Bein führen Sie nach der Landung wieder leicht gebeugt nach hinten, ohne den Boden zu berühren.

4. Springen Sie auf das andere Bein und wiederholen Sie diese Übung achtmal auf jedem Bein.

Björns Zusatztipp

Beginnen Sie mit einem kleinen Sprung auf das jeweilige Bein, um ein gutes Gefühl für diese Übung zu bekommen. Erhöhen Sie dann die Sprungweite nach und nach. Wenn Sie bei 1 m angelangt sind, reicht das.

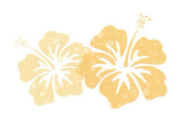

8. Throw the Ball

Style: Progression

Diese Übung ist nicht nur hervorragend geeignet, um Ihr Gesäß und die vorderen und inneren Oberschenkel zu straffen, sondern auch um Ihre visuellen und motorischen Fähigkeiten zu verbessern. Damit ist das Zusammenspiel zwischen Ihrer visuellen Wahrnehmung und Ihrem Bewegungsapparat gemeint.

Die Entwicklung einer guten Hand-Auge-Koordination führt automatisch zu einer schnelleren Reaktionszeit in vielen Sportarten wie Tennis, Volleyball, Basketball, Skifahren, Badminton, Golf und Kampfsport.

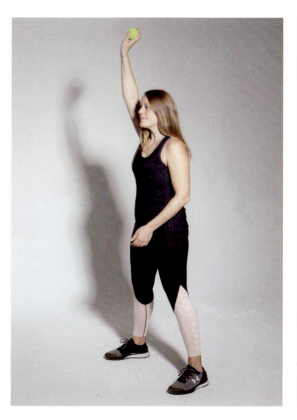 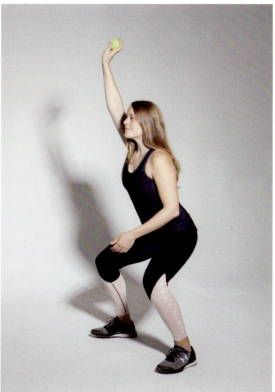

Movement

1. Sie beginnen in einem aufrechten Stand, halten einen Tennisball in Ihrer ausgestreckten rechten Hand und stehen 2 m von einer Wand entfernt. Ihre Beine sind etwas mehr als schulterbreit geöffnet. Wenn Sie den Schwierigkeitsgrad erhöhen möchten, können Sie auch einen kleinen Gummiball verwenden.

FLOW BODY MOVEMENTS

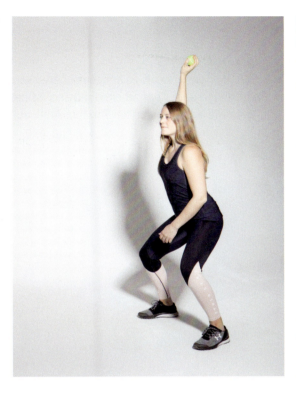 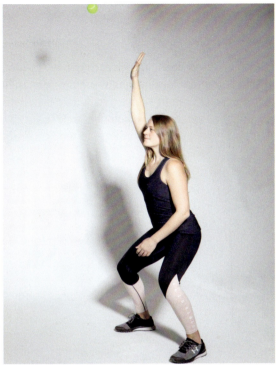

2. Beugen Sie Ihre Knie, bis Ihre Ober- und Unterschenkel einen 60-70°-Winkel ergeben und senken Sie Ihren Körper in eine halbe Hocke. Drehen Sie dabei Ihre Fußspitzen leicht nach außen und Ihre Fersen nach innen. Ihr Rücken bleibt gerade.
3. Ziehen Sie jetzt Ihren rechten Arm zurück und werfen Sie jetzt den Tennisball mit erhobener Hand gegen die Wand und fangen Sie ihn wieder, ohne den Arm abzusenken.
4. Werfen Sie den Ball 15-mal gegen Wand und wechseln Sie dann den Arm. Die Höhe Ihrer Oberschenkel ändern Sie während der gesamten Übung nicht. Der Winkel bleibt gleich.

 ### Björns Zusatztipp

Werfen und fangen Sie den Ball nicht einfach, sondern verfolgen Sie den Tennisball gezielt mit Ihren Augen. Die alten Perser stellten fest, dass sich die Sehkraft bei den Kriegern, die den Pfeil mit Ihren Augen verfolgten, enorm verschärfte.

9. Shoulder Circle

Style: Progression

Stabile und starke Schultern braucht jeder. Als Sportler beim Werfen, wenn Sie etwas anheben oder ziehen möchten oder als Mechaniker, wenn Sie permanent mit Ihren Armen über Kopf arbeiten müssen. Selbst meine Friseurin braucht gute und stabile Schultermuskeln, wenn sie acht Stunden am Tag ihre Arme auf Augenhöhe bewegt. Der „Shoulder Circle" baut daher nicht nur Ihre Schultermuskeln auf, sondern stabilisiert auch die Strukturen Ihres gesamten Schultergürtels.

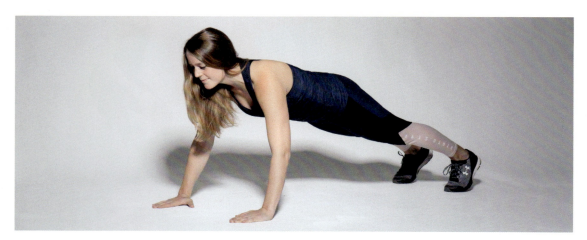

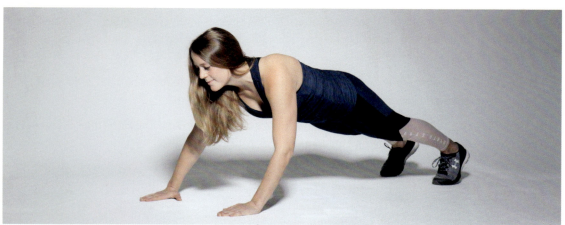

FLOW BODY MOVEMENTS

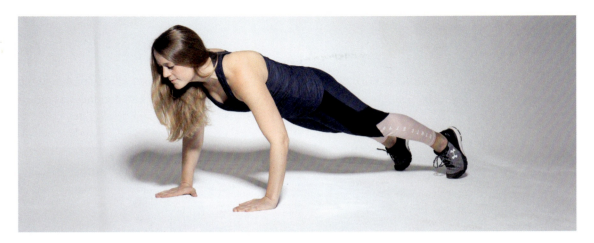

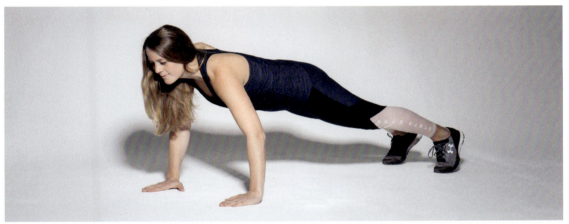

Movement

1. Sie beginnen in einer Liegestützposition. Ihr Rücken ist gerade und Ihre Hüfte hängt nicht durch.
2. Beugen Sie Ihre Arme und senken Sie Ihren Körper 2 cm ab.
3. Kreisen Sie jetzt mit Unterstützung der Arme Ihre Schultern 10-mal im Uhrzeigersinn von links nach rechts. Der Winkel Ihrer Arme bleibt unverändert. Ihr Körper bleibt auf derselben Höhe. Wechseln Sie nach 10 Wiederholungen die Richtung.

 ## Björns Zusatztipp

Jetzt verrate ich Ihnen einen tollen Tipp, den ich gerne den weiblichen Zuhörern meiner Vorträge auf den Weg mitgebe. Gilt aber auch für Männer. Je muskulärer Ihre Schultern sind, desto schlanker wirkt Ihre Taille. Starke Schultern sind dadurch auch vom ästhetischen Standpunkt aus ein absoluter Bodyshaper.

10. Happy Feet

Style: Progression

Die „Happy Feet" machen Sie nicht nur agiler und erhöhen Ihr Sprinttempo, sie lösen auch durch den Bouncingeffekt und die ruckartigen Impulse fasziale Verklebungen. Sie bewegen sich dadurch wesentlich freier und flexibler.

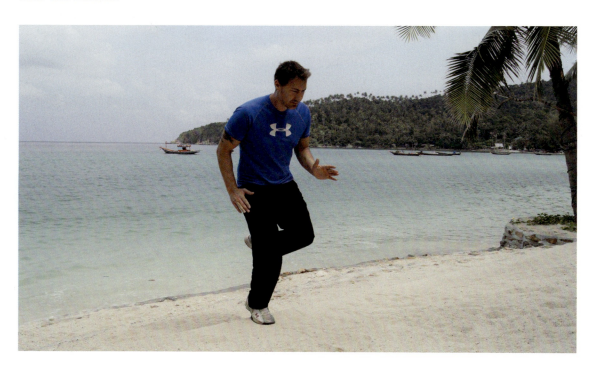

FLOW BODY MOVEMENTS

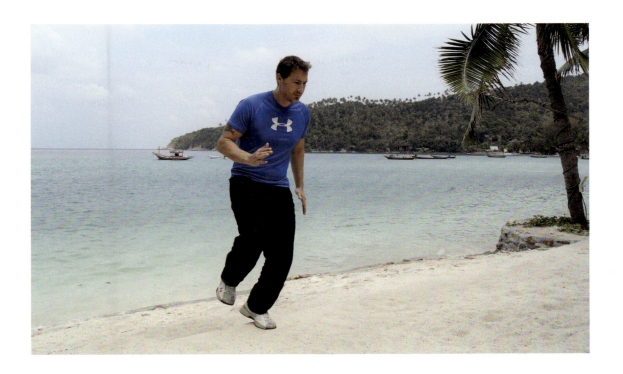

Movement

1. Sie stehen mit beiden Beinen auf Ihren Zehenspitzen schulterbreit auf dem Boden und Ihre Beine sind leicht gebeugt.

2. Tippen Sie jetzt 35 Sekunden lang, so schnell wie möglich, abwechselnd mit Ihren Zehenspitzen auf den Boden.

3. Machen Sie vier tiefe Atemzüge Pause und wiederholen Sie Schritt 2.

 ## Björns Zusatztipp

Fordern Sie sich ruhig bei dieser Übung. Die schnellen Fußbewegungen erhöhen auch ungemein die metabolischen Abläufe in Ihrem Körper, verbessern Ihre Körperstamina und lassen die Fettpolster schmelzen.

11. Shoulder Side Plank

Style: Progression

Wenn Sie diese Aufgabe bewältigen, haben Sie zwei Vorteile: Diese Übung hilft gegen Rückenbeschwerden und verbessert Ihre Rumpfkraft. Außerdem kräftigen Sie Ihre Rotatorenmanschette, die für stabile Schultern sorgt.

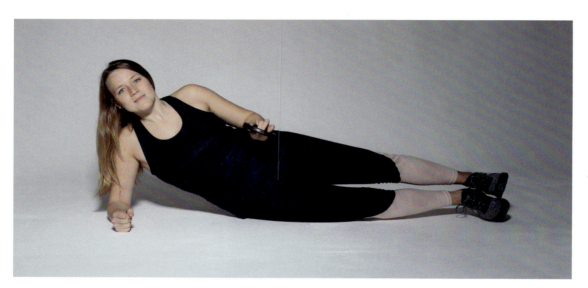

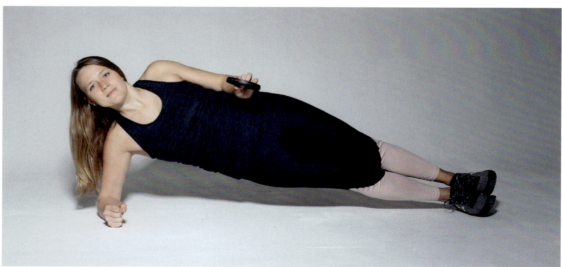

FLOW BODY MOVEMENTS

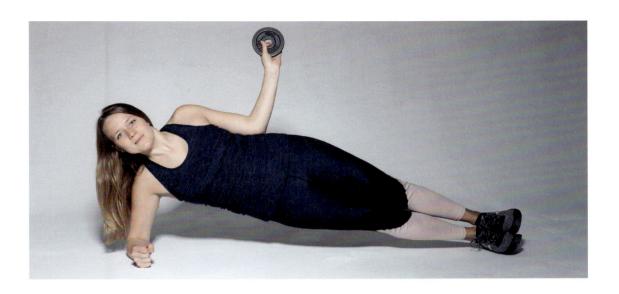

Movement

1. Stützen Sie sich auf den rechten Unterarm, der nach vorne zeigt. Ihre Beine liegen parallel übereinander. Ihr linker Oberarm liegt am Körper an und Ihr Unterarm ist in einem 90°-Winkel nach vorne gerichtet. In Ihrer linken Hand befindet sich eine 1-kg-Gewichtsscheibe und Ihre Hüfte liegt am Boden auf.

2. Heben Sie jetzt Ihre Hüfte an, sodass Ihr Rücken und Ihre Beine eine Linie bilden. Die Hüfte bleibt während der gesamten Übung angehoben.

3. Bewegen Sie das Gewicht durch Rotation der Schulter nach hinten, bis das Gewicht nach oben zeigt und Ihr Unterarm einen 90°-Winkel zum seitlichen Rumpf bildet. Halten Sie die Position für eine Sekunde und kehren Sie zu Schritt 2 zurück.

4. Wiederholen Sie diese Übung langsam und kontrolliert 10-mal und wechseln Sie dann die Seite.

Björns Zusatztipp

Halten Sie Ihren Kopf gerade und lassen Sie ihn nicht nach unten hängen. Das trainiert zusätzlich Ihre Nackenmuskeln und beugt Haltungsschäden vor, bei denen Ihr Kopf nach vorne geneigt ist.

11 FLOW BODY MOVEMENTS

„Beginner"-Reminiszenzplan 2

1. Around the World

Style: Fundamental

Diese Übung trainiert perfekt das koordinative Zusammenspiel zwischen hinterem Oberschenkel, Körperbalance, Rumpfstabilisation und Rückenstrecker. Die hintere Oberschenkelmuskulatur ist am ersten und letzten Viertel Ihrer Beinbewegung beteiligt, wenn Sie springen, laufen, sprinten, eine Kniebeuge ausführen oder einfach nur in Ihren Arbeitspausen durch das Büro spazieren. Durch die Kräftigung der hinteren Oberschenkelmuskulatur werden Sie daher nicht nur automatisch schneller beim Laufen am Strand und bei Kniebeugen stärker, sondern erhöhen auch Ihre Geschwindigkeit in Sportarten, die schnelle Richtungswechsel erfordern, wie beispielsweise Squash oder Fußball.

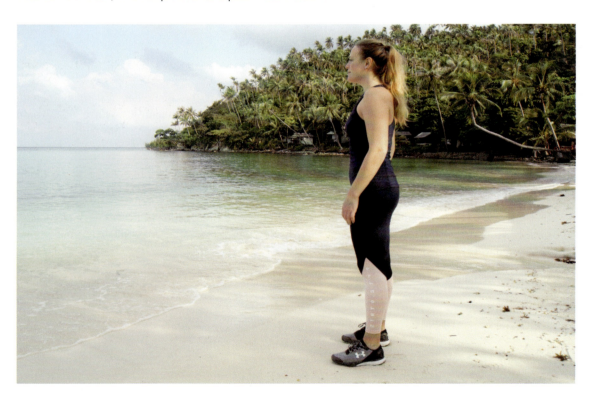

FLOW BODY MOVEMENTS

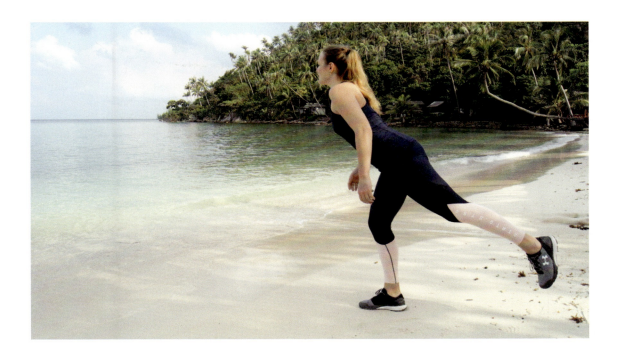

Movement

1. Sie beginnen im aufrechten Stand und Ihre Beine stehen etwas weiter als schulterbreit auseinander.
2. Verlagern Sie jetzt das Gewicht auf das rechte Bein, beugen Sie Ihren Oberkörper um 60° nach vorne und heben Sie das linke Bein ca. 0,5 m vom Boden an. Das rechte Standbein bleibt leicht gebeugt.
3. Kreisen Sie jetzt mit dem angehobenen Bein siebenmal im moderaten Tempo um eine imaginäre Weltkugel nach rechts und siebenmal nach links in die andere Richtung. Achten Sie dabei immer auf einen geraden Rücken und dass Sie Ihre Körperbalance halten. Es bewegt sich nur das hintere Spielbein in der Luft.
4. Fangen Sie mit kleinen Kreisen an und vergrößern Sie die Kreise nach und nach.
5. Wiederholen Sie diesen Ablauf auch auf dem anderen Bein. Das Knie des Standbeins bleibt während des gesamten Ablaufs leicht gebeugt, stabil und lenkt weder nach links oder rechts noch über Ihre Zehenspitzen aus.

 ## Björns Zusatztipp

Wenn Sie um die imaginäre Weltkugel kreisen, arbeiten Sie nur mit der Muskelkraft Ihres unteren Rückens, der Hüfte und Ihrer Beine. Vermeiden Sie, diese Übung mit Schwung zu absolvieren. Sie steigern dadurch den Effekt auf Ihre muskulären Strukturen.

2. Balanced Leg Press

Style: Fundamental

Sensomotorik ist das Zusammenspiel von sensorischen und motorischen Bewegungen mit Ihren Sinnessystemen, also die Steuerung und Kontrolle Ihrer Bewegungen in Verbindung mit Sinnesrückmeldungen. Genau auf diese sensomotorischen Fähigkeiten zielt die Übung „Balanced Leg Press" ab. Die gezielte Steuerung von Arm- und Beinbewegungen, während Sie sehen, tasten oder fühlen, ist nicht nur in allen Sportarten relevant, sondern auch in vielen Alltagssituationen.

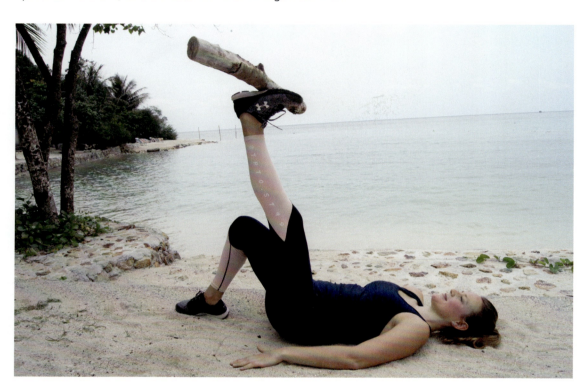

FLOW BODY MOVEMENTS

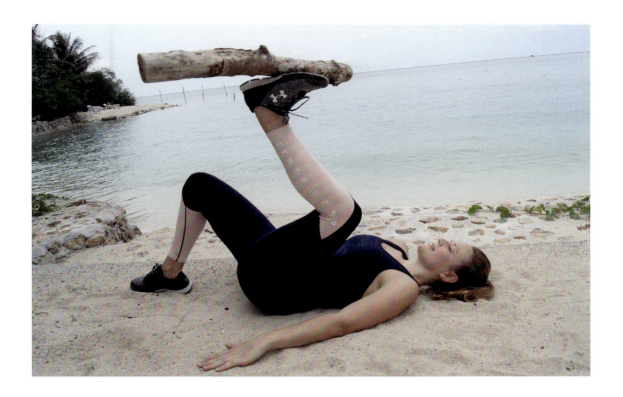

Movement

1. Sie liegen mit angewinkelten Beinen auf dem Rücken. Ihre Arme liegen seitlich ausgebreitet. Strecken Sie das rechte Bein zum Himmel, sodass Ihre rechte Fußsohle nach oben zeigt und legen Sie jetzt einen Gegenstand auf Ihre rechte Fußsohle, den Sie balancieren können. Das kann eine Flasche, ein Schuh, ein Bambusstab oder ein anderer Gegenstand sein. Wichtig ist, dass der Gegenstand auf der rechten Fußsohle des ausgestreckten Beins liegt.
2. Führen Sie jetzt durch Abwinkeln des Beins das Knie langsam zur Brust und strecken Sie das Bein danach wieder ganz nach oben mit der Ferse zum Himmel. Balancieren Sie dabei den Gegenstand während der gesamten Übung. Der Gegenstand darf nicht von Ihrer Fußsohle fallen. Konzentrieren Sie sich auf die koordinativen Bewegungen der Beine.
3. Wiederholen Sie die Übung fünfmal und wechseln Sie danach die Seite. Führen Sie die Übung langsam aus.

 ## Björns Zusatztipp

Je instabiler der Gegenstand ist, den Sie auf Ihren Fuß legen, desto effektiver trainieren Sie Ihre sensomotorischen Fähigkeiten.

3. Bambus Walk down

Style: Progression

Der „Bambus Walk down" ist darauf ausgerichtet, die Muskeln Ihres gesamten Oberkörpers zu trainieren. Sie kräftigen hierbei nicht nur Ihre Brustmuskulatur und Ihre Bauchmuskeln, sondern auch Ihren kompletten Rücken, Ihre Schultern und den Trizeps.

Zwei Drittel Ihres Oberarms bestehen aus dem Trizeps; er ist deshalb wesentlich mehr für Ihre Oberarmgröße verantwortlich als Ihr Bizeps. Der Einbezug des Trizeps in ein Workout ist daher nicht nur essenziell, wenn Sie verletzungspräventiv gegen typische Sportverletzungen, wie Tennisellbogen und Golferarm, arbeiten, sondern auch gerne einen kräftigen und definierten Oberarm zeigen möchten.

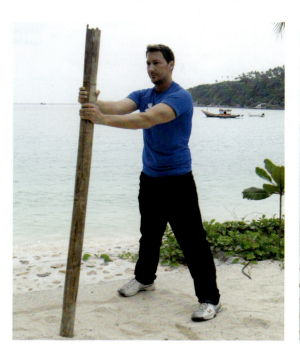
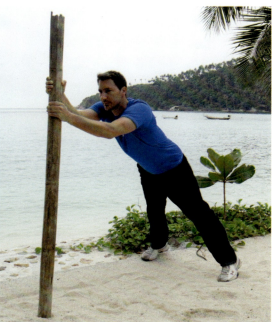

FLOW BODY MOVEMENTS

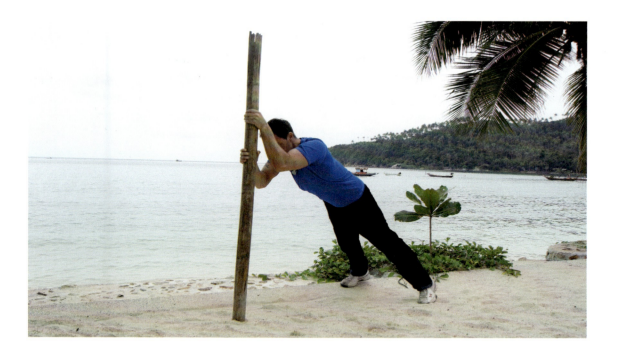

Movement

1. Sie halten einen mindestens 1,70 m langen Bambusstab auf Schulterhöhe vor sich. Ihre rechte Hand befindet sich über Ihrer linken Hand.
2. Gehen Sie jetzt mit Ihren Beinen so weit zurück, bis sich Ihr Körper in einem 45°-Winkel zum Boden befindet. Ihre Hüfte bleibt stabil.
3. Halten Sie diese Position für fünf Sekunden und greifen Sie dann mit der rechten Hand unter Ihre linke Hand.
4. Kehren Sie zu Schritt 2 zurück und wiederholen Sie diesen Vorgang viermal. Wechseln Sie anschließend auf die linke Hand und führen Sie die Übung mit Ihrer linken Hand aus.

 ## Björns Zusatztipp

Spannen Sie beim „Bambus Walk down" permanent Ihre Bauchmuskeln an und drücken Sie während des Bewegungsablaufs den Bambusstab so fest wie möglich in den Boden. Das verhindert, dass Sie wackeln. Nehmen Sie für diese Übung keine dünnen Bambusstäbe, sondern dicke; nicht wegen der Bruchgefahr, sondern der Stabilität wegen. Die dicken wackeln weniger.

Wenn Sie keinen Bambusstab zur Hand haben oder kaufen möchten, können Sie auch gern eine Langhantelstange oder einen robusten Holzstock verwenden.

4. Smash down

Style: Fundamental

Sie möchten Ihre gesamte Rückseite dehnen und gleichzeitig kräftigen? Dies geschieht mit dem „Smash down"-Movement. Nicht nur dafür ist diese Variation gut, sie fordert ebenfalls Ihren vorderen Rumpf mit allen Bauchmuskeln und Ihre *rechtzeitige* Kraft. Also die Kraft, die Sie benötigen, wenn Sie von einer explosiven Bewegung abrupt in einen stabilen und kraftvollen Stand kommen wollen.

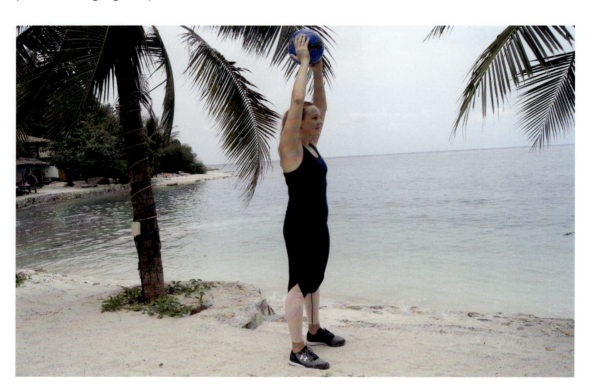

FLOW BODY MOVEMENTS

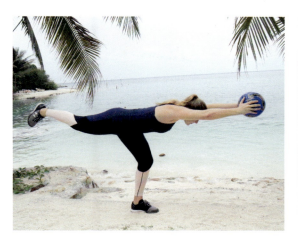 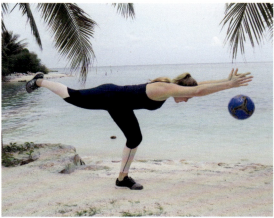

Movement

1. Für diese Übung benötigen Sie einen Ball, den Sie mit beiden Händen über Ihrem Kopf halten. Sie stehen in einem schulterbreiten Stand.
2. Nun kommt der „Smash down". Schmettern Sie den Ball schnellstmöglich mit ausgestreckten Armen vor sich auf den Boden und fangen Sie ihn direkt mit ausgestreckten Armen wieder auf. Dabei bewegt sich Ihr Oberkörper nach vorne, sodass Ihr Körper parallel zum Boden steht. Das rechte Bein bewegt sich dabei nach hinten und oben. Das Standbein bleibt während des gesamten „Smash down"-Bewegungsablaufs leicht angewinkelt.
3. Halten Sie die Position für eine Sekunde, kehren Sie in die Ausgangslage zurück, ohne das rechte Bein abzusetzen und wiederholen Sie diese Übung sechsmal auf jedem Bein.

Björns Zusatztipp

Die Größe des Balls ist hierbei nicht entscheidend. Sie können auch einen Tennisball nehmen. Wichtig ist, dass der Ball vom Boden schnell zurückfedert, um auch Ihre Handlungsschnelligkeit zu schulen.

5. Love Your Hips

Style: Progression

Die moderne Gesellschaft hat viele „Kunstwerke" geschaffen, um Ihre Hüfte immobil zu machen, zum Beispiel den Bürostuhl oder die Couch. Durch langes Sitzen oder Liegen verkürzt die Muskulatur um Ihre Hüften und führt zu Beschwerden im unteren Rücken, in den Knien oder bis hoch in den Nacken- und Schulterbereich. Durch die „Love Your Hips"-Übung behalten Sie die Beweglichkeit Ihrer Hüfte und beugen diversen Hüfterkrankungen wie Hüftarthrose vor.

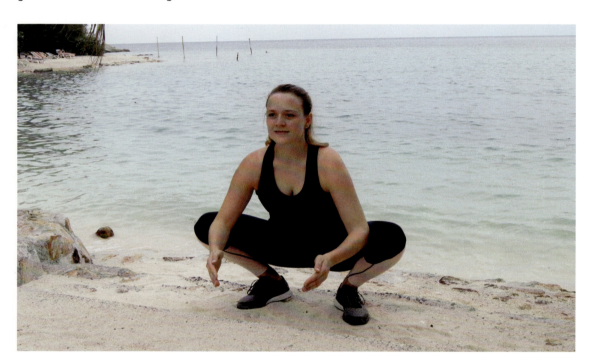

FLOW BODY MOVEMENTS

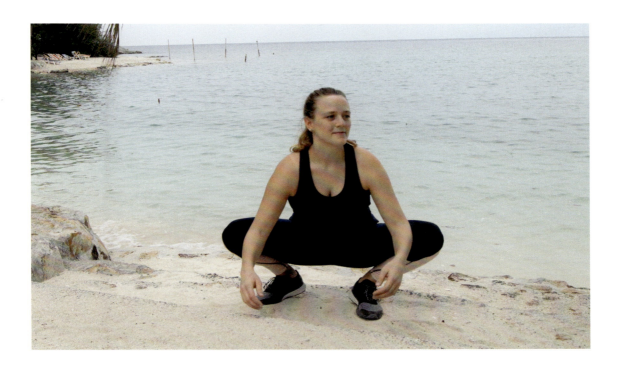

Movement

1. Sie stehen im aufrechten Stand und Ihre Füße sind schulterbreit nach vorne ausgerichtet. Beugen Sie jetzt Ihre Knie und senken Sie Ihren Körper bis ganz nach unten. Ihre Füße bleiben am Boden und Ihre Knie zeigen nach außen.
2. Lehnen Sie jetzt Ihre Ellbogen gegen die Knie.
3. Pressen Sie jetzt mit leichten Druck abwechselnd für zwei Sekunden den linken und dann den rechten Ellbogen gegen Ihre Knie und drehen Sie Ihren Oberkörper immer 2-3 cm mit.
4. Wiederholen Sie diese Übung auf jeder Seite 10-mal.

 ## Björns Zusatztipp

Viele neigen zu Beginn dieser Übung dazu, die Füße vom Boden abzuheben. Konzentrieren Sie sich darauf, standhaft zu bleiben und Ihre Füße am Boden zu lassen. Das mobilisiert und kräftigt zusätzlich Ihre Schienbeinmuskulatur, die Sie beispielsweise beim Bergablaufen oder für bewegliche Fußgelenke benötigen.

6. Jump on the Tree

Style: Progression

Der „Jump on the Tree" stabilisiert Ihre Schulterstrukturen und definiert perfekt Ihre Schultermuskeln. Eine starke Schulterstruktur hält nicht nur Ihre Schultergelenke in der richtigen Position, sondern Sie generieren mit kraftvollen Schultern auch enormen Speed, wenn Sie sprinten oder laufen. Aufgrund der Kadenz zwischen Ihrer Bein- und Armbewegung, während Sie laufen, sind gut trainierte Schultern ein wesentlicher Faktor, um schneller ins Ziel zu kommen.

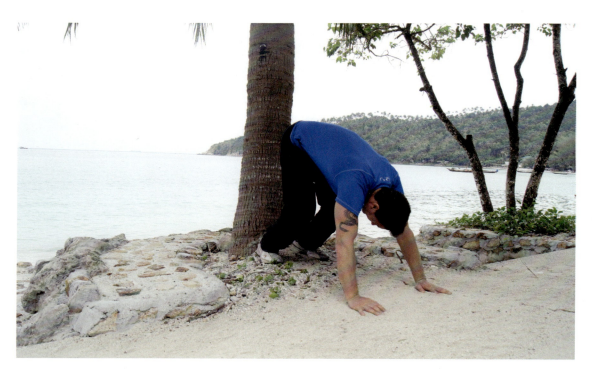

FLOW BODY MOVEMENTS

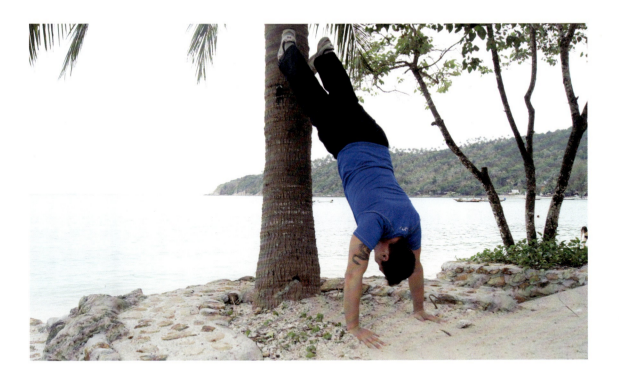

Movements

1. Sie befinden sich in einem erhöhten Vierfüßlerstand und Ihre Füße stehen ein paar Zentimeter von einem Baum/einer Wand weg.

2. Springen Sie jetzt explosiv mit Ihren Beinen so hoch wie möglich auf den Baum/an die Wand.

3. Wandern Sie mit Ihren Beinen die Wand entlang, bis Ihre Beine fast gestreckt sind und halten Sie die Position für fünf Sekunden. Ihre Schultern bleiben stabil und Ihre Hüfte knickt nicht nach innen.

4. Wandern Sie mit Ihren Füßen langsam die Wand hinab und kehren Sie in die Ausgangslage zurück. Wiederholen Sie den Vorgang dreimal.

 ## Björns Zusatztipp

Je höher und kraftvoller Sie an den Baum/an die Wand springen, desto effektiver steigern Sie auch die Explosionskraft Ihrer Beine.

7. Dynamic Plank

Style: Progression

Diese Übung zielt auf die Kräftigung Ihrer Bauchmuskeln ab und auf die Verbesserung Ihrer Körperspannung. Dazu stabilisieren Sie hervorragend Ihre Hüfte und vermindern das Verletzungsrisiko im unteren Rücken bei jeder Bewegung. Durch die Kräftigung Ihrer Bauchmuskeln ziehen Sie auch wieder Ihr Becken nach hinten und beugen so typischen Haltungsschäden, wie der „vorderen Beckenneigung", vor.

Durch das kurze Ent- und Anspannen Ihrer Bauch- und Rumpfmuskulatur, nachdem Sie mit Ihren Knien den Boden berührt haben, erhöhen Sie auch progressiv Ihren Stoffwechsel nach jeder Wiederholung. Denken Sie an Ihr Auto beim Starten. Sie brauchen wesentlich mehr Benzin, wenn Sie Ihr Auto immer wieder starten und abschalten, als wenn Sie nach dem Start den Motor im Leerlauf laufen lassen.

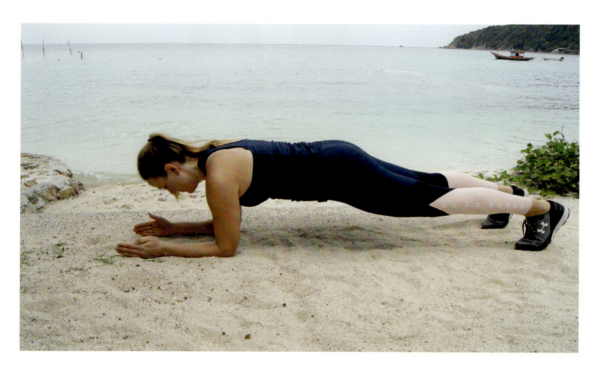

FLOW BODY MOVEMENTS

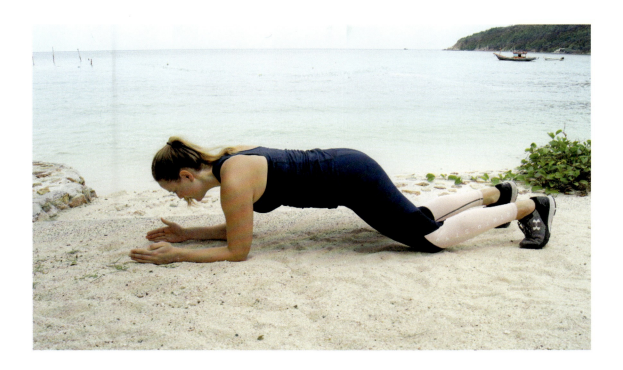

Movement

1. Sie befinden sich in einem Unterarmstütz. Achten Sie darauf, dass Ihre Hüfte nicht durchhängt und Sie keinen Katzenbuckel machen. Ihre Unterarme liegen in einem 90°-Winkel zum Oberarm auf dem Boden auf.

2. Spannen Sie Ihre Bauchmuskeln an und kneifen Sie Ihre Gesäßbacken während der gesamten Übung zusammen. Ihr Kopf bleibt in einer Linie mit der Wirbelsäule und Sie blicken Richtung Boden. Halten Sie auch Ihre Schultern stabil und atmen Sie kontrolliert.

3. Berühren Sie jetzt in moderatem Tempo mit Ihren Knien kurz den Boden und kehren Sie sofort wieder in die Ausgangslage zurück. Wiederholen Sie diesen Vorgang 25-mal und halten Sie die Position nach der letzten Wiederholung noch fünf Sekunden.

 ## Björns Zusatztipp

Halten Sie Ihren Blick während der gesamten Übung auf den Boden gerichtet, sodass Ihr Kopf eine Linie mit Ihrer Wirbelsäule bildet. Wenn Sie Ihren Kopf zu sehr nach hinten neigen, überstrecken Sie nur unnötig Ihre Halswirbel. Ihr Atlaswirbel hätte bestimmt keine Freude daran.

8. L-Seat

Style: Progression

Ready für die nächste Herausforderung? Mit dieser Übung kräftigen Sie Ihre Brust, Ihren Trizeps, Ihre Schultern und Ihren Trapezius. Bis auf die Brust gehören all diese Muskelgruppen zu den sogenannten *Contouring Muscles*, also zu den Muskeln, die Ihre Körperform verschönern. Ihr Körper wirkt dadurch nicht nur athletisch und ästhetisch, sondern *Contouring Muscles* haben auch einen hohen stabilisierenden Effekt auf Ihre Gelenke und helfen Ihnen, eine aufrechte Köperhaltung beizubehalten. Kurzum: *Contouring Muscles* bestimmen die weibliche und männliche Körperform.

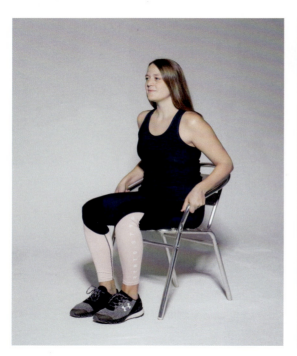
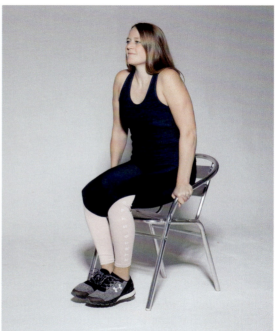

FLOW BODY MOVEMENTS

Movement

1. Setzen Sie sich mit geradem Rücken auf einen stabilen Stuhl.
2. Greifen Sie links und rechts an den Stuhlrand und drücken Sie sich so weit wie möglich in die Luft, bis Ihre Füße den Boden verlassen. Ihre Beine sind angewinkelt und Ihre Oberschenkel parallel zum Boden.
3. Halten Sie diese Position für 10 Sekunden. Kehren Sie in die Ausgangslage zurück, machen Sie drei tiefe Atemzüge und wiederholen Sie diese Übung zweimal.

Björns Zusatztipp

Wenn Sie nicht gleich die 10 Sekunden am höchsten Punkt schaffen, beginnen Sie mit einem kleineren Armwinkel. Die 10 Sekunden zu halten, ist anfangs wichtiger als die Höhe. Arbeiten Sie sich Zentimeter für Zentimeter nach oben, bis Ihre Arme bis auf 1-2 cm gestreckt sind.

9. Hanging Tarzan

Style: Progression

„Hanging Tarzan" ist ein hervorragendes Mittel, um Ihre Körperspannung zu verfeinern, die Schultergelenke zu stabilisieren und Ihre Bauchmuskeln zu trainieren. Eine gute Körperspannung bringt Ihnen nicht nur etwas im Sport oder wenn Sie aufrecht gehen. Eine erhöhte Spannung in den Muskeln absorbiert auch besser einen Aufprall auf dem Wasser, wenn Sie von einer Klippe im Urlaub ins Meer springen wollen. Oder wenn Sie schneller eine Wasserrutsche runterrutschen möchten, hilft Ihnen ein muskelgespannter Körper, nur auf einem bestimmten Körperpunkt unter wackligen und rutschigen Bedingungen zu bleiben.

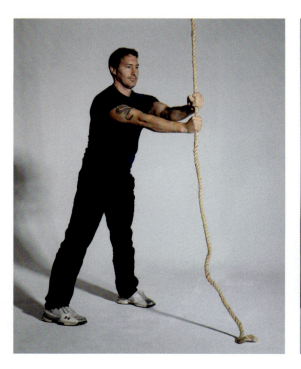
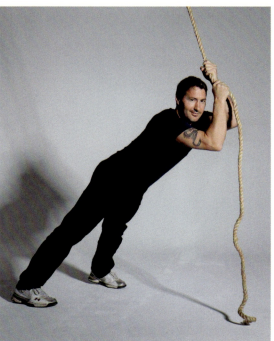

FLOW BODY MOVEMENTS

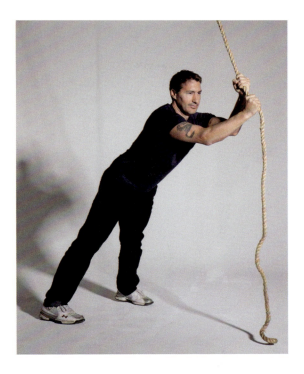

Movement

1. Greifen Sie das Seil auf Brusthöhe und legen Sie sich jetzt so weit ins Seil, bis Ihre Arme in einem 90°-Winkel gebeugt sind. Ihr Körper sollte sich in einem 45°-Winkel zum Boden befinden. Ihre Hüfte bleibt stabil. Ihre linke Hand ist über Ihrer rechten Hand.
2. Drücken Sie sich jetzt mit der Kraft des Trizeps und durch Drücken des Seils in Richtung Boden vom Seil weg, bis Ihre Arme in einem 45°-Winkel sind. Ihre Hände bleiben dabei auf derselben Höhe.
3. Wiederholen Sie diese Übung fünfmal und wechseln Sie dann die Handstellung.

 ### Björns Zusatztipp

Lassen Sie in der Endposition einer jeden Wiederholung für eine Sekunde abwechselnd einmal die rechte Hand und danach die linke Hand los. Sie erhöhen dadurch den Effekt für die Kräftigung Ihrer Bauchmuskeln.

10. Shoulders on the Wall

Style: Fundamental

Der Bewegungsablauf dieser Übung mobilisiert Ihre gesamte Wirbelsäule, während Sie Ihre Schulterblätter nach hinten und in die korrekte Position ziehen. Diese Übung stärkt auch Ihre Schulterblattstabilisatoren und ist ein absolutes Muss gegen eine buckelige Haltung im Alltag und darüber hinaus.

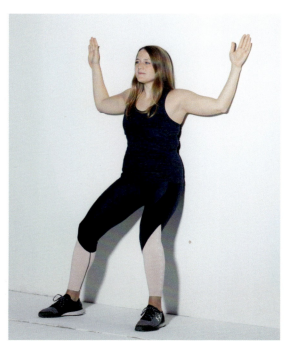
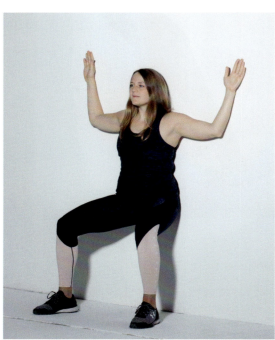

FLOW BODY MOVEMENTS

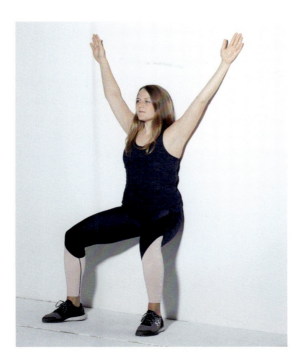

Movement

1. Lehnen Sie sich mit dem Rücken gegen eine Wand. Schulterblätter und Lende liegen so weit wie möglich flach an der Wand an. Die Beine sind schulterbreit geöffnet und die Füße stehen fest auf dem Boden. Heben Sie jetzt Ihre Ellbogen bis knapp unter Schulterhöhe an, sodass Ihre Unterarme mit Ihren Oberarmen ein W bilden. Die Fingerspitzen zeigen nach oben.
2. Rutschen Sie nun so tief an der Wand entlang, bis Unter- und Oberschenkel einen rechten Winkel bilden.
3. Pressen Sie jetzt Ihre Schulterblätter, Ober- und Unterarme gegen die Wand und führen Sie Ihre Arme nach oben, bis Ihre Arme eine V-Form bilden. Halten Sie Spannung für drei Sekunden und achten Sie auf eine kontrollierte Atmung.
4. Ziehen Sie jetzt Ihre Schulterblätter nach unten zusammen und führen Sie Ihre Arme wieder in die Ausgangsposition. Pressen Sie während des gesamten Bewegungsablaufs Ihre Schulterblätter und Lende so weit wie möglich gegen die Wand. Wiederholen Sie diese Übung achtmal.

 ## Björns Zusatztipp

Erklärtes Ziel bei dieser Übung ist es, den Abstand zwischen Wand und Schulterblatt zu verringern. Konzentrieren Sie sich daher bewusst darauf, den Kontakt zur Wand nicht zu verlieren.

11. Box Depth Jump

Style: Progression

Um Ihre sportliche Leistung in vielen Sportarten zu verbessern, müssen Sie Ihre Bein- und Reaktivkraft (plyometrische Kraft) verbessern. Das bedeutet, dass Ihre Muskeln so viel Kraft wie möglich in so kurzer Zeit wie möglich produzieren können. Die Reaktivkraft ermöglicht es Ihnen, schneller und kraftvoller einen Sprint zu beschleunigen, höher zu springen oder eine Landung nach einem Sprung oder Laufschritt besser zu absorbieren. Die „Box Depth Jumps" helfen Ihnen, diese kritische Fähigkeit zu veredeln.

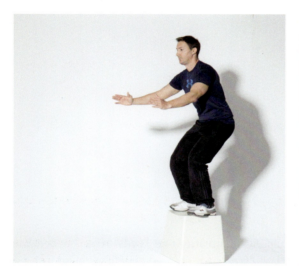
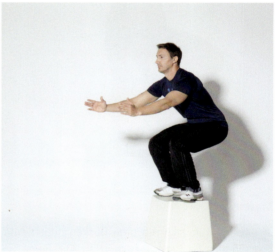
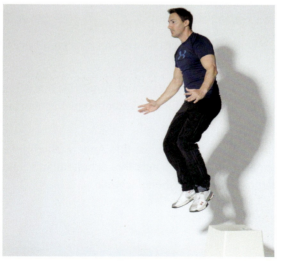
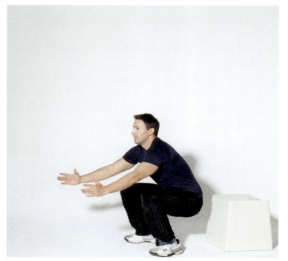

FLOW BODY MOVEMENTS

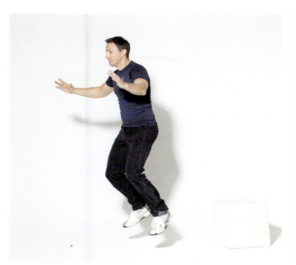 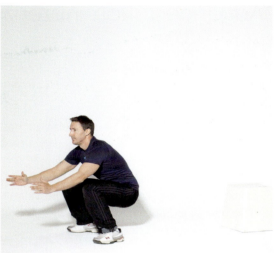

Movement

1. Sie stehen auf einem erhöhten Gegenstand (Stuhl, Couch, Bank …).

2. Springen Sie mit einem kleinen Sprung auf den Boden. Landen Sie mit beiden Beinen weich und federnd. Die federnde Landung stimuliert die tiefen Faszienstrukturen in Ihren Beinen.

3. Beugen Sie bei der Landung Ihre Knie und springen Sie direkt nach der Landung zweimal so weit wie möglich nach vorne. Achten Sie auch hierbei auf eine weiche und federnde Landung. Wiederholen Sie diese Übung ohne Pause fünfmal.

 ## Björns Zusatztipp

Wenn Sie aus Platzgründen nicht zweimal in Folge nach vorne springen können, drehen Sie sich nach dem ersten Sprung einfach um und springen zurück.

„Advanced"-Reminiszenzplan 1

1. L-Seat (Advanced)

Style: Progression

Die gestreckten Beine in der Übung zielen auf das Training Ihrer Psoasmuskulatur ab. Der Psosas ist ein tief liegender Hüftmuskel, der Ihre Lendenwirbelsäule mit dem oberen Teil Ihrer Oberschenkelknochen verbindet. Warum ist dieser Muskel wichtig? Durch den Psosas verläuft ein großes Netzwerk an Nerven, das das untere Rückenmark mit der schrägen und der geraden Bauch-, der Hüft- und der Oberschenkelmuskulatur verbindet. Wenn Ihre Psoasmuskulatur verkürzt oder schlecht trainiert ist, können Sie so viel für Ihre Bein- und Bauchmuskeln tun, wie Sie wollen, Sie erhalten aufgrund der Nervenverbindung zum Psosas nur den halben Effekt.

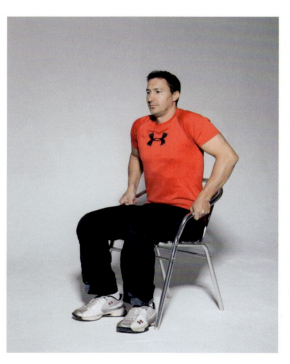
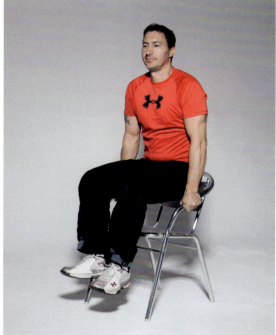

FLOW BODY MOVEMENTS

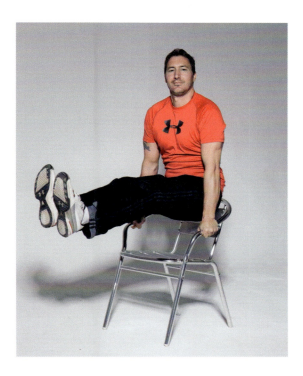

Movement

1. Führen Sie Schritt 1 und 2 aus dem „Beginner"-Reminiszenzplan 2 aus und
2. strecken Sie jetzt Ihre Beine aus.
3. Halten Sie die Position für vier Sekunden und kehren Sie in die Ausgangslage zurück. Atmen Sie dreimal tief durch und wiederholen Sie die Übung viermal.

 ## Björns Zusatztipp

Ein schlecht trainierter Psoas kann Schmerzen im unteren Rückenbereich, Schwierigkeiten beim Stehen, Skoliose, eine schlechte Haltung und eine vordere Beckenneigung verursachen. Je länger Sie daher die Position halten können, desto besser ist Ihre Verletzungsprävention im Hüft- und Rückenbereich.

2. Rotation Push-up (Advanced)

Style: Progression

In der „Advanced"-Version des „Rotation Push-ups" mobilisieren Sie zusätzlich durch das tiefere Absinken Ihre Schulterblätter und erhöhen die Flexibilität Ihres Oberkörpers. Aufgrund der höheren Flexibilität verringern Sie das Risiko, sich bei spontanen und kraftvollen Bewegungen zu verreißen oder Muskelfaserrisse in den oberen Rückenstrukturen zu bekommen.

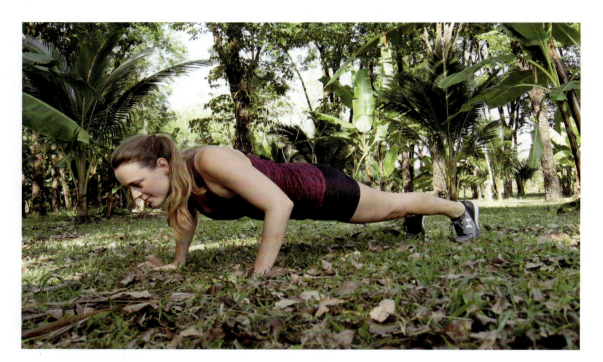

FLOW BODY MOVEMENTS

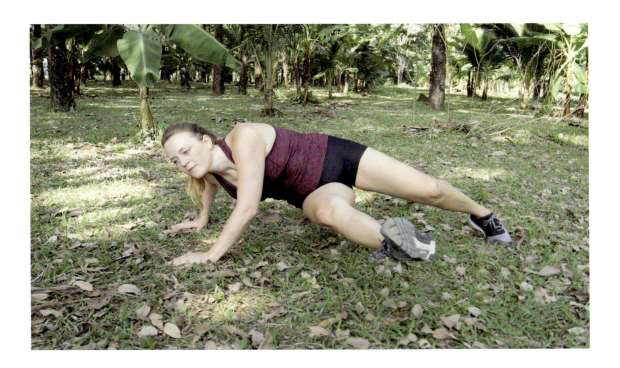

Movement

1. Führen Sie Schritt 1 vom „Beginner"-Reminiszenzplan 1 aus.

2. Wiederholen Sie auch Schritt 2 bis 4 vom „Beginner"-Reminiszenzplan 1, aber senken Sie diesmal Ihren Körper auf 5-6 cm ab.

3. Wiederholen Sie diese Übung achtmal und wechseln Sie dann wieder ohne Pause auf Ihr linkes Bein.

 ### Björns Zusatztipp

Achten Sie wirklich darauf, dass Sie 2-3 cm tiefer absinken als im „Beginner"-Reminiszenzplan 1 und auch bei der letzten Wiederholung nicht nachlässig arbeiten. Ihr Körper bedankt sich mit einer athletischen Figur vorm Spiegel.

3. Shoulder Circle (Advanced)

Style: Progression

Das angehobene Bein fordert verstärkt Ihre Schulterkette und hilft Ihnen, muskuläre Dysbalancen zwischen der vorderen und der hinteren Schulter auszugleichen.

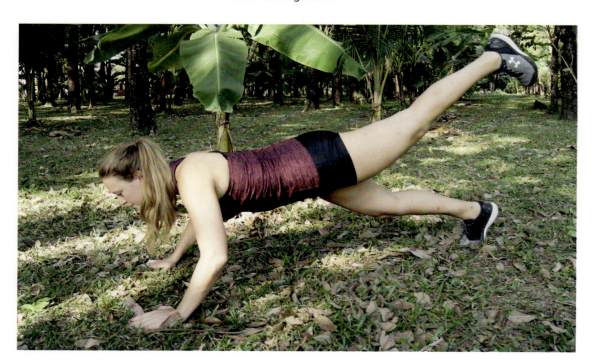

FLOW BODY MOVEMENTS

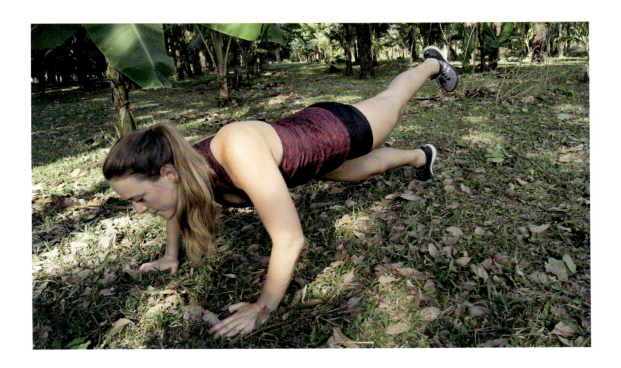

Movement

1. Führen Sie Schritt 1 bis 2 aus dem „Beginner"-Reminiszenzplan 1 durch.

2. Kreisen Sie jetzt wieder mit Unterstützung der Arme Ihre Schultern 10-mal im Uhrzeigersinn nach vorn und zurück und heben Sie dabei Ihr linkes Bein an. Wechseln Sie nach 10 Kreisen wieder die Richtung und heben Sie Ihr rechtes Bein an.

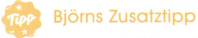 ## Björns Zusatztipp

Fangen Sie mit kleinen Kreisen an und erhöhen Sie nach und nach den Radius.

4. Ringerübung (Advanced)

Style: Progression

Die „Ringerübung" zielt auf einen Großteil Ihrer faszialen Strukturen ab und zieht Ihre Wirbelsäule wieder in die Länge, nachdem Sie den ganzen Tag viel gestanden oder gesessen haben.

Die Körperbelastung des Tages oder das Tragen von schweren Gegenständen drückt auf Ihre Bandscheiben. Die kleinen Puffer liegen zwischen den Wirbelknochen. Sie haben einen knorpeligen Mantel, einen gallertartigen Kern und besitzen keine Blutgefäße. Sie ernähren sich über die Aufnahme und Abgabe von Flüssigkeit aus den benachbarten Wirbeln.

Durch die Streckung in dieser Übung füllen sich Ihre Bandscheiben wieder mit Flüssigkeit und gelangen wieder in ihre Ursprungsform. Dies führt zu mehr Stabilität in Ihrem gesamten Bewegungsapparat und hilft für eine aufrechte und starke Haltung.

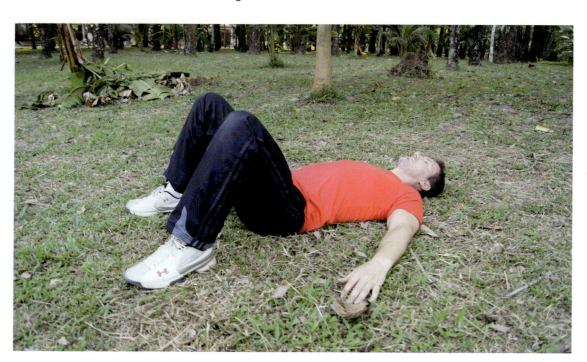

FLOW BODY MOVEMENTS

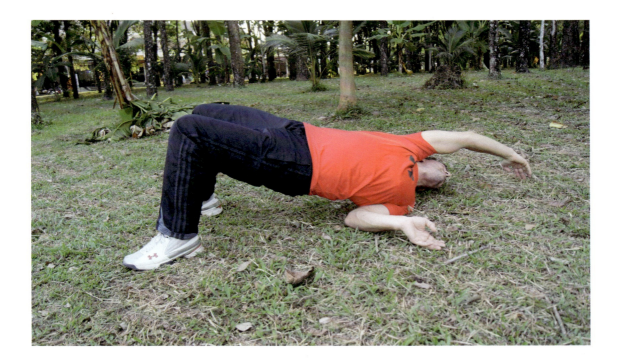

Movement

1. Sie liegen flach mit aufgestellten Beinen am Boden. Ihre Arme liegen seitlich an.
2. Heben Sie nun die Hüfte an, bis Ihr unterer Rücken eine gerade Linie mit Ihren hinteren Oberschenkeln bildet. Drehen Sie sich in einer Vierteldrehung über den linken Oberarm.
3. Greifen Sie nun mit dem rechten Arm über die linke Schulter diagonal so weit wie möglich nach hinten. Die Füße bleiben am Boden.
4. Halten Sie die Position für zwei Atemzüge, kehren Sie in die Ausgangslage zurück und wechseln Sie die Seite. Wiederholen Sie diesen Vorgang fünfmal.

 ## Björns Zusatztipp

Um den größten Nutzen aus dieser Übung zu ziehen, steigere ich immer nach jeder Wiederholung das Tempo. Sie entwickeln dadurch ein höheres physisches Anpassungspotenzial bei vielen dynamischen Bewegungsabläufen im Sport.

5. Throw the Ball (Advanced)

Style: Progression

Der Ausfallschritt ist ein hervorragendes Mittel, um Ihre Beinkraft in jedem Bein zu verbessern und um das schwächere Bein gezielt zu fördern. Auch bei dieser Variante trainieren Sie zusätzlich Ihre visuellen und Ihre motorischen Fähigkeiten.

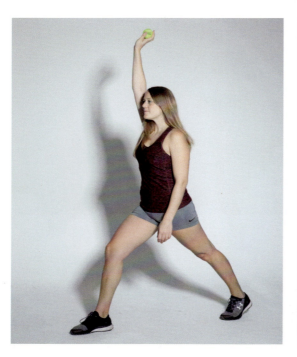
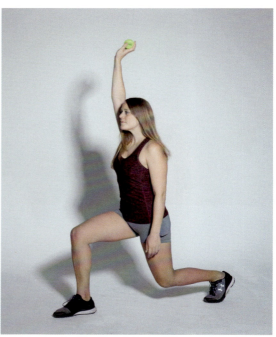

FLOW BODY MOVEMENTS

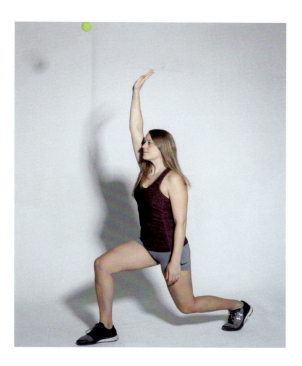

Movement

1. Sie stehen ca. 2 m vor einer Wand und beginnen in einem Ausfallschritt. Das rechte Bein steht vorne und ist leicht gebeugt. Ihr Rücken bleibt gerade und Ihr rechtes Knie ragt nicht über die Zehenspitze hinaus. In Ihrer nach oben gestreckten rechten Hand befindet sich wieder ein Tennis- oder Gummiball.

2. Beugen Sie Ihre Knie und senken Sie Ihren Körper so weit ab, bis sich Ihr Oberschenkel in einem 90°-Winkel zum Unterschenkel befindet.

3. Ziehen Sie Ihren rechten Arm zurück und werfen Sie jetzt wieder den Tennisball mit erhobener Hand gegen die Wand und fangen Sie ihn wieder, ohne den Arm abzusenken. Drücken Sie sich mit Ihrer Beinkraft nach oben und kehren Sie in die Ausgangsposition zurück.

4. Wiederholen Sie diese Übung 12-mal und wechseln Sie dann auf das linke Bein.

 ## Björns Zusatztipp

Je größer Sie den Ausfallschritt nach vorne machen, desto mehr trainieren Sie Ihre Gesäßmuskeln. Ihr Gesäß erhält dadurch nicht nur eine schöne Form, sondern hilft Ihnen auch, durch den erhöhten Muskeltonus schneller zu laufen, zu springen oder zu sprinten.

11 FLOW BODY MOVEMENTS

6. Side Kick (Advanced)

Style: Fundamental

Bewegung ist nur über Gelenke möglich!

Ihre Gelenkbeweglichkeit spielt daher eine kritische Rolle bei allen Bewegungen, die Sie beim Sport und im Alltag durchführen müssen und bei denen Ihre Faszien beteiligt sind. Deshalb ist es so wichtig, Ihre Gelenke mobil, flexibel und stabil zu halten.

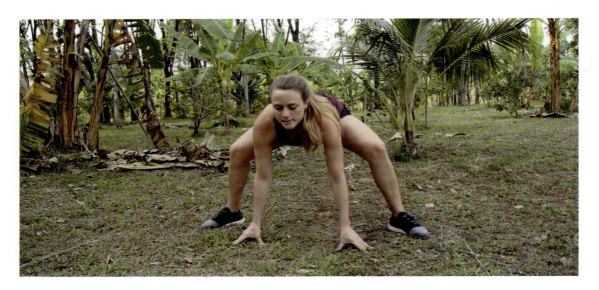

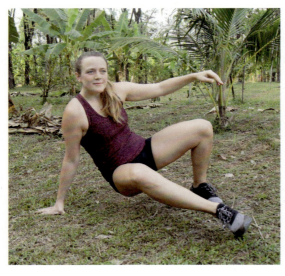

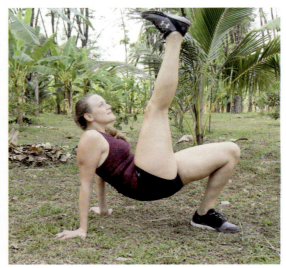

FLOW BODY MOVEMENTS

Die nächste Übung ist nicht nur ideal, um Ihre Gelenkbeweglichkeit zu schulen, sondern Sie verfeinern auch Ihre Fähigkeit, komplexe Rotationsbewegungen durchzuführen. Die meisten Bewegungsabläufe im Sport und Alltag verlaufen keineswegs geradlinig, sondern enthalten Rotationsbewegungen. Beispielsweise, wenn Sie Autoreifen aus dem Kofferraum heben, Ihr Baby in das Gitterbett legen oder bei einem Aufschlag Ihre Hüfte mitdrehen. Umso wichtiger ist es, dreidimensionale Bewegungsabläufe zu trainieren, um Ihr neuromuskuläres System auf alle physiologischen Bewegungsmuster vorzubereiten.

Diese Bewegung ist auch hervorragend geeignet, um typische Hüftversteifungen durch monotone Haltungsmuster im Alltag, wie längeres Sitzen, in die Wüste zu schicken. Sie fühlen sich nach dem Side Kick in allen Bewegungen wesentlich befreiter und flexibler.

Movement

1. Sie beginnen in einer 80°-Plié-Stellung und Ihre Hände befinden sich am Boden vor Ihnen. Ihre Knie und Fußspitzen sind leicht nach außen gedreht und Ihr Rücken ist gerade.
2. Lösen Sie jetzt die linke Hand vom Boden und ziehen Sie jetzt das rechte Bein diagonal links unter Ihrem Körper durch.
3. Richten Sie Ihren Körper nach links aus, legen Sie Ihre linke Hand auf dem Boden ab und strecken Sie gleichzeitig die rechte Ferse Richtung Himmel.
4. Ziehen Sie die Zehen an und beugen Sie 1-2 cm das Knie. Ihre Hände stehen stabil auf dem Boden. Halten Sie die Position für eine Sekunde.
5. Kehren Sie in die Ausgangsposition zurück und wiederholen Sie diese Übung auf der anderen Seite. Wiederholen Sie diese Übung fünfmal abwechselnd auf jeder Seite.

Björns Zusatztipp

Stellen Sie sich bei jedem Seitenwechsel vor, wie Ihr Körper danach ausgerichtet ist und vergleichen Sie diese Position dann mit Ihrer tatsächlichen Körperstellung. Wenn Sie bei solch komplexen Bewegungsabläufen vorab ein vordefiniertes Bild visualisieren, bevor Sie mit Ihrem Körper nachziehen, erhöhen Sie Ihre visuelle Rotationsfähigkeit.

Je besser Ihre visuelle Rotationsfähigkeit mit der motorischen Rotationsfähigkeit übereinstimmt, desto besser können Sie Gegenstände aus unterschiedlichen Blickwinkeln, bei unterschiedlichen Lichtverhältnissen und in unterschiedlichen Entfernungen identifizieren und entsprechend schneller reagieren. Sie steigern somit nicht nur Ihre Balance und motorische Kontrolle, sondern auch Ihre Handlungsschnelligkeit, wenn Sie beispielsweise einen Pass im Fußball abfangen möchten oder auf ein plötzliches Hindernis beim Autofahren reagieren müssen.

7. Love Your Hips (Advanced)

Style: Progression

Diese „Advanced"-Variante hilft, die Durchblutung im Hüftgelenk zu fördern und versorgt dadurch das Hüftgelenk besser mit Nährstoffen. Sie erhöhen auch mit folgender Bewegung die Gleitfähigkeit in den Gelenkkapseln Ihrer Hüfte und mobilisieren so besser Ihre Faszien, die an Ihrer Rumpfmuskulatur beteiligt sind.

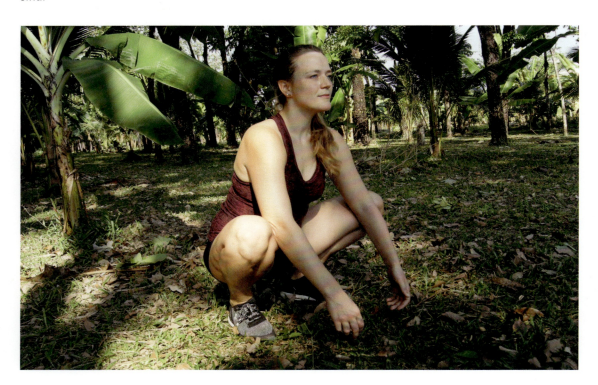

FLOW BODY MOVEMENTS

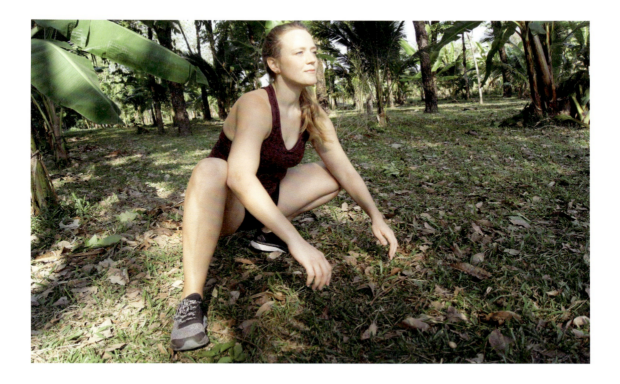

Movement

1. Führen Sie die Schritte 1 bis 2 aus dem „Beginner"-Reminiszenzplan 1 aus. Ihre Oberarme liegen auf den Knien auf.

2. Bewegen Sie den rechten Fuß 15 cm nach rechts und ziehen Sie den linken Fuß nach.

3. Bewegen Sie sich jetzt in die Gegenrichtung mit dem linken Fuß 15 cm nach links und ziehen Sie den rechten Fuß nach.

4. Wiederholen Sie diese Übung auf jeder Seite 10-mal.

 ## Björns Zusatztipp

Führen Sie die Übung kontrolliert, langsam und ohne Schwung durch. Sie erhalten folglich eine bessere Kontrolle über Ihre Hüfte.

11 FLOW BODY MOVEMENTS

8. Skater Jump (Advanced)

Style: Progression

In der „Advanced"-Version des „Skater Jumps" schulen Sie verstärkt Ihre allgemeine Balancefähigkeit. Dadurch verbessern Sie alle koordinativen Bewegungsabläufe im Alltag, Beruf oder Sport. Obendrein führt ein ausbalancierter Körper zu mehr Geschmeidigkeit und einer besseren Haltung.

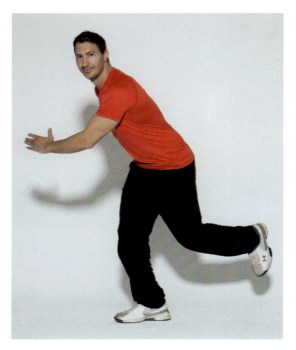
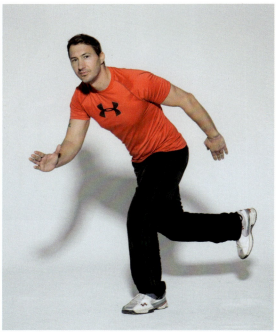

FLOW BODY MOVEMENTS

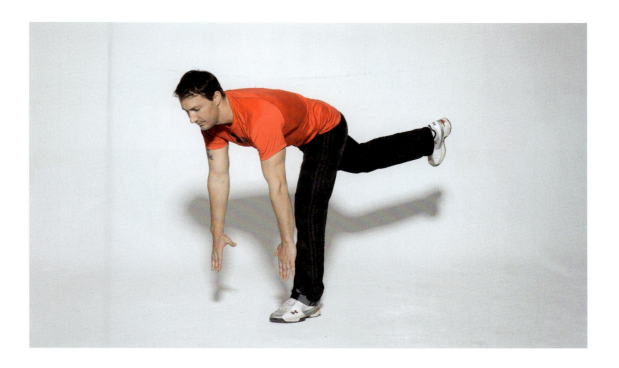

Movement

1. Führen Sie die Schritte 1 bis 3 aus dem „Beginner"-Reminiszenzplan 1 durch.

2. Beugen Sie sich direkt nach dem Landen mit geradem Rücken nach vorne, bis Ihre Hände 20-30 cm vom Boden entfernt sind. Halten Sie die einbeinige Position für mindestens zwei Atemzüge, ohne zu wackeln. Das Standbein und das hintere Bein bleiben leicht gebeugt. Führen Sie die Abwärtsbewegung langsam und kontrolliert aus. Sie sollten bei der Abwärtsbewegung an jedem Punkt kontrolliert anhalten können, ohne die Balance zu verlieren.

3. Kehren Sie wieder in die aufrechte Haltung zurück und springen Sie auf das andere Bein und führen Sie nochmals Schritt 2 aus. Wiederholen Sie diese Übung fünfmal pro Bein.

 ## Björns Zusatztipp

Diese Übung regt durch die Explosivbewegung super Ihren Stoffwechsel an. Sorgen Sie daher für tiefe Atemzüge bei Schritt 2, um Ihr Energielevel aufrechtzuerhalten.

9. Dynamic Plank (Advanced)

Style: Progression

Durch das separierte Anheben Ihrer Beine gleichen Sie muskuläre Defizite in Ihrem unterem Rücken aus. Ein Ungleichgewicht der Muskulatur erhöht automatisch Ihr Verletzungsrisiko. Dieses Problem haben Sie nach dem „Dynamic Plank" (Advanced) nicht mehr.

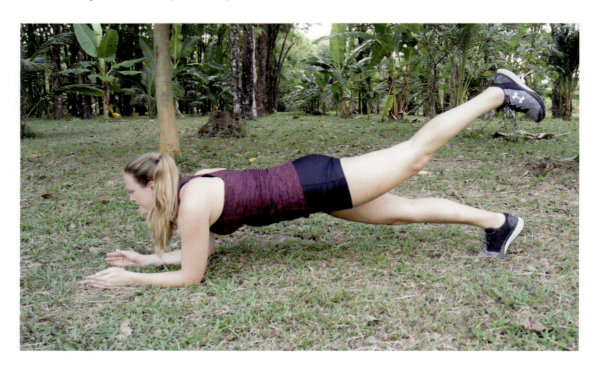

FLOW BODY MOVEMENTS

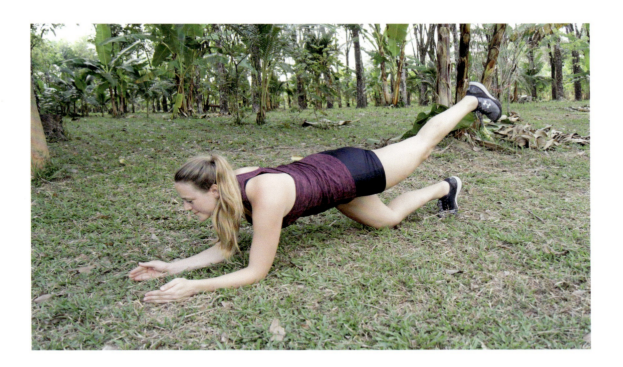

Movement

1. Die Ausgangslage ist dieselbe wie beim „Dynamic Plank" im „Beginner"-Reminiszenzplan 2.
2. Heben Sie Ihr linkes Bein an und strecken das Bein nach hinten.
3. Berühren Sie jetzt in moderatem Tempo mit Ihrem rechten Knie kurz den Boden und kehren Sie sofort in die Position von Schritt 2 zurück.
4. Wiederholen Sie diesen Vorgang 10-mal und halten Sie die Position nach der letzten Wiederholung noch fünf Sekunden. Wechseln Sie ohne Pause das Bein und wiederholen Sie den Bewegungsablauf.

 ## Björns Zusatztipp

Heben Sie das Spielbein während der gesamten Übung so weit nach oben an, bis Sie eine leichte Kontraktion im unteren Rücken spüren. Sie bekommen mit dieser Übung dann nicht nur einen tollen Sixpack, sondern auch geschützte Lendenwirbel.

10. Alonso Bridge (Advanced)

Style: Fundamental

Die „Alonso Bridge" fordert verstärkt Ihre Faszien im Rückenbereich. Vor allem bei Rotationsbewegungen im Sport und Alltag ist die Verletzungsgefahr des Rückens sehr hoch. Je mobilisierter die Faszien in diesem Bereich sind, desto besser arbeiten Ihre Muskelfasern auch im Rücken mit (Sie erinnern sich an Kap. 6. Jede Muskelfaser befindet sich im Fasziengewebe.). Mit dieser Übung beugen Sie gezielt vor und verhindern fasziale und muskuläre Verletzungen wie Muskelfaserrisse im Rücken oder Risse der Wirbelbänder.

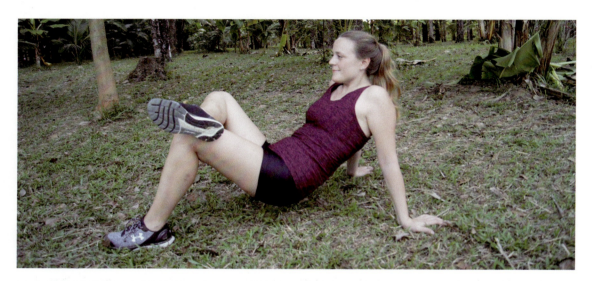

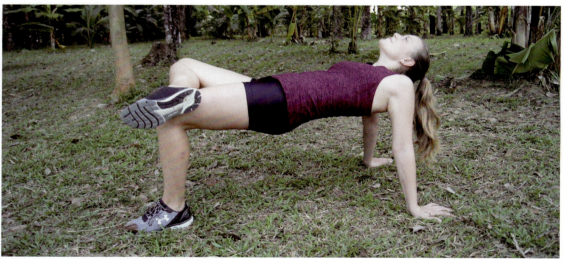

FLOW BODY MOVEMENTS

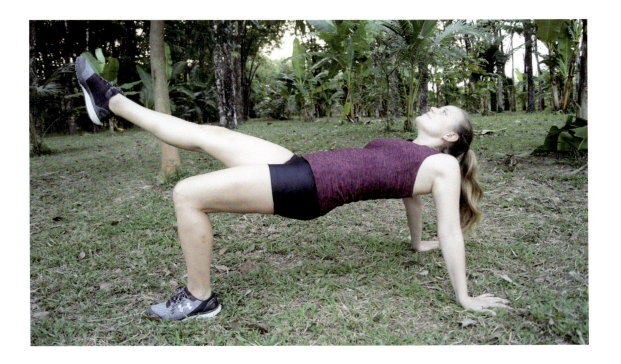

Movement

1. Sie befinden sich rücklings im Vierfüßlerstand.

2. Legen Sie nun Ihren äußeren rechten Fußknöchel oberhalb Ihres linken Knies. Bewegen Sie Ihre Hüfte nach oben, bis Ihr linker hinterer Oberschenkel eine Linie mit Ihrem Rücken bildet.

3. Strecken Sie das rechte Bein vor.

4. Kreisen Sie das ausgestreckte Bein langsam achtmal im Uhrzeigersinn und dann entgegengesetzt. Wiederholen Sie diese Übung mit dem linken Bein.

 ## Björns Zusatztipp

Schaukeln Sie zwischen den Richtungswechsel Ihrer Beine 3-4-mal mit Ihren Schultern hin und her. Das erhöht zusätzlich Ihre Schulterstabilisation. Ihre Hüfte bleibt während der gesamten Übung oben.

11. Happy Feet (Advanced)

Style: Progression

Mit dieser Variante trainieren Sie zusätzlich Ihre propriozeptiven Fähigkeiten, also die unbewusste Korrektur Ihrer Gelenkposition. Propriozeptives Training wirkt daher auch stabilisierend auf Ihre Gelenke und ist perfekt, um viele Knie-, Hüft- und Rückenbeschwerden zu vermeiden. Außerdem erhöhen Sie auch Ihre Körperstamina und steigern Ihre anaerobe Schwelle. Beides erhöht Ihre Leistungsfähigkeit und macht Sie in jeder Sportart ausdauernder.

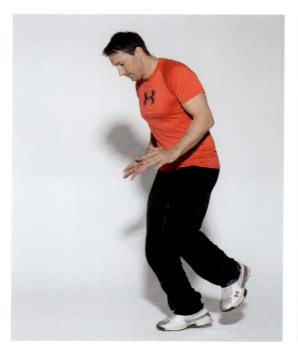
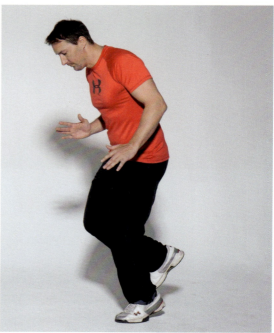

FLOW BODY MOVEMENTS

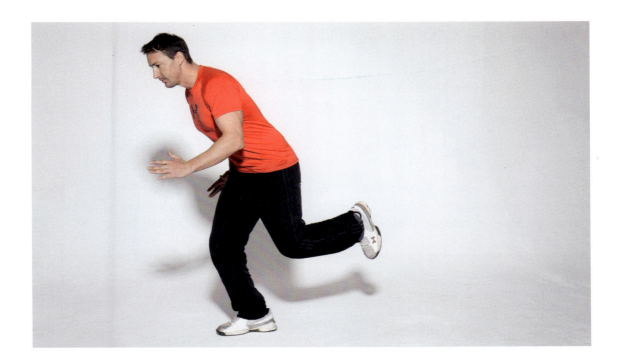

Movement

1. Führen Sie Schritt 1 aus dem „Beginner"-Reminiszenzplan 1 aus.

2. Tippen Sie jetzt sechs Sekunden lang, so schnell wie möglich, abwechselnd mit Ihren Zehenspitzen auf den Boden und springen Sie dann direkt, ohne den Bewegungsflow zu stoppen, 0,5 m nach vorne auf Ihr rechtes Bein und halten dann eine Sekunde die Balance. Landen Sie mit geradem Rücken leise und federnd wie ein Ninja. Ihr Knie ragt dabei nicht über Ihre Zehenspitze und lenkt nach dem Sprung weder nach links noch nach rechts aus.

3. Wiederholen Sie Schritt 2 ohne Pause abwechselnd sechsmal auf jedem Bein.

 ## Björns Zusatztipp

Wenn Ihnen 0,5 m zu weit vorkommen, fangen Sie mit kleinen Sprüngen an und erhöhen Sie nach und nach die Sprungweite.

„Advanced"-Reminiszenzplan 2

1. Bambus Rotation (Advanced)

Style: Progression

Je enger Sie bei dieser Übung greifen, desto mehr Rückenmuskeln sind involviert. Bei dieser Griffhaltung sprechen Sie zusätzlich die hintere Schultermuskulatur, Ihre Rhomboiden, an.

Die Kräftigung der Rhomboiden sorgt nicht nur für eine aufrechte Haltung, sondern lässt Sie schwerere Gewichte müheloser tragen und sorgt bei Sportarten, bei denen Sie den erhobenen Arm nach hinten ziehen müssen, für einen härteren Aufschlag, beispielsweise beim Beachvolleyball oder Tennis.

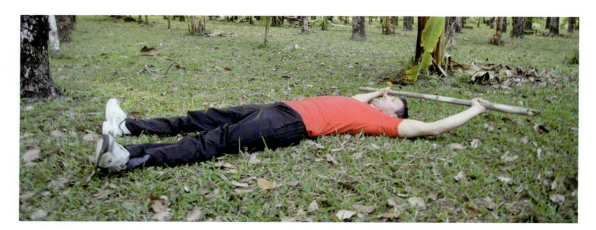

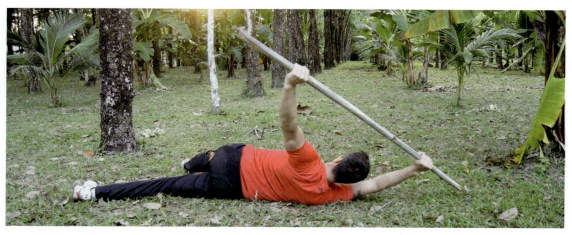

FLOW BODY MOVEMENTS

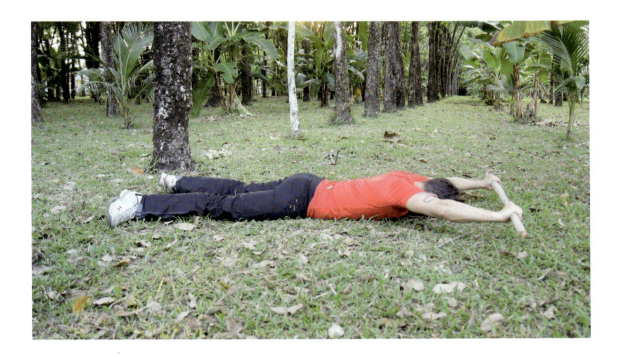

Movement

1. Führen Sie denselben Übungsablauf wie im „Beginner"-Reminiszenzplan 1 aus, nur greifen Sie jetzt 15 cm weiter nach innen. Auch hier ganz wichtig: Die Enden des Stabs dürfen während der gesamten Übung nicht den Boden berühren.
2. Wiederholungen Sie die Übung auf jeder Seite fünfmal.

 ### Björns Zusatztipp

Wenn Sie die Übung nicht sofort schaffen, vergessen Sie nicht: Es ist noch kein Meister vom Himmel gefallen. Gehen Sie einfach in die Ausgangsposition zurück, schütteln Sie sich kurz durch und probieren es dann mit einem 4 cm breiteren Griff erneut. Arbeiten Sie sich dann langsam auf das geforderte Niveau und die gewünschte Griffbreite hoch.

2. Beach Sit-up (Advanced)

Style: Progression

Durch das zusätzliche Gewicht in Ihren Händen steigern Sie auch Ihre Schulterstabilisation und kräftigen zusätzlich Ihren oberen Rücken.

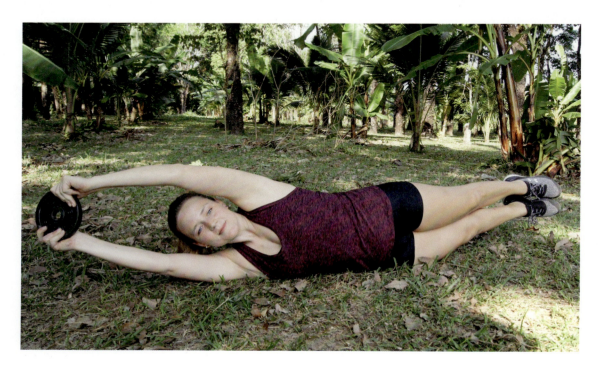

FLOW BODY MOVEMENTS

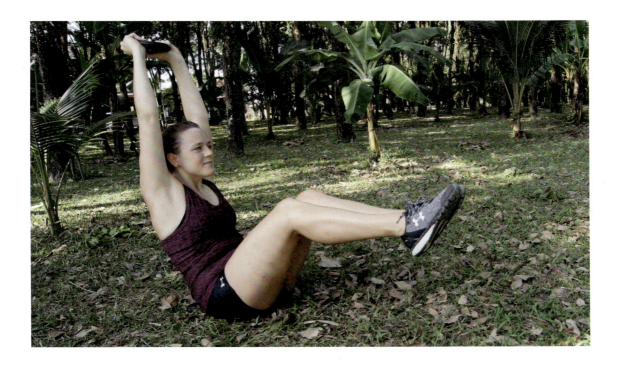

Movement

1. Führen Sie Schritte 1 bis 2 aus dem „Beginner"-Reminiszenzplan 1 durch und halten Sie dabei eine 2-kg-Hantelscheibe in den Händen.

2. Bleiben Sie wieder in dieser Position für zwei Sekunden und atmen Sie tief ein und aus. Versuchen Sie, nicht zu wackeln.

3. Rotieren Sie jetzt wieder kontrolliert Ihren Oberkörper Richtung Knie, bis Ihre Oberschenkel und Ihr Oberkörper wieder einen 90°-Winkel bilden. Ihre Arme bleiben trotz Gewicht gestreckt und auf Kopfhöhe. Ihre Knie sind leicht angewinkelt.

4. Kehren Sie in die Ausgangslage zurück und wiederholen Sie diese Übung achtmal. Wechseln Sie dann die Seite. Führen Sie den „Beach Sit-up" ohne Schwung aus.

 ## Björns Zusatztipp

Je langsamer Sie in die Ausgangslage zurückkehren, desto mehr kräftigen Sie Ihre Bauchmuskeln. Spulen Sie den „Beach Sit-up" einfach mal in Slow Motion ab, Sie spüren dann, was ich meine.

3. Dynamic Cobra (Advanced)

Style: Fundamental

Die „Dynamic Cobra" stärkt nicht nur Ihren unteren Rücken und mobilisiert Ihre Wirbelsäule, sondern diese Übung formt auch Ihr Gesäß und öffnet Ihre Lungen. Diese Pose wird darum auch für therapeutische Zwecke, wie beispielsweise bei Asthma, verwendet. Obendrein stimulieren Sie auch noch Ihre Verdauungsorgane und fördern so Ihren Stoffwechsel.

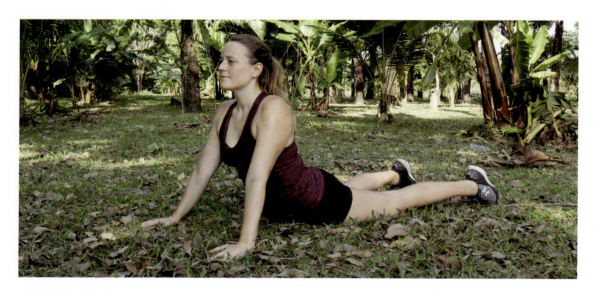

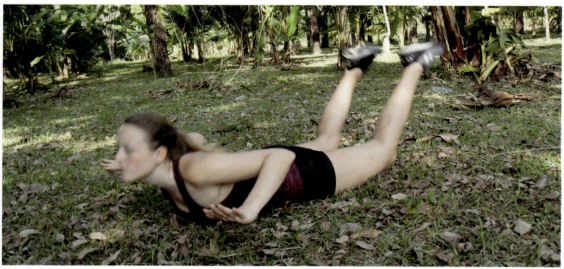

FLOW BODY MOVEMENTS

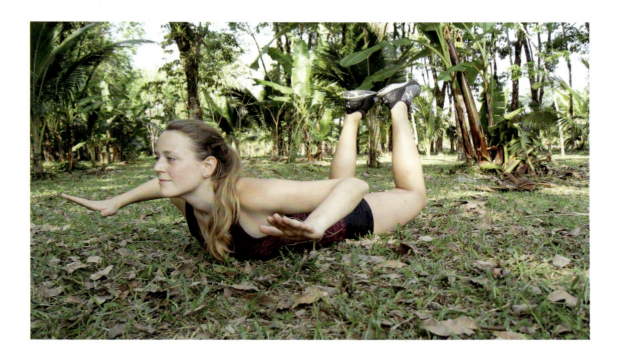

Movement

1. Sie liegen flach auf dem Boden und Ihre Hände stützen dicht neben Ihrem Körper auf Brusthöhe auf. Strecken Sie Ihre Arme durch und heben Sie Ihren Oberkörper an.

2. Lösen Sie Ihre Arme vom Boden und lassen Sie Ihren Körper von der Schwerkraft einmal am Boden wippen und stoppen Sie dann so schnell wie möglich.

3. Wiederholen Sie diese Übung viermal in Folge.

 ## Björns Zusatztipp

Je schneller Sie nach dem ersten Wippen Ihren Körper stoppen können, desto besser trainieren Sie Ihre rechtzeitige Kraft. Wenn Sie beispielsweise etwas Schweres tragen und plötzlich mit dem Bein wegrutschen, bleibt Ihr Rücken stabil, ohne den Muskel nach dem abrupten Wegrutschen „loszulassen".

4. Hanging Tarzan (Advanced)

Style: Progression

Durch das tiefere Greifen in der „Advanced"-Version steigern Sie die Fähigkeit, Ihren Körper bei kraftvollen Bewegungen besser zu kontrollieren. Je besser Ihre Körperkontrolle ist, desto präziser können Sie Ihre Balance, Ihre sensorischen Fähigkeiten und Ihre Muskelketten koordinieren.

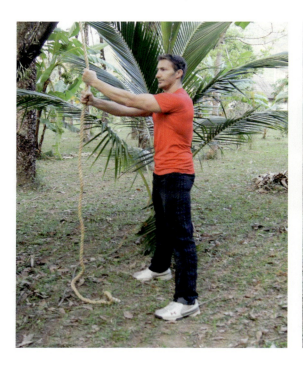
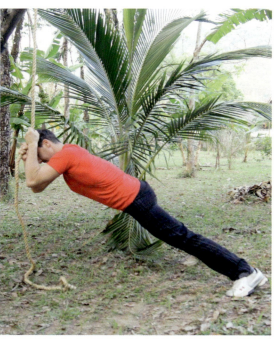

FLOW BODY MOVEMENTS

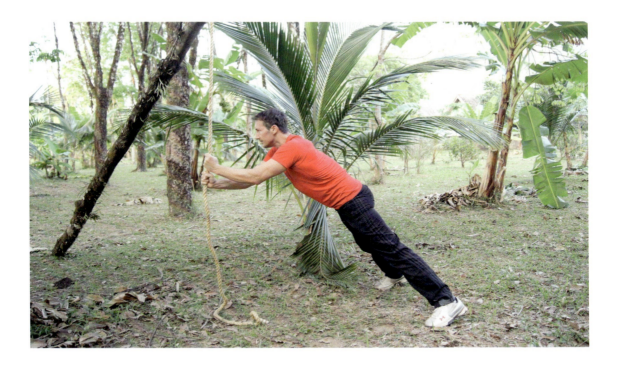

Movement

1. Führen Sie den Bewegungsablauf aus dem „Beginner"-Reminiszenzplan 2 aus. Greifen Sie aber in der „Advanced"-Version das Seil 20 cm tiefer. Ihr Köper steht jetzt wesentlich paralleler zum Boden. Ihre Hüfte bleibt wieder stabil. Ihre linke Hand befindet sich über Ihrer rechten Hand.

2. Wiederholen Sie diese Übung sechsmal und wechseln Sie dann die Handstellung.

 ### Björns Zusatztipp

Wenn Sie zusätzlich noch etwas für Ihre Körperspannung tun möchten, strecken Sie in der Endposition einer jeden Wiederholung abwechselnd mal den rechten und danach den linken Arm für zwei Sekunden nach vorne.

5. Shoulder Side Plank (Advanced)

Style: Progression

Wenn Sie schärfere Konturen um Ihre seitlichen Bauchmuskeln wünschen, kommt diese Variante genau richtig. Durch die Beinstellung fordern Sie verstärkt Ihren seitlichen Rumpf und erhöhen die Stabilität Ihrer unteren Wirbelsäule. Ein stabiler Körperkern ist besser in der Lage, die Energie zwischen Unter- und Oberkörper zu übertragen. Beispielsweise, wenn Sie sprinten oder joggen und mit den Armen schwingen, die Balance auf dem Surfboard halten müssen oder wenn Sie mit mehr Kontrolle über eine Schneepiste jagen möchten.

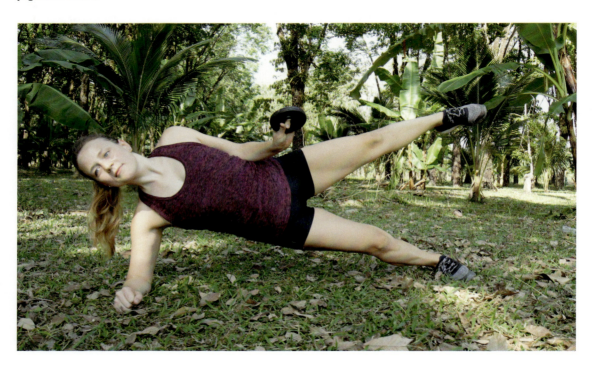

FLOW BODY MOVEMENTS

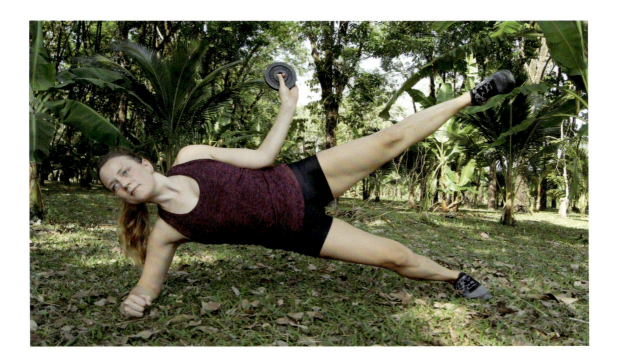

Movement

1. Führen Sie Schritt 1 des „Beginner"-Reminiszenzplans 1 aus.
2. Heben Sie jetzt das linke Bein ca. 1 m an.
3. Führen Sie Schritt 2 und 3 des „Beginner"-Reminiszenzplans 1 aus.

 Björns Zusatztipp

Während der Unterarmbewegung nach hinten hebe ich immer das freie Bein nochmals um 20 cm an. Dadurch kontrahiere ich extra die seitliche Lendenmuskulatur und die Übung bekommt mehr Dynamik.

6. Sumo Stand (Advanced)

Style: Fundamental

Die Beinkraft mit der oberen Rücken- und Schultermobilisation zu verbinden, das schafft der Sumo Stand!

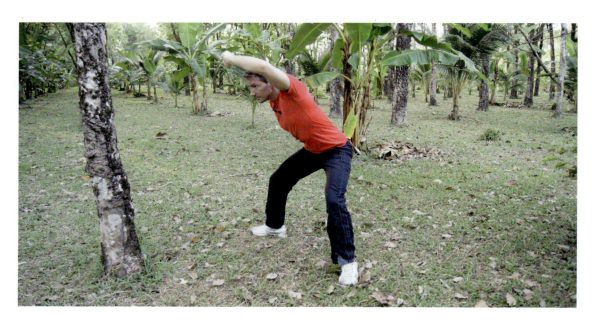

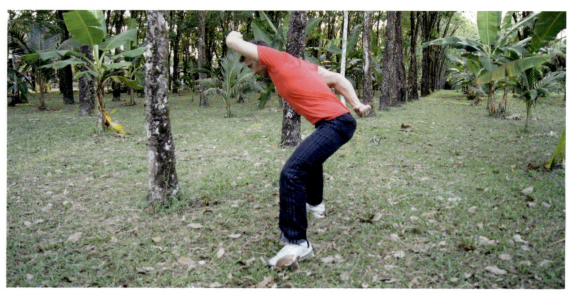

FLOW BODY MOVEMENTS

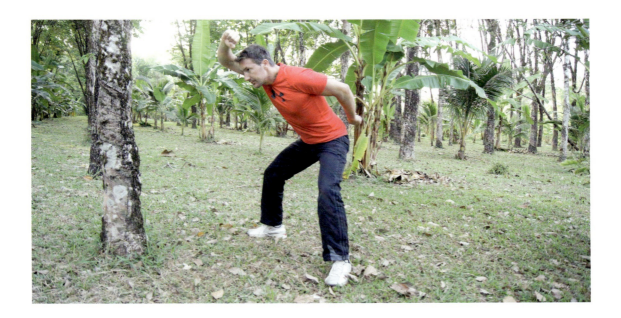

Movement

1. Sie stehen in einem Plié und senken Ihren Oberkörper ab, bis Ober- und Unterschenkel einen 45°-Winkel ergeben und beugen Ihren Oberkörper leicht nach vorne.
2. Platzieren Sie Ihre linke Hand mit leicht angewinkeltem Ellbogen vor dem Kopf und die rechte Hand so weit wie möglich am Rücken.
3. Führen Sie nun Ihre linke Hand, die nach vorne zeigt, nach hinten und gleichzeitig die rechte Hand, die nach hinten zeigt, nach vorne. Sie malen dadurch mit jeder Hand einen Halbkreis um Ihren Körper.
4. Führen Sie die Bewegung der Arme 40 Sekunden lang abwechselnd in semiexplosivem Tempo durch und spannen Sie dabei Ihre Schultern an.

 ## Björns Zusatztipp

Achten Sie neben den Armbewegungen vor allem darauf, dass Sie das Plié sauber durchführen. Das bedeutet, dass Sie während der ganzen Übung im gleichen Beugewinkel bleiben. Je länger die Übung dauert, desto schwerer ist es, den Winkel zu halten. Wenn Sie dies jedoch schaffen, fordern Sie die Beinkraft optimal.

7. Jump on the Tree (Advanced)

Style: Progression

Durch diese Variante trainieren Sie auch intensiv Ihre Halte- und Stützkraft. Beides hilft Ihrem Körper, auch im hohen Alter auf einen Gehstock zu verzichten, sodass Sie auch mit 75 noch mit anmutiger Haltung durch die Straßen gehen können.

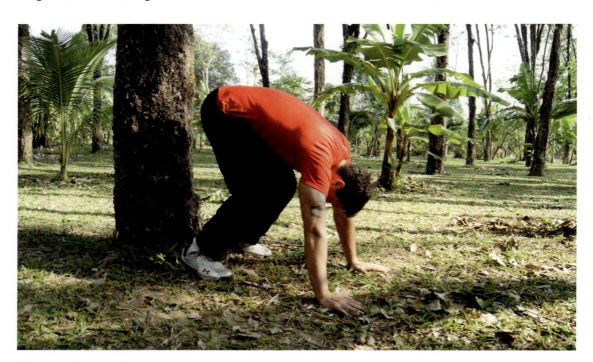

FLOW BODY MOVEMENTS

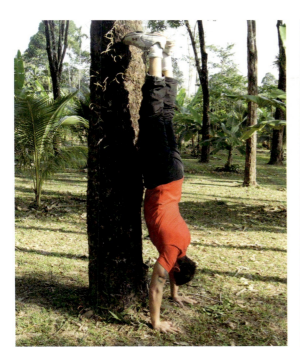
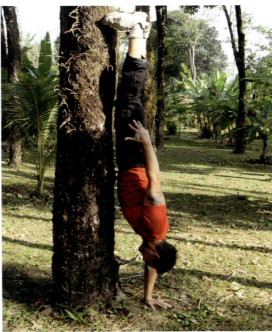

Movement

1. Führen Sie Schritt 1 bis 3 aus dem „Beginner"-Reminiszenzplan 2 durch.
2. Wandern Sie jetzt mit Ihren Händen näher zur Wand. Der Abstand sollte nicht mehr als 10-15 cm betragen.
3. Lösen Sie Ihre rechte Hand vom Boden und greifen Sie in einer Halbkreisbewegung zu Ihrer Hüfte. Achten Sie auf stabile Schultern und dass Ihre Hüfte nicht nach außen dreht oder nach innen knickt.
4. Wiederholen Sie den Vorgang abwechselnd auf jeder Hand dreimal.

 ## Björns Zusatztipp

Wenn Sie es noch schwieriger haben möchten, können Sie abwechselnd ein Bein von der Wand lösen.

8. Bambus Walk down (Advanced)

Style: Progression

Bei dieser Variante aktivieren Sie zu den anderen Muskelgruppen aus dem „Beginner"-Reminiszenzplan außerdem noch verstärkt den M. teres minor, also den kleinen Rundmuskel. Er ist der wichtigste Verbindungsmuskel zwischen Schultergelenk und Rücken und ist entscheidend für die Stabilisation des Schultergelenks und für funktionale Bewegungsabläufe Ihrer Schulter, wenn Sie Ihren Arm zurückziehen möchten, beispielsweise beim Schwimmkraulen, bei Boxschlägen, beim Rudern oder wenn Sie etwas Schweres im Alltag ziehen müssen.

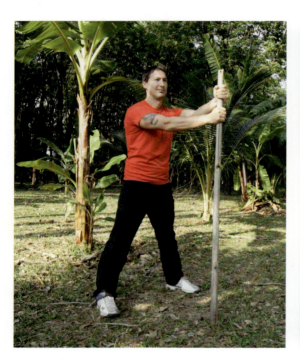
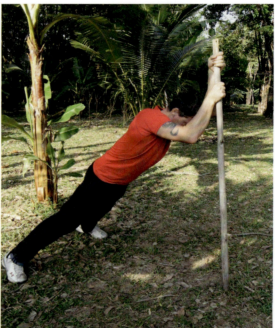

FLOW BODY MOVEMENTS

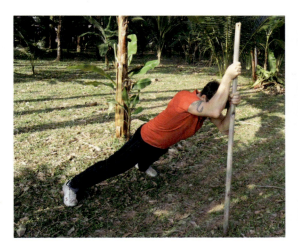 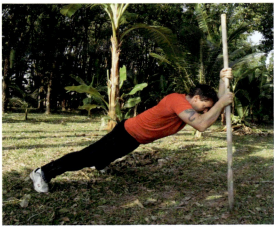

Movement

1. Sie beginnen die ersten beiden Schritte wie beim „Bambus Walk down" aus dem „Beginner"-Reminiszenzplan 2.

2. Halten Sie diese Position wieder für fünf Sekunden und greifen Sie dann mit der linken Hand unter Ihre rechte Hand.

3. Greifen Sie jetzt mit Ihrer rechten Hand unter Ihre linke Hand und halten Sie diese Position für drei Sekunden.

4. Kehren Sie zu Schritt 2 zurück und wiederholen Sie diesen Vorgang dreimal. Wechseln Sie dann wieder in der Ausgangsposition auf die andere Hand.

 ## Björns Zusatztipp

Sollten Sie hierbei noch eine Steigerungsstufe einbauen wollen, halten Sie einfach die unteren Positionen länger oder heben Sie ein Bein an.

9. Tarzan Pull (Advanced)

Style: Progression

Sie lernen beim „Tarzan Pull" Advanced, Ihr eigenes Körpergewicht hochzuziehen und trainieren die beteiligten Muskelgruppen noch stärker als in der „Beginner"-Variante. Das Hochziehen des eigenen Körpergewichts ist eine Basisvoraussetzung für funktionelle Muskelkraft.

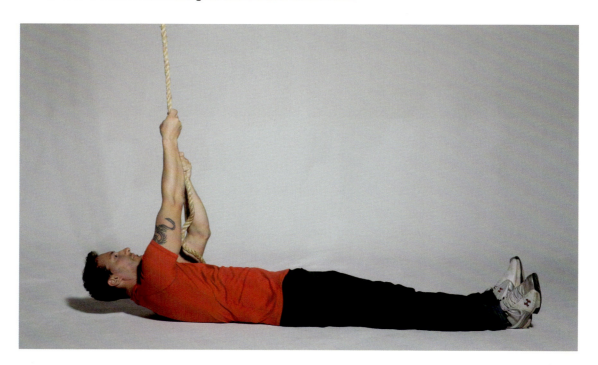

FLOW BODY MOVEMENTS

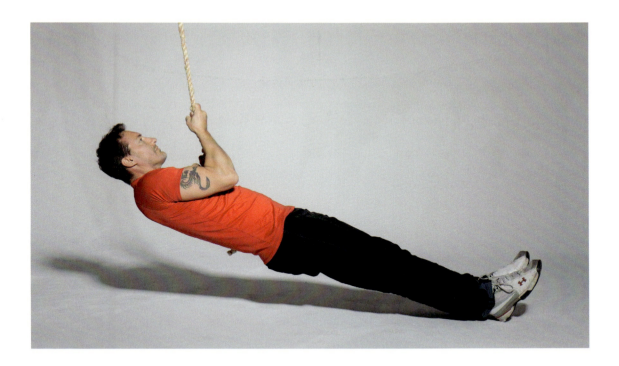

Movement

1. Sie liegen bequem auf dem Boden, sodass sich das Seil direkt über Ihrem Brustkorb befindet und greifen es mit ausgestreckten Armen. Ihre rechte Hand befindet sich über Ihrer linken Hand.
2. Ziehen Sie sich jetzt so weit nach oben, bis Ihre Brust Ihre linke Hand berührt.
3. Lassen Sie sich wieder kontrolliert nach unten ab und wiederholen Sie den „Tarzan Pull" Advanced achtmal. Wechseln Sie dann die Handstellung, sodass sich Ihre linke Hand über der rechten Hand befindet.

 ## Björns Zusatztipp

Achten Sie darauf, dass Ihre Hüfte beim Hinaufziehen nicht durchhängt. Damit kräftigen Sie zusätzlich Ihren Lendenbereich und beugen Verletzungen im unteren Rücken vor.

10. Dynamic Jungle Seat (Advanced)

Style: Progression

Das ist eine perfekte Übung, um Verspannungen Ihrer Hüfte, des Gesäßes und des Rückens zu lösen. Durch die Position der Arme trainieren Sie auch hervorragend Ihre Rhomboiden und den oberen Rückenstrecker. Beide Muskeln lassen Ihren Rücken nicht nur kraftvoll aussehen, sondern stabilisieren auch Ihre Schulterblätter.

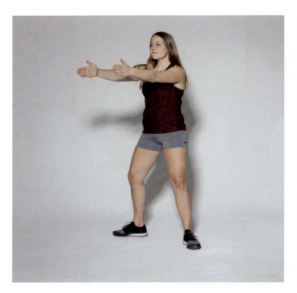
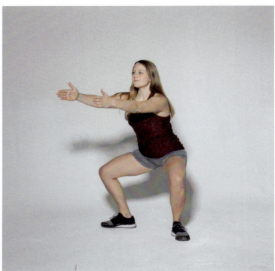
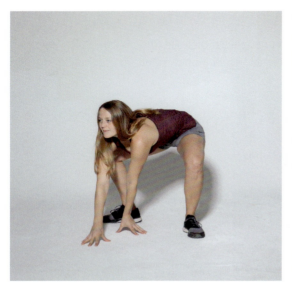
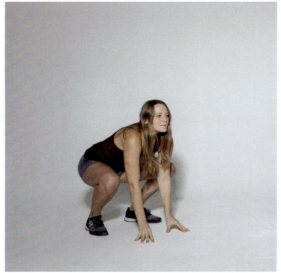

FLOW BODY MOVEMENTS

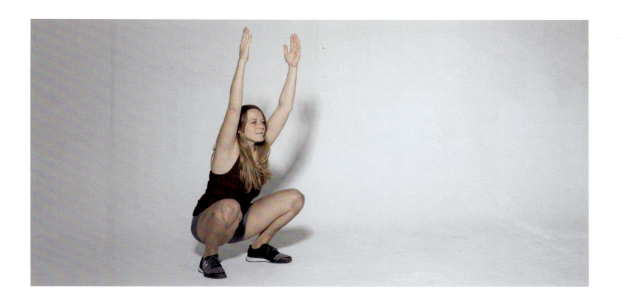

Movement

1. Sie beginnen in einer Plié-Position. Sie stehen in einem breiten Winkel von ungefähr einer Beinlänge auseinander. Sie drehen nun Ihre Fußspitzen um ca. 45° nach außen und Ihre Fersen nach innen. Beugen Sie Ihre Knie und senken Sie sich in eine halbe Hocke. Ihre Knie sind seitlich nach hinten gezogen und kippen nicht nach vorne. Ihre Arme sind nach vorne gestreckt. Halten Sie diese Position für fünf Sekunden.

2. Fixieren Sie nun Ihre Hände am Boden und richten Sie sich mit den Beinen mit einem kleinen Zwischensprung um 90° nach rechts aus. Achten Sie darauf, dass Sie sanft landen und nicht mit Ihren Fersen aufdonnern. Ihre Beine stehen etwa 0,5 m weit auseinander.

3. Gehen Sie nun in eine tiefe Hocke und strecken Sie Ihre Arme über den Kopf. Die Handflächen zeigen zueinander. Halten Sie die Position für vier Sekunden.

4. Kehren Sie mit einem kleinen Sprung in die Ausgangslage zurück und halten Sie die Position wieder für fünf Sekunden. Wiederholen Sie diese Übung abwechselnd auf jeder Seite fünfmal.

 ## Björns Zusatztipp

Sollte Ihnen der „Dynamic Jungle Seat" anfangs zu schwerfallen, setzen Sie nicht die ganze Ferse auf dem Boden ab. Das hilft zu Beginn. Tasten Sie sich langsam bis zur korrekten Ausführung vor.

11. Box Depth Jump (Advanced)

Style: Progression

Hat Ihnen der „Box Depth Jump" aus dem „Beginner"-Reminiszenzplan 2 gefallen? Dann werden Sie von der nächsten Variante begeistert sein. Hierbei erhöhen Sie nochmals Ihre plyometrische Kraft. Ihre Muskeln können dadurch mehr elastische Energie speichern und in eine effizientere Kontraktion umwandeln. Ein Prozess, der in Ihrem Muskel jedes Mal stattfindet, wenn Sie laufen, springen oder andere explosive Bewegungen ausführen.

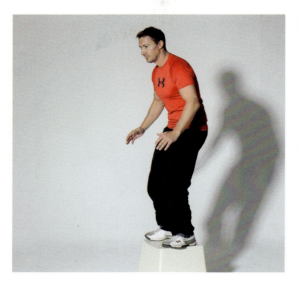
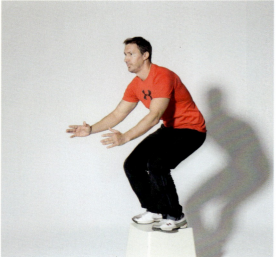
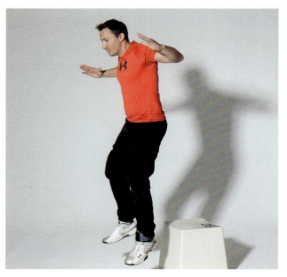
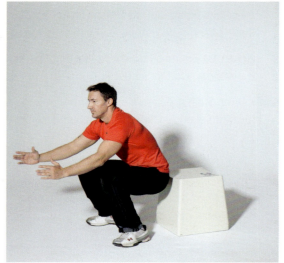

FLOW BODY MOVEMENTS

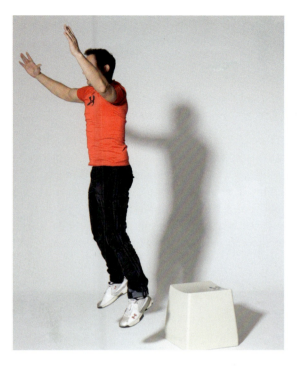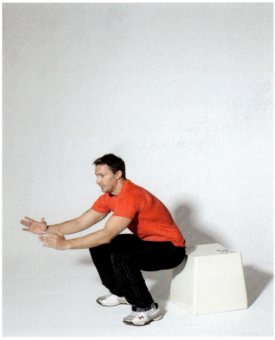

Movement

1. Sie stehen wieder auf einem erhöhten Gegenstand.
2. Springen Sie jetzt wieder mit einem kleinen Sprung auf den Boden und beugen Sie bei der Landung Ihre Knie. Achten Sie wieder auf eine sanfte und federnde Landung.
3. Springen Sie jetzt direkt nach der Landung viermal in Folge so hoch wie möglich und beugen Sie bei jeder Landung möglichst tief Ihre Knie. Achten Sie wieder nach jedem Sprung auf eine weiche und federnde Landung. Wiederholen Sie diesen Vorgang ohne Pause dreimal.

 ## Björns Zusatztipp

Diese Variante erhöht nicht nur Ihre plyometrische Beinkraft, sondern auch Ihren Muskeltonus in den Beinen. Je tiefer Sie daher vor dem Sprung Ihre Knie beugen und je höher Sie springen, umso mehr formen Sie Ihre Oberschenkel.

„Experts only"-Reminiszenzplan 1

1. Bambus Rotation (Experts only)

Style: Progression

Bei dieser Griffvariante involvieren Sie zusätzlich erstklassig Ihren Rückenstrecker. Übrigens: Der Rückenstrecker ist der wichtigste Muskel für Ihre Wirbelsäulenstabilität und der bedeutendste, wenn es Ihnen um Bodyshaping geht. Er gibt Ihrem Rücken eine schöne Muskeltiefe und lässt Sie im Sommer auch von hinten gut aussehen. Sehen Sie sich einfach ein breites, aber dünnes Blatt Papier von vorne an und danach einen kleinen Kasten, der bloß 12 cm breit ist, aber dafür 30 cm in die Tiefe gebaut ist. Was sieht Ihrer Meinung nach massiver, kräftiger und stärker aus? Ich bin sicher, die meisten von Ihnen tippen auf den kleinen Kasten. Sie erkennen jetzt den Zusammenhang zwischen ästhetischer Körperstatur und Muskeltiefe.

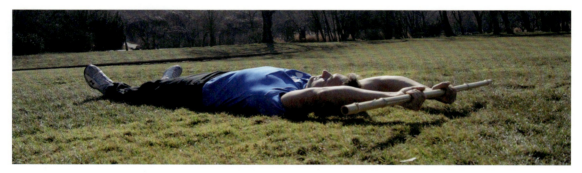

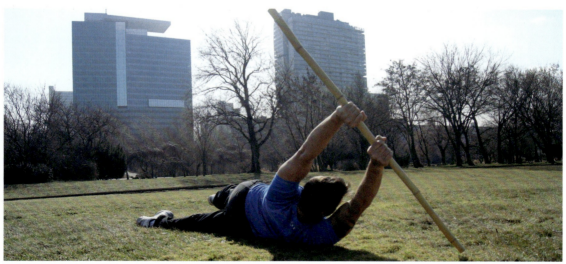

FLOW BODY MOVEMENTS

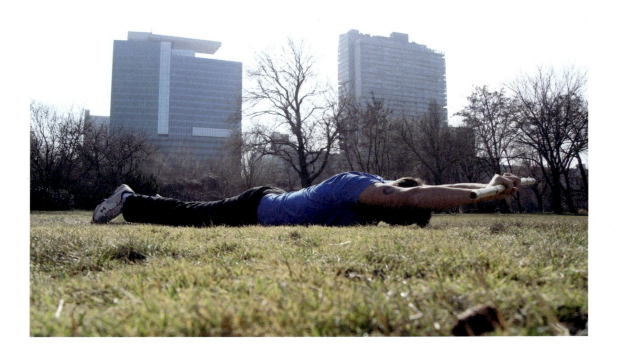

Movement

1. Führen Sie denselben Übungsablauf aus wie im „Advanced"-Reminiszenzplan 2. Greifen Sie jetzt aber so weit nach innen, bis Ihre Hände maximal 3-5 cm auseinander sind.
2. Auch bei dieser Griffvariante sind fünf Wiederholungen auf jeder Seite zu absolvieren und die Enden des Bambusstocks dürfen den Boden nicht berühren.

 ## Björns Zusatztipp

Um diese Übung noch weiter zu verschärfen, können Sie auf das Ende des Bambusstabs beispielsweise eine Gewichtsmanschette binden. Achten Sie nur darauf, dass diese nicht verrutscht.

2. Dynamic Jungle Seat (Experts only)

Style: Progression

Diese Variante macht auch Ihre Faszien um die Wadenmuskulatur und Achillessehne flexibler. Freuen Sie sich daher auf stärkere und flexiblere Bein-, Lauf- und Sprintbewegungen, beispielsweise beim Joggen, Beachvolleyball, Fußball oder Surfen.

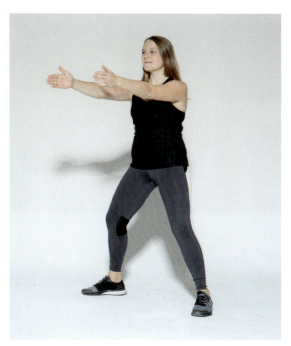
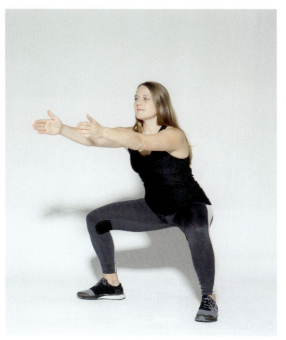
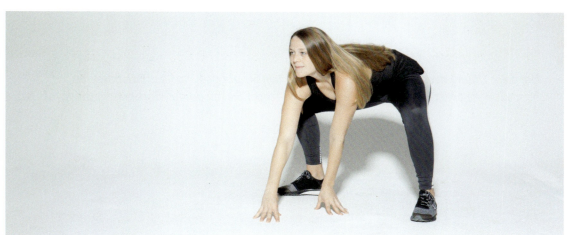

FLOW BODY MOVEMENTS

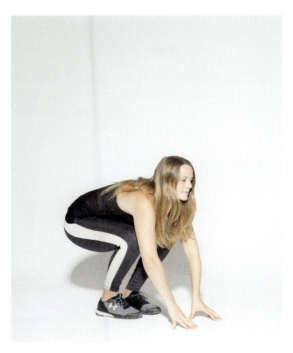
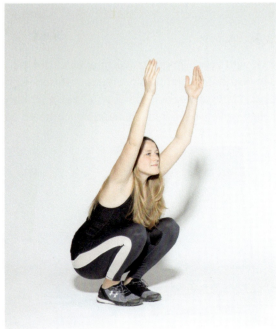

Movement

1. Führen Sie die Schritte 1 bis 2 aus dem „Advanced"-Reminiszenzplan 2 aus. Landen Sie aber diesmal mit geschlossenen Füßen.
2. Führen Sie Schritt 3 und 4 aus dem „Advanced"-Reminiszenzplan 2 aus.

 ### Björns Zusatztipp

Ich tippe im „Dynamic Jungle Seat" (Experts only) immer die vier Sekunden so oft wie möglich mit den Zehenspitzen noch auf den Boden. Das trainiert zusätzlich Ihre Balance und den vorderen Schienbeinmuskel. Gerade bei Läufern ist dies eine Schwachstelle, die bei längeren Distanzen und Bergabstrecken oft zu schmerzen beginnt.

3. Jump on the Tree (Experts only)

Style: Progression

Jetzt wird's noch einmal schwieriger beim „Jump on the Tree". Bei dieser Variante aktivieren Sie zusätzlich den oberen Teil Ihrer Brustmuskulatur. Die obere Brustmuskulatur macht Ihre Brust flacher und gibt ihr so eine athletischere Form. Darüber hinaus wirkt die obere Brust unterstützend, wenn Sie etwas nach oben heben wollen, beim Paddeln auf dem Surfboard oder beim Schwimmkraulen.

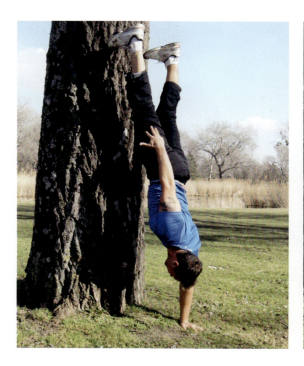
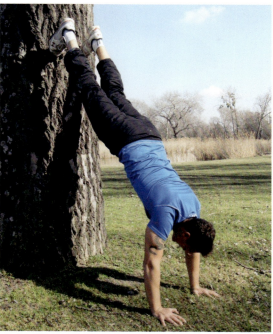

FLOW BODY MOVEMENTS

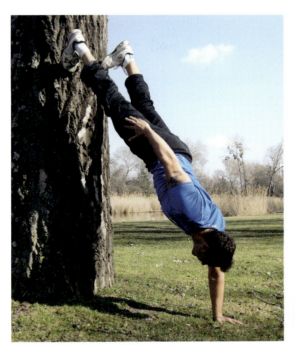 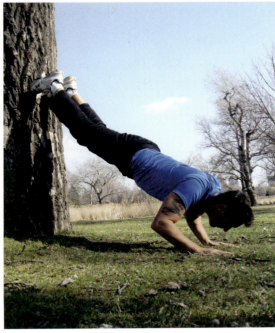

Movement

1. Führen Sie Schritt 1 bis 3 aus dem „Advanced"-Reminiszenzplan 2 durch.
2. Wandern Sie jetzt mit der Hand, mit der Sie zur Hüfte gegriffen haben, immer einen kleinen Schritt nach vorne.
3. Wiederholen Sie das Ganze dreimal abwechselnd mit jedem Arm, bis Sie in Schräglage sind und kehren Sie dann in die Ausgangslage zurück. Ein Durchgang reicht.

Björns Zusatztipp

Um die Schwierigkeit nochmals zu erhöhen, hänge ich nach jedem Schritt mit den Händen noch einen Push-up an.

4. Rotation Push-up (Experts only)

Style: Progression

Diese Variante ist **sehr schwer**. Sie entwickeln nicht nur enorme Power im Oberkörper und in den Armen, sondern lernen, Ihren Körper auf höchstem Niveau funktionell einzusetzen.

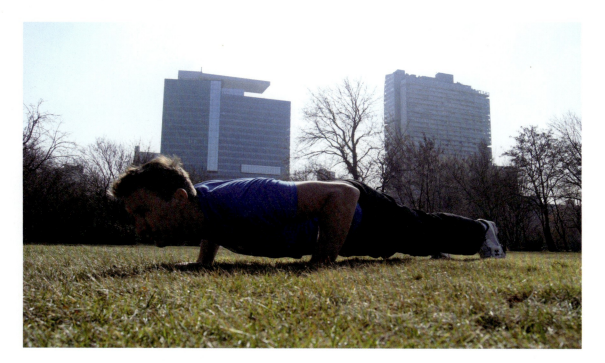

FLOW BODY MOVEMENTS

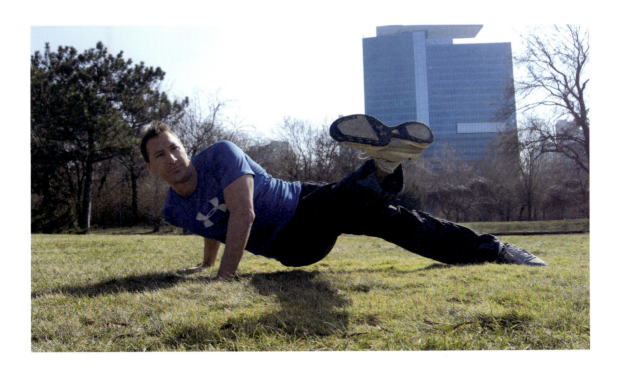

Movement

1. Sie beginnen wieder mit Schritt 1 aus dem „Beginner"-Reminiszenzplan 1.
2. Senken Sie jetzt Ihren Körper bis ganz nach unten ab, sodass Ihr Brustkorb nur noch 2 cm vom Boden entfernt ist.
3. Drücken Sie sich wieder nach oben und rotieren Sie gleichzeitig wieder das rechte Bein unter Ihren Körper nach links und strecken Sie es vom Körper weg.
4. Halten Sie die Position für drei Sekunden und kehren Sie in die Ausgangslage zurück. Arbeiten Sie sich abwechselnd auf sieben Wiederholungen pro Bein hoch.

 ## Björns Zusatztipp

Ich binde mir bei dieser Übung ab und zu Gewichtsmanschetten um die Beine. Falls Sie sich jetzt fragen, warum, probieren Sie's einfach. Sie spüren sofort den Unterschied, wenn Sie das Bein unter Ihren Körper rotieren.

5. Love Your Hips (Experts only)

Style: Progression

Haben Sie schon mal was von einer *dysfunktionalen Hüfte* gehört? Nein? Kein Problem. Eine Dysfunktion der Hüfte entsteht durch einseitige Bewegung oder versteifte Hüften und bedeutet, dass sich automatisch die Körperstrukturen um das Hüftgelenk falsch bewegen. Wenn Sie beispielsweise laufen oder Rotationsbewegungen im Sport ausführen und Ihre Hüfte Probleme macht, drehen sich die umliegenden Körperteile nicht so mit, wie sie sollten. Bei einer Rotationsbewegung wäre es die Wirbelsäule, die sich unnatürlich bewegen und verdrehen müsste. Solche unnatürlichen Streckungen und Bewegungen verursachen Rückenschmerzen, Knie- und Wirbelprobleme. Im „Experts-only"-Modus beugen Sie mit „Love Your Hips" vor.

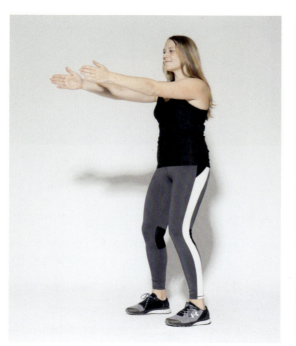
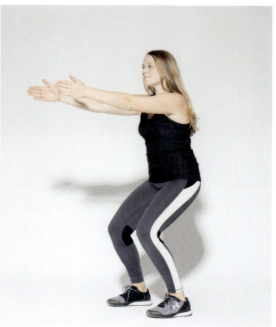

FLOW BODY MOVEMENTS

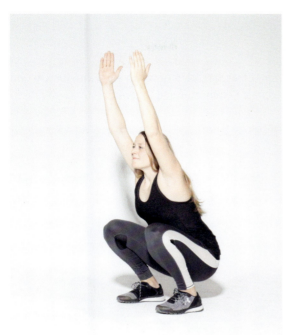
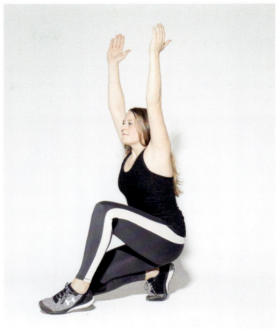

Movement

1. Führen Sie Schritt 1 bis 2 aus dem „Advanced"-Reminiszenzplan 1 aus. Strecken Sie jetzt Ihre Arme in Richtung Himmel. Die Handflächen zeigen nach innen.
2. Gehen Sie jetzt in kleinen Schritten 5 m nach vorn und zurück. Ihre Arme bleiben während der gesamten Übung nach oben gestreckt.
3. Absolvieren Sie zwei Durchgänge.

 ## Björns Zusatztipp

Sie können für die Übung auch ein leichtes Gewicht über Ihren Kopf strecken. Das stärkt zusätzlich Ihre Rückenmuskeln.

11 FLOW BODY MOVEMENTS

6. Shoulder Circle (Experts only)

Style: Progression

Jetzt wird's Ernst! Sie trainieren mit dieser Variante nicht nur Ihre Schultern, sondern auch Ihre Bauch- und Brustmuskulatur gleichermaßen. Ihr Körper lernt dadurch, als Einheit zu funktionieren.

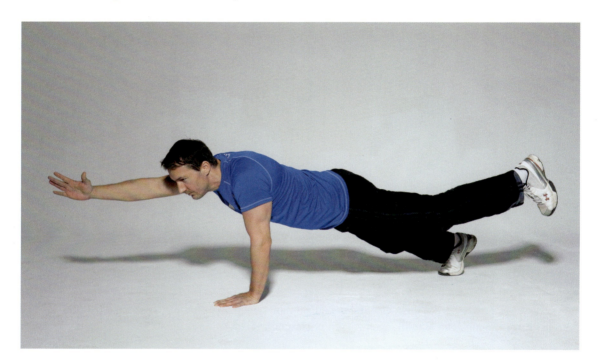

FLOW BODY MOVEMENTS

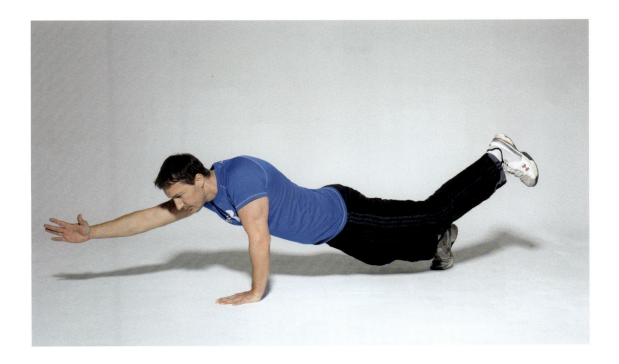

Movement

1. Sie beginnen in einer einarmigen Liegestützposition. Beugen Sie Ihren linken Arm und senken Sie Ihren Körper 2 cm ab.
2. Heben Sie jetzt das linke Bein an.
3. Rotieren Sie jetzt wieder mit Ihrer Schulter im Kreis. Absolvieren Sie auf jeder Seite drei Circles nach links und drei nach rechts.

 ## Björns Zusatztipp

Stabilisationsübungen sind die Bausteine für alle Bewegungen, die Kraft erfordern. Des Weiteren verstärken Stabilisationsübungen die Entwicklung Ihrer Sehnen und Bänder. Spannen Sie daher während der gesamten Übung Ihre Schultermuskulatur an. Das bewirkt eine erhöhte neuromuskuläre Ansteuerung Ihrer Schultermuskeln und einen effektiveren Übungsablauf.

7. Swinging Side Plank (Experts only)

Style: Fundamental

Die „Swinging Side Plank" ist eine Herausforderung für Ihren ganzen Körper. Von dieser Übung profitiert Ihre Hüftmobilisation sowie Ihre Rumpfkontrolle. Dadurch erhalten Sie ein fabelhaftes Gefühl für Körperspannung und üben, nach plötzlicher Bewegung wieder rasch in eine stabile Haltung zu gelangen. Beispielsweise, wenn Sie zu einem Ball sprinten, um ihn dann in einem festen Körperstand, mit dem Schläger, Fuß oder Arm, zu verarbeiten.

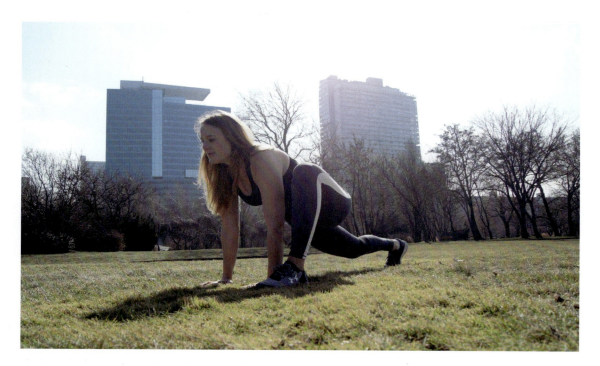

FLOW BODY MOVEMENTS

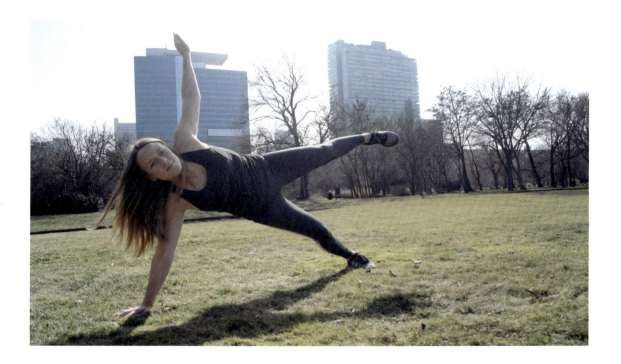

Movement

1. Sie befinden sich mit dem rechten Bein in einem weiten Ausfallschritt und stützen sich mit Ihren Händen rechts vom linken Fuß auf dem Boden ab.

2. Bringen Sie jetzt Ihr linkes Bein in einer dynamischen Halbkreisbewegung parallel zu Ihrem rechten Bein und stoppen Sie die Schwingbewegung so abrupt wie möglich ab, sobald sich Ihr linkes Bein über Ihrem rechten Bein befindet. Ihre Hüfte bleibt stabil und sinkt nicht ab.

3. Halten Sie die Position für drei Sekunden und kehren Sie wieder in die Ausgangslage zurück. Wiederholen Sie diese Übung auf jeder Seite viermal.

 ## Björns Zusatztipp

Fangen Sie mit langsamen Halbkreisbewegungen Ihrer Beine an und erhöhen Sie nach und nach das Tempo. Je schneller Sie diese Bewegung ausführen und je abrupter Sie abbremsen, ohne die Balance zu verlieren, desto stabiler ist Ihre Körperspannung.

8. Ringerübung auf den Zehen (Experts only)

Style: Progression

Die „Ringerübung" hilft nicht nur, Ihre Faszien zu dehnen und Ihren Rücken zu mobilisieren, sondern wirkt auch sehr präventiv gegen Verletzungen im Wirbel- und Rückenbereich.

Durch das Anheben Ihrer Zehen involvieren Sie auch Ihre Unterschenkel und mobilisieren dadurch mehr Muskelfasern und Faszien.

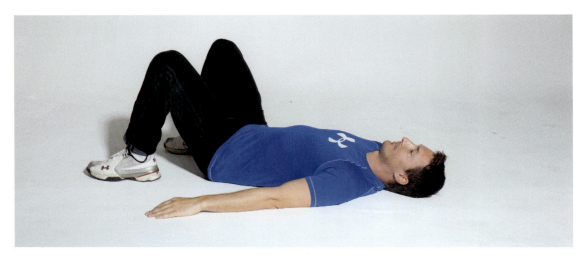

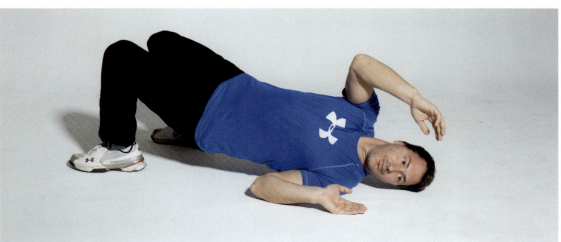

FLOW BODY MOVEMENTS

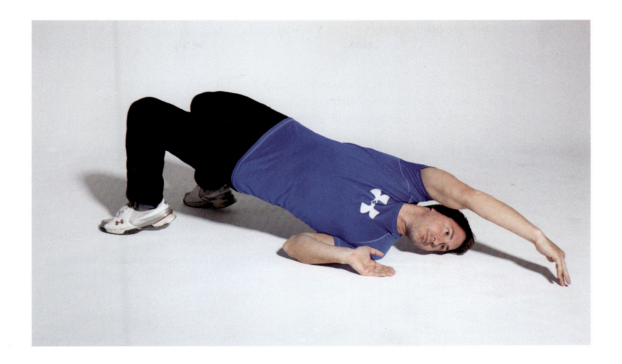

Movement

1. Der Übungsablauf ist derselbe wie bei der „Ringerübung" im „Advanced"-Reminiszenzplan 1, nur stellen Sie sich jetzt in der Endphase der Bewegung auf Ihre Zehen.
2. Halten Sie die Endposition wieder für zwei Atemzüge und wiederholen Sie diese Übung abwechselnd auf jeder Seite sechsmal.

 ## Björns Zusatztipp

Integrieren Sie diese Übung auch in Ihren Alltag: beispielsweise nach einem harten Arbeitstag oder einer anstrengenden Golf- oder Surfsession. Sie vermeiden so Verkürzungen Ihrer beanspruchten Muskeln und Verklebungen Ihrer Faszien.

9. Dynamic Plank (Experts only)

Style: Progression

Bei der „Experts-Only"-Variante trainieren Sie zusätzlich durch die Arm- und Beinbewegung den mittleren und unteren Anteil Ihres Trapezius. Dieser Rückenmuskel gibt Ihrem Rücken nicht nur eine athletische Form, sondern unterstützt Sie auch dabei, Ihre Wirbelsäule in der richtigen Position zu halten.

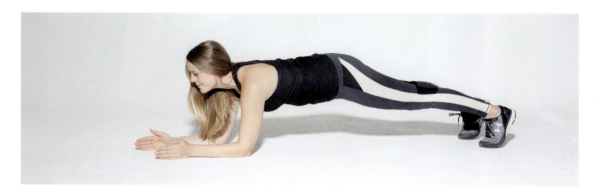

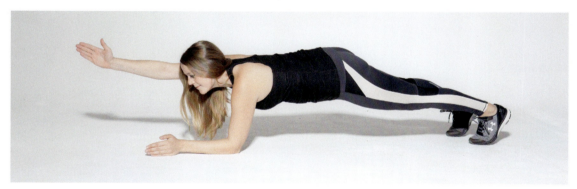

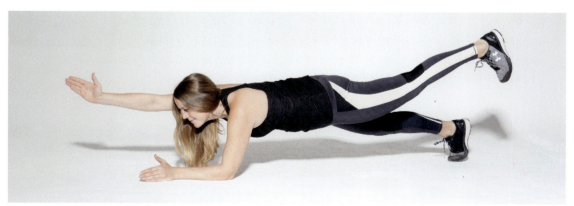

FLOW BODY MOVEMENTS

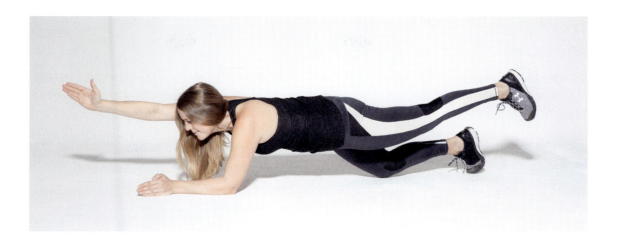

Movement

1. Die Ausgangslage ist wieder dieselbe wie bei der „Dynamic Plank" vom „Beginner"-Reminiszenzplan 2.
2. Führen Sie Ihren rechten Arm bis auf Kopfhöhe gestreckt nach oben. Heben Sie Ihr linkes Bein an und strecken Sie das Bein nach hinten.
3. Berühren Sie jetzt in moderatem Tempo mit Ihrem rechten Knie kurz den Boden und kehren Sie sofort in die Position von Schritt 2 zurück.
4. Wiederholen Sie diesen Vorgang achtmal und halten Sie die Position nach der letzten Wiederholung noch fünf Sekunden. Wechseln Sie ohne Pause das Bein und wiederholen Sie den Ablauf.

 ## Björns Zusatztipp

Dies ist eine sehr anspruchsvolle Übung. Wenn Sie es nicht sofort schaffen, kein Problem. Lassen Sie die Sequenz mit dem Knie zum Boden anfangs aus und halten Sie einfach den Schritt 2 für vier Sekunden. Verlieren Sie aber nie das Ziel aus den Augen und steigern Sie sich auf das geforderte Niveau. Bis zum Bora-Bora-Effekt ist es nicht mehr weit.

10. Throw the Ball (Experts only)

Style: Progression

Die statische Sequenz dieser Übung hilft Ihnen, die Kraftausdauer Ihrer Beine zu steigern. Ihre Muskelfasern lernen somit, sich einem erhöhten Ermüdungszustand schneller anzupassen und effizienter zu adaptieren. Kurzum: Die nächste Radtour am Berg fällt Ihnen bestimmt leichter.

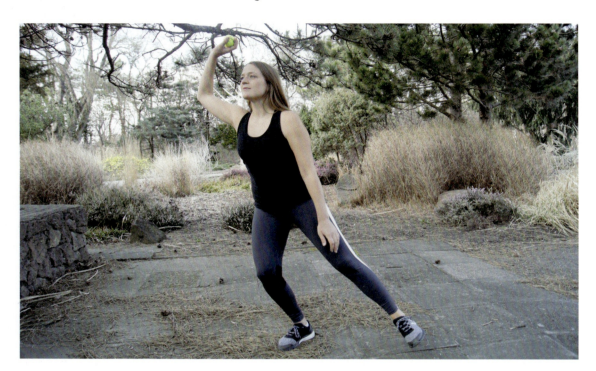

FLOW BODY MOVEMENTS

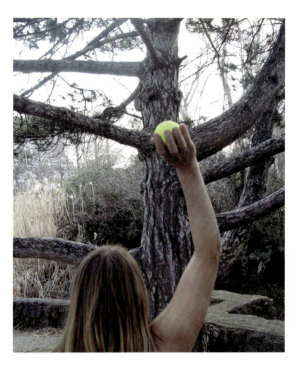 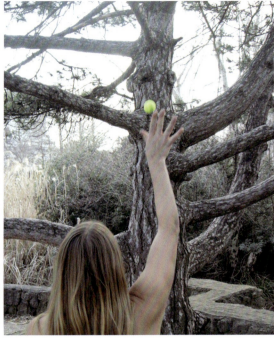

Movement

1. Sie stehen 2 m vor einer Wand und mit schulterbreitem Stand auf dem Boden. Heben Sie Ihr linkes Bein vom Boden ab und strecken Sie es zur linken Seite. Senken Sie Ihren Körper ab und beugen Sie Ihr rechtes Bein auf 45°. In Ihrer rechten Hand befindet sich wieder ein Tennis- oder Gummiball.
2. Werfen Sie jetzt den Tennisball 20-mal mit erhobener Hand gegen die Wand und fangen Sie ihn wieder, ohne den Arm abzusenken. Halten Sie den Beinwinkel während der 20 Würfe und ändern Sie ihn nicht.
3. Wechseln Sie dann auf das linke Bein und auf die linke Wurfhand.

 ## Björns Zusatztipp

Ihre Oberschenkel werden definitiv nach einigen Würfen zu brennen anfangen. Achten Sie aber dennoch darauf, dass Ihr Knie nicht über die Zehenspitze ragt oder sich nach links oder rechts bewegt. Sie können die Übung nochmals erschweren, indem Sie sich auf einen instabilen Untergrund stellen.

11. Happy Feet (Experts only)

Style: Progression

Die „Happy Feet" im „Experts only"-Reminiszenzplan verstärken nochmals Ihre propriozeptiven Fähigkeiten. Eine überlegene Propriozeption macht Sie auch wesentlich genauer in Ihren Bewegungen und ermöglicht es Ihnen, schnelle, kraftvolle und explosive Bewegungen effizienter durchzuführen. Beispielsweise bei jedem Laufschritt die Energie über das Kniegelenk zu absorbieren, wenn Sie mit der Ferse aufkommen und über den Vorfuß abrollen. Diese Übung steigert auch wieder Ihren Stoffwechsel und hilft, unnötiges Fett abzubauen.

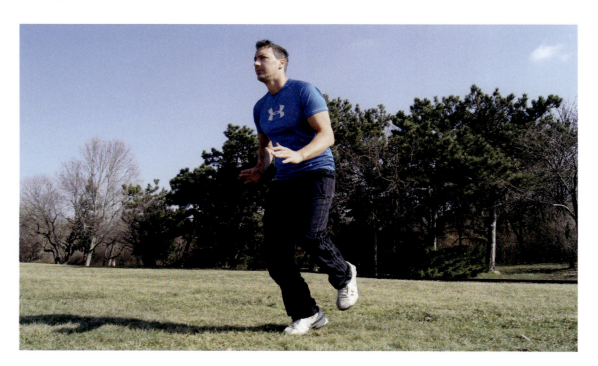

FLOW BODY MOVEMENTS

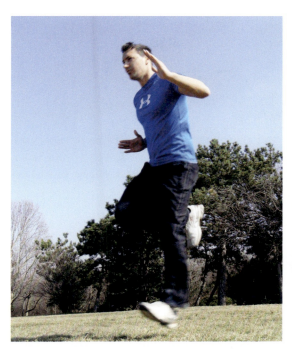
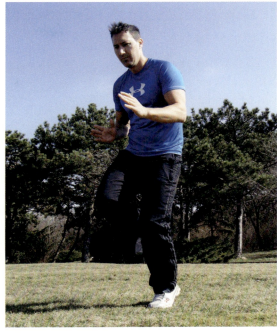

Movement

1. Führen Sie Schritt 1 bis 2 aus dem „Advanced"-Reminiszenzplan 1 aus.
2. Stellen Sie sich direkt nach der Landung, ohne Ihr rechtes Bein abzusetzen, auf die Zehenspitzen Ihres linken Beins. Ihr Knie zeigt nach vorn.
3. Halten Sie für zwei Sekunden die Balance und wiederholen Sie den Übungsablauf auf jedem Bein sechsmal.

Björns Zusatztipp

Versuchen Sie, nach jeden Sprung Millimeter für Millimeter höher in den Zehenstand zu kommen. Das ist das perfekte Training für Ihre Wade. Die Wade ist der erste Muskel, den Sie nach einem Bodenkontakt aktivieren. Kräftige Waden helfen Ihnen, sich explosiver vom Boden wegzudrücken, womit Ihre Geschwindigkeit bei jedem Lauf- oder Sprintschritt automatisch steigt.

„Experts only"-Reminiszenzplan 2

1. Balanced Hip Rotation (Experts only)

Style: Fundamental

Die „Balanced Hip Rotation" ist ideal, um Ihre Faszien zu dehnen und zu stimulieren, Ihre Beweglichkeit zu verbessern und Verklebungen in Ihrem Muskelgewebe zu lösen. Diese Übung stabilisiert obendrein auch Ihre Schultergelenke und kräftigt Ihren oberen Rückenbereich. Ein kräftiger Rücken wirkt sowohl bei Männern als auch bei Frauen sehr athletisch und optimiert die elegante Haltung.

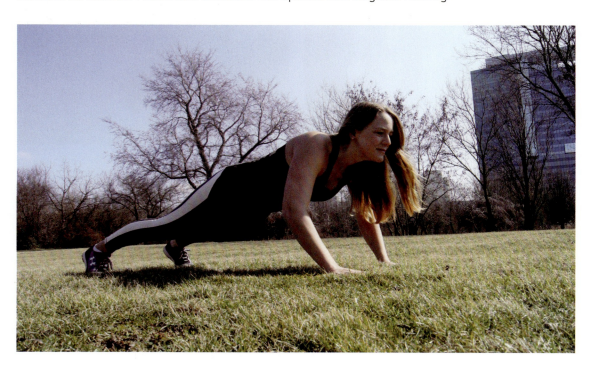

FLOW BODY MOVEMENTS

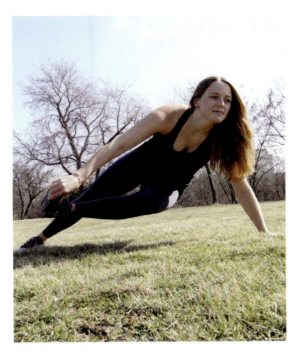 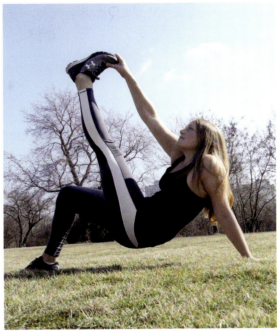

Movement

1. Sie beginnen in einer Liegestützposition.
2. Greifen Sie jetzt mit der rechten Hand unter Ihren Körper zu Ihrem linken Fuß.
3. Drehen Sie sich jetzt mit Ihrem Oberkörper in einem Halbkreis nach rechts, sodass Ihre Brust in Richtung Himmel zeigt. Strecken Sie gleichzeitig Ihr linkes Bein in die Höhe und ziehen Sie Ihren linken Fuß mit der rechten Hand ein wenig zu sich heran, um die hintere Seite Ihres Beins zu dehnen.
4. Halten Sie die Position für drei Sekunden und kehren Sie in die Ausgangslage zurück. Wechseln Sie nach vier Wiederholungen auf das andere Bein.

Björns Zusatztipp

Meiner Erfahrung nach passieren die meisten Verletzungen nicht durch zu wenig Dehnen, sondern durch falsches, zu vieles und zu schnelles Dehnen. Bauen Sie daher die Dehnung in der Endphase der Bewegung langsam auf, bevor Sie die Dehnung wieder lösen.

2. Hanging Tarzan (Experts only)

Style: Progression

Jetzt wird's tough. Aber die Anstrengung lohnt sich. Durch diesen Bewegungsablauf bekommen Ihre Bauchmuskeln nochmals einen guten Impuls. Wer möchte nicht im Sommer mit einem Sixpack im Urlaub am Meer oder See aus dem Wasser kommen?

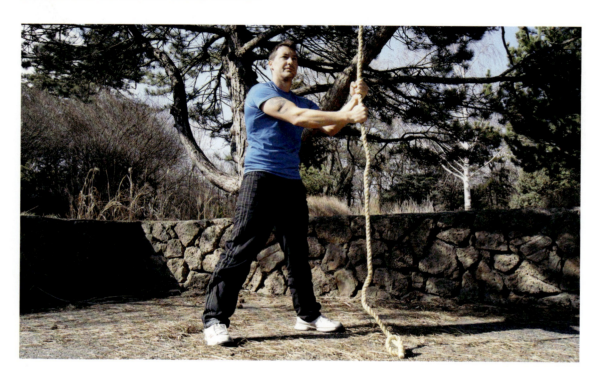

FLOW BODY MOVEMENTS

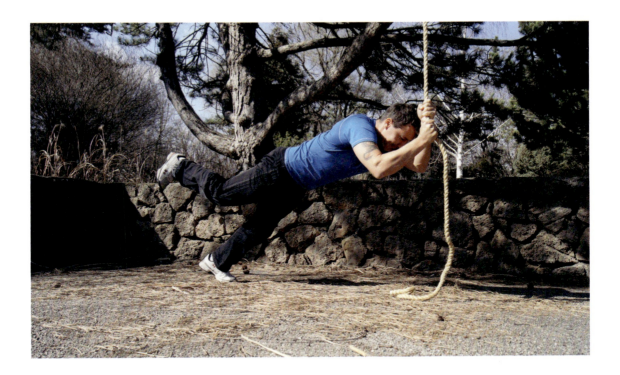

Movement

1. Führen Sie den Bewegungsablauf aus dem „Advanced"-Reminiszenzplan 2 aus. Heben Sie jetzt aber in der Endposition einmal das linke und einmal das rechte Bein an. Halten Sie die Position bei jedem Bein für zwei Sekunden. Ihre Hüfte bleibt stabil. Ihre linke Hand befindet sich über Ihrer rechten Hand.
2. Wiederholen Sie diese Übung sechsmal und wechseln Sie dann die Handstellung.

Björns Zusatztipp

Wenn Sie beim „Hanging Tarzan" noch eine zusätzliche Herausforderung brauchen, erhöhen Sie einfach die Sekundenanzahl, um das Bein in der Luft zu halten. Halten Sie es beispielsweise bei der ersten Wiederholung fünf Sekunden, bei der zweiten Wiederholung drei Sekunden und bei der nächsten sechs usw. Wenn Sie Ihren Körper immer neuen Reizen aussetzen, steigern Sie Ihr Anpassungspotenzial bei jeder Bewegung.

3. L-Seat (Experts only)

Style: Progression

Schon mal 100 Sit-ups probiert? Nein? Brauchen Sie auch nicht. Mit folgender Variante des „L-Seats" erreichen Sie sogar einen noch höheren Effekt als mit 100 Sit-ups. Sie werden nach dieser Übung definitiv Ihre Bauchmuskeln spüren. Vor allem Ihre schrägen Bauchmuskeln profitieren enorm vom „L-Seat" in „Experts only".

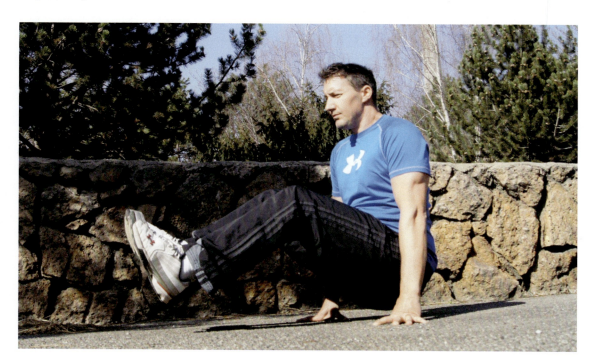

FLOW BODY MOVEMENTS

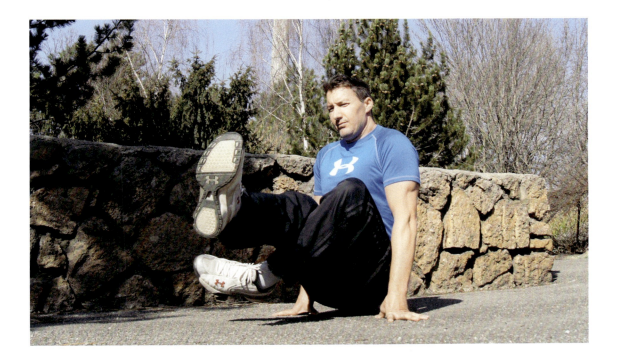

Movement

1. Sie sitzen mit leicht angewinkelten Beinen auf dem Boden und Ihre Hände liegen flach daneben.
2. Drücken Sie sich jetzt mit Ihren Händen vom Boden ab.
3. Winkeln Sie das linke Bein nach innen an und strecken Sie Ihr rechtes Bein diagonal so weit wie möglich nach links.
4. Halten Sie die Position für eine Sekunde, winkeln Sie jetzt das rechte Bein an und rotieren Sie Ihr linkes Bein so weit wie möglich diagonal nach rechts. Führen Sie abwechselnd fünf Wiederholungen im moderaten Tempo aus.

 ## Björns Zusatztipp

Je weiter Sie mit dem gestreckten Bein nach außen rotieren, umso mehr mobilisieren Sie auch Ihre Hüftbeugemuskeln.

4. Beach Sit-up (Experts only)

Style: Progression

Durch den zusätzlichen Ball zwischen Ihren Unterschenkeln trainieren Sie auch die Innenseite Ihrer Beine. Gleichzeitig erhöhen Sie die Stabilisation der inneren Bänder im Kniegelenk und beugen so inneren Seitenbandrissen und Meniskusschäden vor. Beispielsweise, wenn sich beim Skifahren Ihr Unterschenkel plötzlich im Schnee durch den Speed nach außen drückt. Oder gerade bei Frauen durch die Stöckelschuhe ...

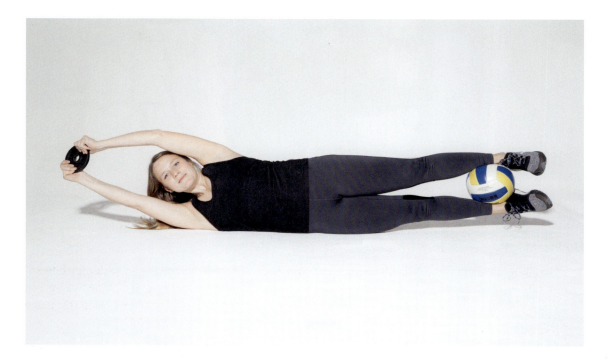

FLOW BODY MOVEMENTS

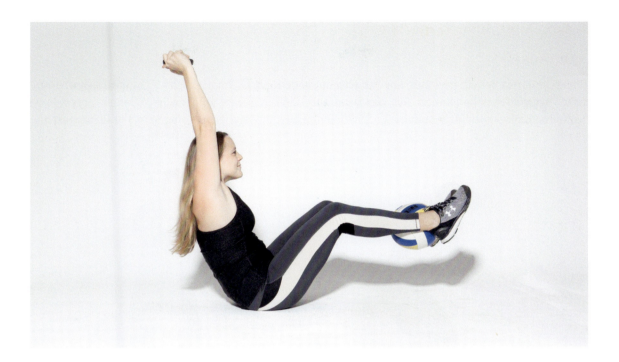

Movement

1. Führen Sie Schritt 1 bis 3 vom „Beach Sit-up" Advanced aus. Klemmen Sie während der Ausführung einen Ball zwischen Ihre Unterschenkel und drücken Sie den Ball zusammen. Sie können jeden Ball verwenden, der sich mit Ihren Unterschenkeln ein wenig zusammendrücken lässt. Im Notfall lassen Sie ein wenig Luft raus. Die Größe des Balls spielt keine Rolle.

2. Kehren Sie in die Ausgangslage zurück und wiederholen Sie diese Übung 10-mal. Wechseln Sie dann die Seite. Führen Sie den „Beach Sit-up" auch im „Experts only" kontrolliert und ohne Schwung aus.

 ## Björns Zusatztipp

Probieren Sie diese Übung mal mit einem leichten Medizinball zwischen Ihren Unterschenkel. Das zusätzliche Gewicht im Unterkörper trainiert verstärkt Ihre unteren Bauchmuskeln.

5. Box Depth Jump (Experts only)

Style: Progression

Diese Übung ist perfekt geeignet, um Ihre plyometrische Kraft auch in seitliche Richtungswechsel umzusetzen. Durch den hohen Kraftimpuls, den Sie auf Ihre Beine ausüben, erhöhen Sie außerdem enorm Ihren Stoffwechsel und Ihre Körperstamina und verbrennen anschließend mehr Kalorien in den Ruhephasen.

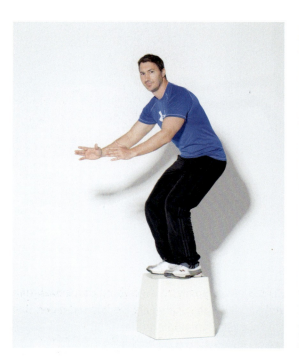
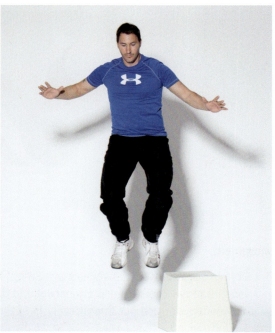

FLOW BODY MOVEMENTS

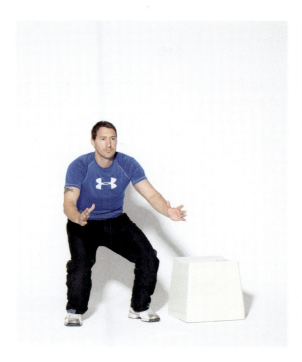 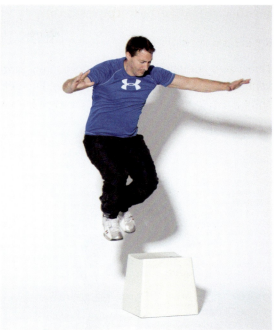

Movement

1. Sie stehen wieder auf einem erhöhten Gegensand. Springen Sie jetzt mit einer Vierteldrehbewegung und einem kleinen Sprung auf den Boden und landen Sie mit beiden Beinen seitlich. Beugen Sie wieder Ihre Knie und achten Sie auf eine weiche und federnde Landung.

2. Springen Sie direkt nach der Landung seitlich auf den Gegenstand zurück und halten Sie die Balance. Wiederholen Sie diese Übung abwechselnd auf jeder Seite fünfmal.

 ### Björns Zusatztipp

Konzentrieren Sie sich darauf, die Energie, während Sie weich landen, zum Großteil mit Ihrem Mittelfuß und Ihrer Ferse zu kompensieren. Das nimmt den Stress von Ihren Kniegelenken und hilft, Ihre Beinachse besser zu stabilisieren.

6. Bora-Bora-Burpee (Experts only)

Style: Fundamental

Beim „Bora-Bora-Burpee" trainieren Sie Ihren ganzen Körper und Ihre Ausdauer. Mit jeder Wiederholung kräftigen Sie Ihre Arme, Ihren Oberkörper, Ihre Beine und Ihren Rumpf.

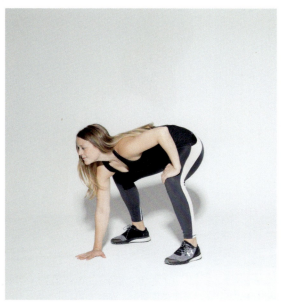
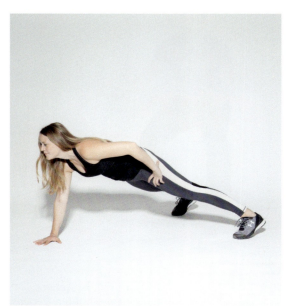
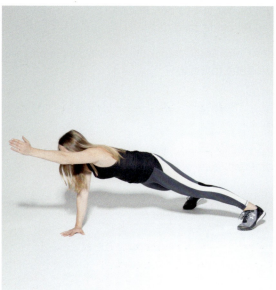
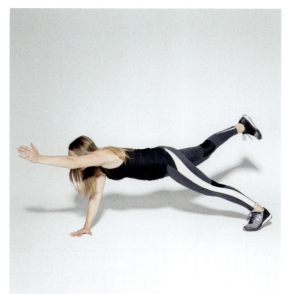

FLOW BODY MOVEMENTS

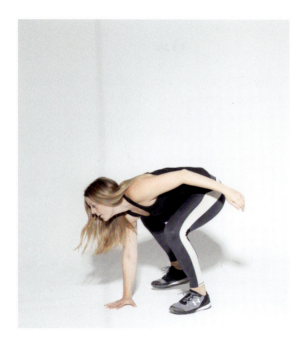 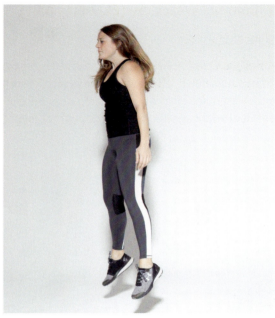

Movement

1. Sie stehen aufrecht mit beiden Beinen auf dem Boden. Bringen Sie Ihren Körper in eine Squatposition und legen Sie die rechte Hand auf dem Boden auf.

2. Springen Sie jetzt mit Ihren Füßen in eine Liegestützposition zurück, halten Sie Ihre Hüfte gerade und heben Sie Ihren linken Arm und Ihr rechtes Bein für zwei Sekunden an. Halten Sie die Körperspannung.

3. Senken Sie Ihren linken Arm und das rechte Bein wieder ab und springen Sie in die Ausgangslage zurück.

4. Springen Sie anschließend so hoch Sie können. Achten Sie auf eine federnde Landung. Das mobilisiert zusätzlich die feinen Muskelstrukturen und Ihre Faszien.

5. Kehren Sie in die Ausgangslage zurück und führen Sie diese Übung mit der anderen Hand durch. Wiederholen Sie diese Übung abwechselnd auf jeder Seite dreimal.

 ## Björns Zusatztipp

Halten Sie während des gesamten Übungsablaufs Ihre Körperspannung aufrecht. Das trainiert Ihren Körper, auch bei dynamischen Bewegungen im Sport stabil und reaktiv zu bleiben.

7. Bambus Walk down (Experts only)

Style: Progression

Auf diesem Niveau haben Sie schon eine Physis erreicht, die sich von vielen anderen Athleten abhebt. Ihr Trizeps hilft Ihnen, auf diesem Niveau jetzt nicht nur Ihr Ellbogengelenk zu schützen, sondern lässt sich auch wesentlich effizienter einsetzen, wenn Sie einen Gegner unterm Basketballkorb wegschieben, schnell aus der Paddlingposition aufs Surfboard springen oder ein schweres Möbelstück anschieben müssen.

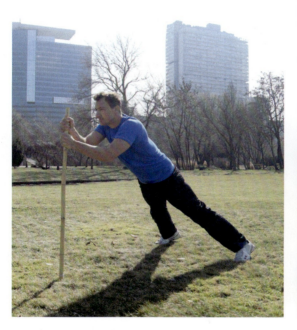
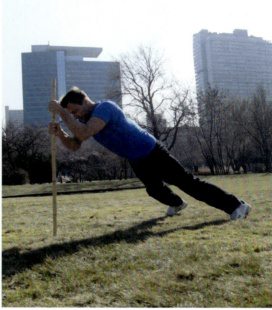

FLOW BODY MOVEMENTS

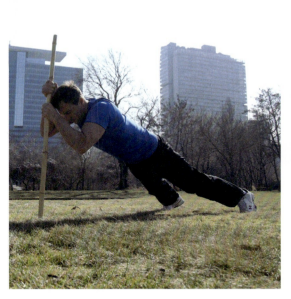 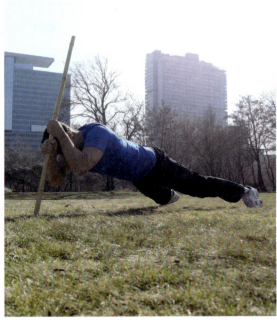

Movement

1. Sie beginnen die ersten zwei Schritte wie beim „Bambus Walk down" aus dem „Beginner"-Reminiszenzplan 2.

2. Halten Sie diese Position wieder für fünf Sekunden und greifen Sie dann mit der rechten Hand unter Ihre linke Hand.

3. Greifen Sie jetzt mit Ihrer linken Hand unter Ihre rechte Hand und mit Ihrer rechten Hand wieder unter Ihre linke Hand. Ihr Körper senkt sich dabei immer mehr Richtung Boden. Halten Sie diese Position wieder für drei Sekunden.

4. Kehren Sie zu Schritt 2 zurück und wechseln Sie dann wieder in der Ausgangsposition auf die andere Hand.

 ### Björns Zusatztipp

Wenn Sie den „Bambus Walk down" – „Experts only" nicht sofort bewältigen können, nicht den Kopf hängen lassen. Rom ist auch nicht an einem Tag erbaut worden. Gehen Sie einfach mit Ihren Füßen einen Schritt weiter vor. Sobald Sie es aus der Entfernung schaffen, gehen Sie den geforderten Schritt zurück, bis Ihre Beine fast durchgestreckt sind. Vergessen Sie nicht, der geforderte Schritt zurück bringt Ihre Athletik einen weiteren Schritt nach vorne und zum Bora-Bora-Effekt.

8. Front Kick (Experts only)

Style: Fundamental

Ihre Hüftbeweglichkeit spielt in jeder Sportart, die Sie ausführen, eine zentrale Rolle. Ob Sie 100 kg stemmen, schneller vor einen Verteidiger laufen oder explosiv zu einem Ball sprinten möchten. Ohne mobile Hüften sind all Ihre Bewegungen nutzlos und ineffektiv. Die Fließfähigkeit in Ihren Bewegungen erhöht sich sukzessive mit Ihrer Hüftmobilität. Diese Übung schult Ihre Hüftdynamik in Verbindung mit funktioneller Beinkraft.

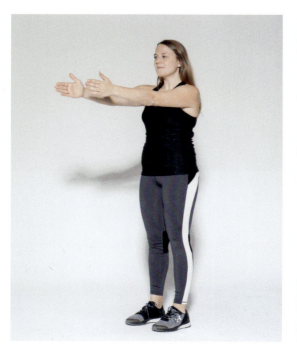
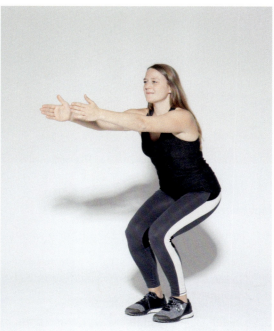

FLOW BODY MOVEMENTS

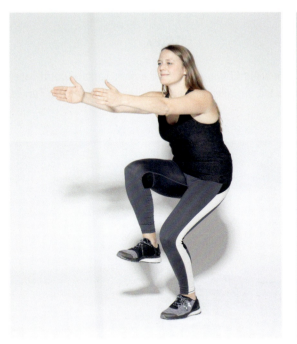
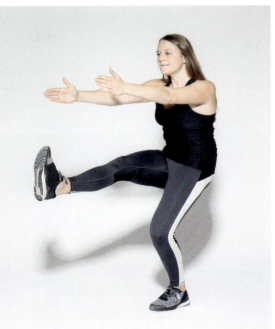

Movement

1. Sie stehen mit geschlossenen Beinen auf dem Boden und mit aufrechter Brust. Setzen Sie sich so weit nach unten, als würden Sie sich auf einen hohen Stuhl setzen. Achten Sie darauf, dass Ihre Füße nicht abheben und führen Sie Ihre Arme gestreckt vor Ihren Körper.

2. Ziehen Sie jetzt Ihr rechtes Knie ein wenig zu Ihrer Hüfte.

3. Strecken Sie jetzt Ihr Bein so nach vorne, als würden Sie eine Tür eintreten. Halten Sie die Position zwei Sekunden. Der Winkel Ihres Standbeins verändert sich nicht und Ihr Körper bleibt so aufrecht wie möglich.

4. Stellen Sie das Bein ab und wechseln Sie auf das linke Bein. Wiederholen Sie diese Übung abwechselnd auf jedem Bein 10-mal.

 ## Björns Zusatztipp

Wenn Sie sich beim „Front Kick" mehr herausfordern möchten, stellen Sie sich bei der Übung auf ein Polster, auf Ihr Bett oder auf eine andere instabile Unterlage.

9. Tarzan Pull (Experts only)

Style: Progression

Lust, in einem Tarzan-Film mitzuspielen? Ich kann Ihnen leider keine Rolle in einem Tarzan-Blockbuster besorgen, aber die physischen Voraussetzungen hätten Sie auf alle Fälle nach dieser Variante des „Tarzan Pulls".

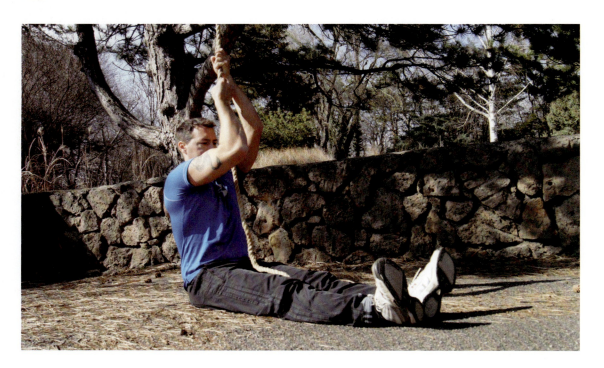

FLOW BODY MOVEMENTS

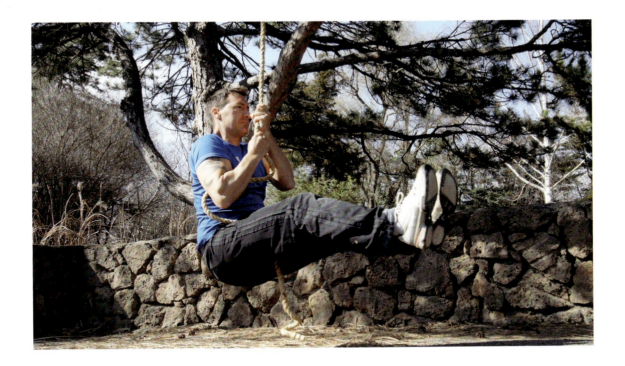

Movement

1. Sie sitzen mit ausgestreckten Beinen gemütlich unter dem Seil, das sich direkt vor Ihrem Körper befindet.
2. Greifen Sie jetzt mit ausgestreckten Armen so hoch wie möglich an das Seil. Ihre linke Hand befindet sich über der rechten Hand.
3. Ziehen Sie Ihren Körper so weit nach oben, bis sich Ihre linke Hand vor Ihrem Gesicht befindet. Kehren Sie kontrolliert in die Ausgangsposition und wiederholen Sie diese Übung sechsmal und wechseln Sie dann wieder Ihre Handstellung.

 ## Björns Zusatztipp

Wenn Ihre Seillänge ausreicht, können Sie das Seil auch gern doppelt nehmen. Je dicker das Seil ist, umso stärker trainieren Sie zusätzlich Ihren Unterarm und Ihre Griffstärke.

10. Shoulder Side Plank (Experts only)

Style: Progression

Das zusätzliche Gewicht verstärkt Ihre Schulterstabilität und beugt typischen Schulterverletzungen, wie einem Impingementsyndrom oder einem Anriss der Rotatorenmanschette, vor. Beide Verletzungen kommen häufig bei Athleten vor, die mit den Armen Über-Kopf-Bewegungen ausführen, am häufigsten bei Volleyballern, Schwimmern, Diskuswerfern und Kraftsportlern. Aber auch bei Menschen, die beruflich Über-Kopf-Arbeiten durchführen müssen, wie etwa Maler, Flugzeugtechniker oder Automechaniker.

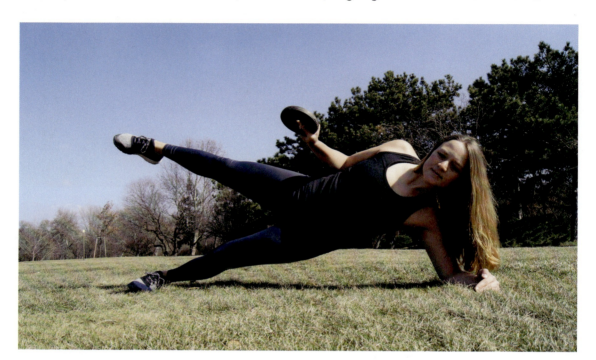

FLOW BODY MOVEMENTS

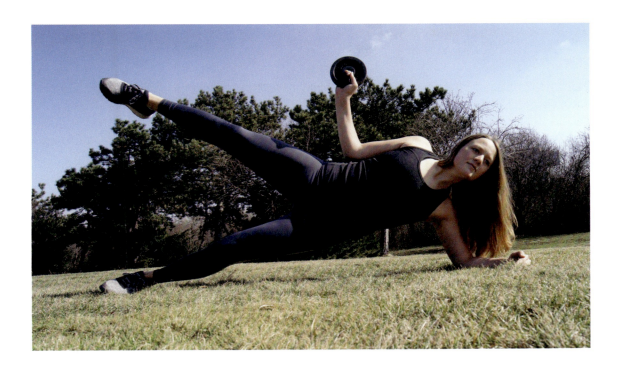

Movement

1. Führen Sie Schritt 1 bis 3 aus dem „Advanced"-Reminiszenzplan aus und halten Sie dabei eine 2-kg-Scheibe in Ihren Händen.

 ## Björns Zusatztipp

Wenn Ihnen diese Übung mit einem Arm Curl leichter fällt, können Sie auch diesen ausführen. Ich nutze gerne Gewichtsscheiben, weil Sie zusätzlich die Griffkraft und die Kraft in den Unterarmen, Hand- und Fingergelenken trainieren. Sie sind eine gute Prophylaxe gegen Arthritis und Repetive Strain Injuries im Hand-, Finger- und Unterarmbereich.

11. Skater Jump (Experts only)

Style: Progression

Durch das Zusatzgewicht steigern Sie nochmals Ihre Balancefähigkeit und trainieren Ihre Oberarme und Schultern gleich mit.

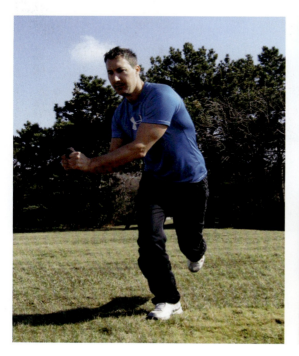
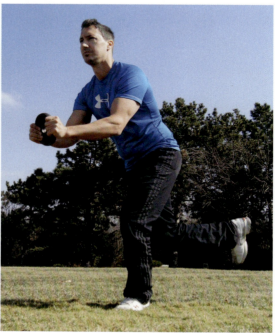

FLOW BODY MOVEMENTS

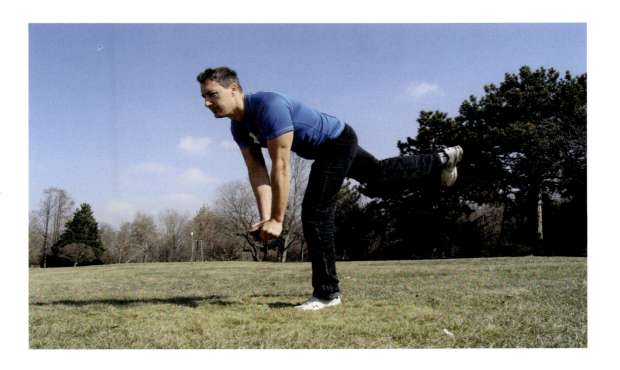

Movement

1. Halten Sie eine 2-kg-Gewichtsscheibe mit beiden Händen vor Ihrem Körper und führen Sie Schritt 1 bis 3 aus dem „Advanced"-Reminiszenzplan 1 aus.

 ## Björns Zusatztipp

Fangen Sie mit einer 2-kg-Gewichtsscheibe an und steigern Sie sich bis maximal 5 kg. Sie können zu Beginn auch eine Mineralwasserflasche nehmen und diese nach und nach immer schwerer befüllen, z. B. statt mit Wasser mit Sand und danach mit Kieselsteinen.

„On Journey – No-Problem"-Plan

Schon seitdem wir alle Jäger und Sammler waren, haben uns zwei Dinge schon immer geprägt: zum Ersten die Kommunikation und das Austauschen von Wissen und Geschichten mit unseren Mitmenschen; und zum Zweiten das Entdecken neuer Gebiete.

Tausende Jahre später ist es nicht anders. Wir kommunizieren immer und überall und das Reisen und das Entdecken anderer Orte gehört noch immer zu den schönsten Freizeitaktivitäten.

Reisen hat leider nicht nur positive Seiten, sondern auch negative Effekte, wie Verspannungen von langen Flügen, in dem Zusammenhang Spannungskopfschmerzen, geschwollene Beine vom vielen Rumlaufen, Jetlag und Einschlafschwierigkeiten. All diese Effekte wirken sich auf das Wohlbefinden während des ersehnten Urlaubs aus.

Zu diesem Zweck habe ich vier spezielle Übungen für Sie zusammengestellt, die Ihnen auf Ihren Reisen helfen, mit den negativen Folgen besser klarzukommen. Ob Thailand, New York, Hongkong, Mykonos, Sydney oder Bora Bora. Mit dem „On Journey – No-Problem"-Plan können Sie die vielen positiven Seiten des Reisens und den Urlaub an Ihrer Lieblingsdestination entspannter genießen.

FLOW BODY MOVEMENTS

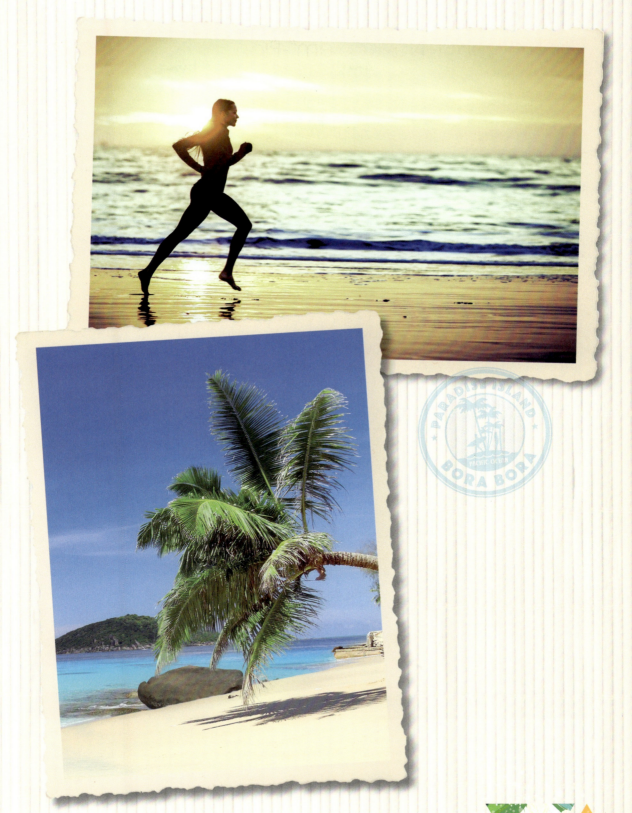

Die fantastischen vier

1. Say-Yes-Übung

Das Tragen schwerer Taschen oder das Ziehen schwerer Trolleys auf Reisen, Schlafstörungen nach dem Jetlag und einseitige Bewegungen im Flugzeug begünstigen Spannungskopfschmerzen, da bei solchen Bewegungen Ihr Hals und Nacken meist nach vorne gebeugt und Ihre Streckmuskeln im hinteren Nacken stärker gefordert sind.

Beides erzeugt erhöhte Spannung und Überlastung im Nackenbereich und führt so zu typischen Spannungskopfschmerzen.

Folgende Übung hilft hervorragend, Ihren Muskeltonus im vorderen Nacken zu erhöhen, wodurch Sie die überstreckten hinteren Nackenmuskeln entlasten. Ein erhöhter Muskeltonus im vorderen Nackenbereich führt daher augenblicklich zu einer Verbesserung Ihres Spannungskopfschmerzes und Sie fühlen sich wieder pudelwohl für Ihre Reise!

FLOW BODY MOVEMENTS-Bonus: Durch die Kräftigung des vorderen Nackens entwickeln Sie auch automatisch eine bessere Kopfhaltung, entlasten einen Teil der oberen Wirbelsäule und richten Ihre überspannte Körperhaltung wieder auf. Ihre Bewegungen wirken dadurch anmutiger und stärker.

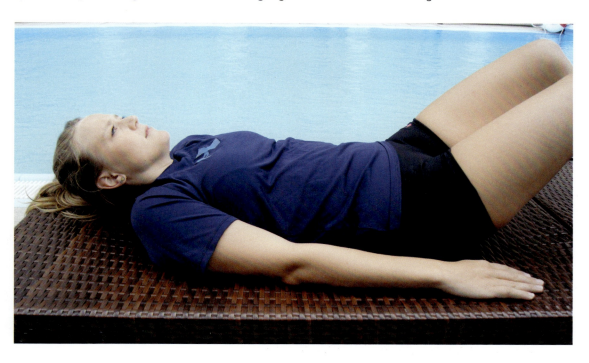

FLOW BODY MOVEMENTS

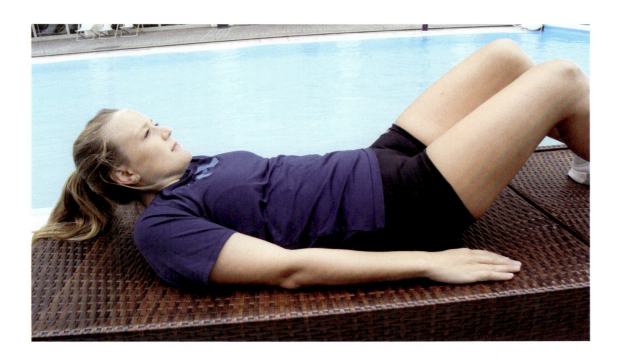

Movement

1. Sie liegen entspannt mit angewinkelten Beinen in Rückenlage.
2. Heben Sie Ihren Kopf 3-4 cm vom Boden ab. Das ist Ihre Ausgangsposition.
3. Führen Sie jetzt Ihr Kinn zur Brust, so, als ob Sie „ja" sagen würden. Kehren Sie danach gleich wieder in die Ausgangsposition zurück.
4. Wiederholen Sie diese Übung mindestens 20-mal und arbeiten Sie sich auf 50-mal hoch. Achten Sie aber darauf, nur mit der Nackenmuskulatur zu arbeiten und nicht mit Schwung. Legen Sie Ihren Kopf während der gesamten Übung nicht ab.

Anfangs werden Sie diese Übung vielleicht ein wenig schwierig finden und ein Ziehen und leichtes Brennen im vorderen Nacken spüren. Das ist völlig normal und dient dem Adaptationsprozess zur Kräftigung des vorderen Nackens.

Checkliste:

1. Nur mit der Nackenmuskulatur arbeiten und nicht mit Schwung.
2. Achten Sie auf eine ruhige und kontrollierte Atmung.

11 FLOW BODY MOVEMENTS

2. Say-No-Übung

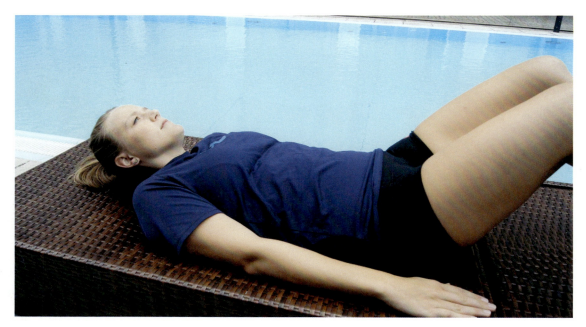

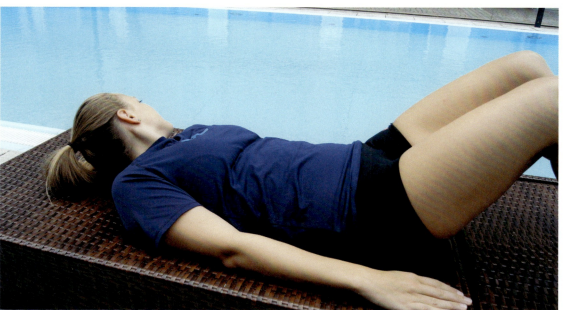

FLOW BODY MOVEMENTS

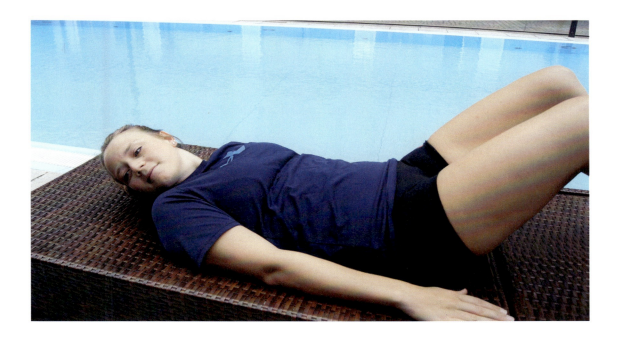

Movement

1. Führen Sie wieder die Punkte 1 bis 2 von der „Say-Yes-Übung" aus.

2. Drehen Sie Ihren Kopf nach rechts und das Kinn zur rechten Schulter.

3. Halten Sie die Position für eine Sekunde und drehen Sie jetzt den Kopf und Ihr Kinn zur linken Schulter, als würden Sie „nein" sagen.

4. Bewegen Sie jetzt Ihr Kinn abwechselnd 20-mal kontrolliert nach rechts und links und halten Sie die Position auf jeder Seite jeweils für eine Sekunde. Achten Sie auch hier wieder auf eine kontrollierte und langsame Ausführung ohne Schwung. Der Effekt erhöht sich dadurch enorm.

3. Rotierendes Wadenheben

Die nachfolgende Übung zielt auf die Kräftigung der Wadenmuskulatur und die Beweglichkeit und Mobilisation im Fußgelenk ab.

FLOW BODY MOVEMENTS-Bonus 1: Eine trainierte Wadenmuskulatur und die Mobilisation im Fußgelenk unterstützt Ihren Blutfluss von den Beinen zum Herzen und fördert den Abtransport von Schadstoffen und Wasser aus den geschwollenen Bereichen. Sie beugen somit geschwollenen Beinen und Thrombosen im Urlaub vor, die durch längeres Sitzen im Flugzeug und längeres Stehen in Warteschlangen entstehen können – vor allem bei Hitze und trockener Luft.

FLOW BODY MOVEMENTS-Bonus 2: Durch die Kräftigung der Wadenmuskulatur und die Mobilisation im Fußgelenk minimieren Sie Verschleißerscheinungen der Achillessehne und der Fußgelenke, wenn Sie im Urlaub joggen möchten. Sie senken somit gezielt das Verletzungsrisiko im Fuß- und Knöchelbereich.

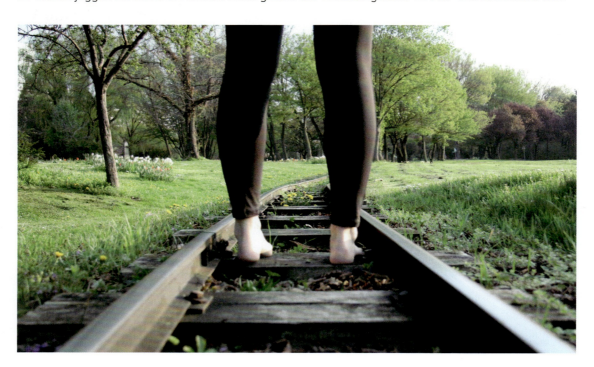

FLOW BODY MOVEMENTS

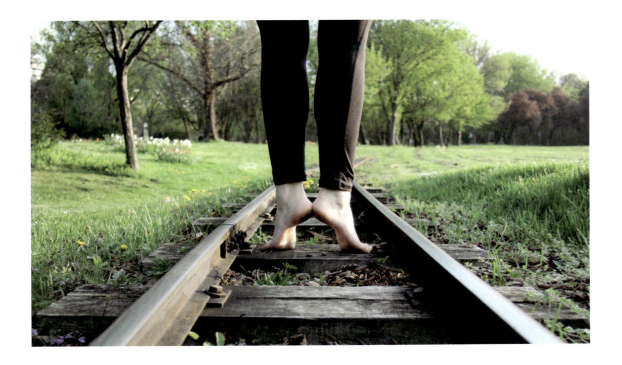

Movement

1. Sie stehen oder sitzen mit geradem Rücken und beide Fersen befinden sich auf dem Boden.
2. Heben Sie nun die Fersen so weit wie möglich an und rotieren Sie gleichzeitig die Fersen nach innen, bis diese sich berühren und Sie auf den Zehenspitzen stehen.
3. Halten Sie die Position für drei Sekunden, die Zehenspitzen bewegen sich dabei nicht.
4. Kehren Sie langsam in die Ausgangsposition zurück und wiederholen Sie diese Übung 15-mal. Und wenn ich langsam sage, dann meine ich langsam. Der Effekt ist fantastisch.

Sie können diese Übung sowohl im Sitzen als auch im Stehen absolvieren, wobei der Effekt in der stehenden Position höher ist.

Checkliste:

1. Gerader Rücken sowohl im Stehen als auch im Sitzen.
2. Langsame Ausführung.

4. Die Vier-Sekunden-Atmung

Mit dieser Atemmethodik reduzieren Sie effektiv die Stresssymptome Ihres Körpers, die durch Jetlag oder durch einen unregelmäßigen Biorhythmus entstehen können.

Movement

1. Atmen Sie vier Sekunden aus.
2. Atmen Sie vier Sekunden ein.
3. Halten Sie den Atem für eine Sekunde an.
4. Wiederholen Sie diese Atemtechnik 8-12-mal und legen Sie sich dabei entspannt auf den Rücken.

Warum vier Sekunden?

Ihre Atmung reagiert wie Ihr Nervensystem auf emotionalen, physischen und mentalen Stress. Bei einer gleichmäßigen Vier-Sekunden-Atmung aktivieren Sie Ihr parasympathisches Nervensystem. Ihr Körper beginnt dann, stressreduzierende Hormone zu produzieren und senkt dadurch die Anspannung, die durch Stresshormone wie Cortisol und Adrenalin entstehen. Ihr Puls fährt dadurch runter und Sie können in der Nacht trotz Jetlag und unregelmäßigem Biorhythmus entspannter im Hotelzimmer einschlafen.

Bleiben Sie generell auch im Urlaub ein wenig aktiv. Gerade am Meer bieten sich lustige Aktivitäten wie Wasserski, Schnorcheln, Beachvolleyball oder jegliche Formen des Surfens an.

Sie erhalten von mir als Bonus folgende sechs Übungen, die Sie ebenfalls anwenden können, um auch im Urlaub fit zu bleiben und die ich selbst regelmäßig auf meinen Reisen am Strand durchführe.

FLOW BODY MOVEMENTS

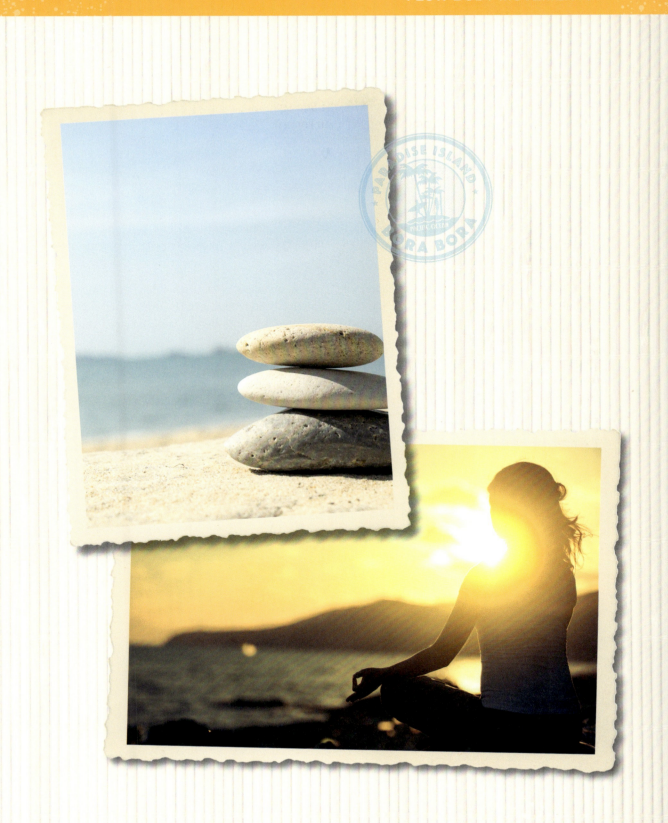

231

FLOW BODY MOVEMENTS

Bonusübungen für den Urlaub

1. Laufen im schienbeinhohen Wasser

„Laufen im schienbeinhohen Wasser" bietet gleich drei schöne Vorteile: Erstens haben Sie mit dieser Laufmethode ein hocheffektives Cardioworkout ohne „Impacts" auf Ihre Kniegelenke durch harten Asphalt oder einen anderen harten Untergrund.

Zweitens ist Wasser dicker als Luft. Deshalb müssen Ihre Beinmuskeln und Ihr Oberkörper wesentlich härter gegen den Widerstand arbeiten als auf normalem Untergrund, so verstärkt sich Ihre gesamte muskelphysiologische Athletik.

Und last, not least. Aufgrund der Bewegung Ihrer Füße im instabilen und rutschenden Sand unter Wasser verbessern Sie Ihre Fähigkeit, den Boden zu spüren, dadurch bekommen Sie auch automatisch ein besseres Abroll- und Abstoßverhalten bei jedem Laufschritt. Beides erhöht Ihre Geschwindigkeit beim Laufen und senkt die Verletzungsgefahr.

Zeit: Ich laufe meistens zwei Minuten in moderatem Tempo, gefolgt von einer sieben Sekunden langen Sprintphase. Das wiederhole ich je nach Lust und Laune 8-12-mal, wobei ich die Sprintphasen nach jeder Zwei-Minuten-Runde immer variiere. Ich sprinte meistens in einem Slot zwischen sieben und 15 Sekunden durchs Wasser.

FLOW BODY MOVEMENTS

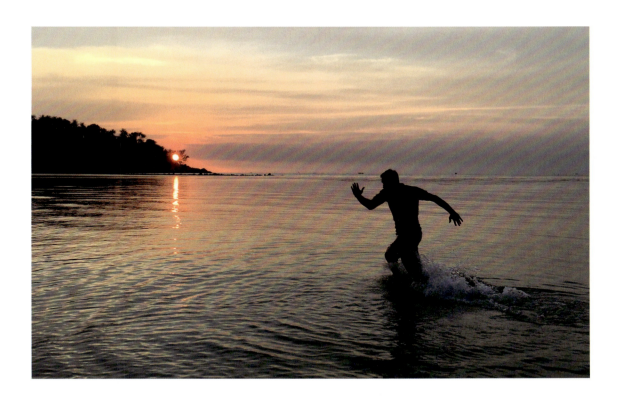

2. One Arm Push-up

Der „One Arm Push-up" erhöht Ihre Rumpfkraft, stabilisiert Ihre Schultern, stärkt Ihren Trizeps und den gesamten Oberkörper. Alles physische Attribute, die Sie bei vielen Urlaubsaktivitäten auf dem Wasser und außerhalb des Wassers benötigen.

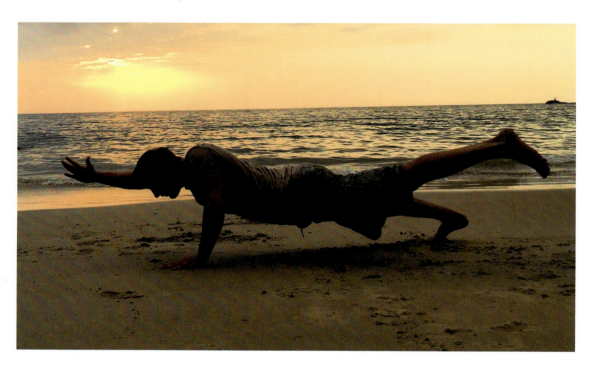

Movement

1. Sie befinden sich in der Liegestützposition. Heben Sie die rechte Hand vom Boden ab und strecken Sie den rechten Arm nach vorne. Ihr Daumen zeigt nach oben.
2. Spannen Sie Ihre Bauchmuskeln an und achten Sie darauf, dass Ihre Hüfte nicht durchhängt.
3. Halten Sie Ihre Schultern stabil und senken Sie jetzt Ihren Körper 12-15 cm zum Boden ab. Halten Sie immer die Balance und kippen Sie nicht um. Sie werden merken, dass Ihr Körper extrem arbeiten muss.
4. Drücken Sie sich wieder nach oben und führen Sie abwechselnd auf jeder Seite sechs Wiederholungen aus.

Björns Zusatztipp

Wenn Ihnen die Übung zu leicht fällt, können Sie, um den Schwierigkeitsgrad zu erhöhen, wie ich auf dem Foto, noch das diagonal liegende Bein anheben. Sollte Ihnen die Übung anfangs zu schwerfallen, stellen Sie einfach Ihre Beine weiter auseinander. Das hilft Ihnen besser, die Balance zu halten und vereinfacht die Übung. Visieren Sie aber dennoch das geforderte Ziel an und tasten Sie sich stetig vor.

3. L-Seat (Holidayvariation)

Die „L-Seat Holidayvariation" für Ihren Urlaub ist ein Mix aus dem „L-Seat" aus dem „Advanced"-Reminiszenzplan und dem „Experts only"-Reminiszenzplan. Ich mag diese Übung besonders im Urlaub, weil diese Übung meinen Körper bei heißen Temperaturen nicht zu sehr belastet, aber mich auch nicht unterfordert. Obendrein bekommen Ihr oberer Rücken, Ihre Schulten, Ihre Bauchmuskeln und Ihr Trizeps einen schönen Pump und Sie sehen von der einen Sekunde auf die nächste am Strand noch athletischer aus.

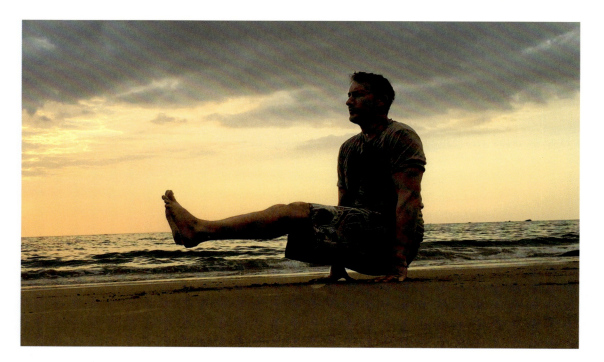

FLOW BODY MOVEMENTS

Movement

1. Sie sitzen mit leicht angewinkelten Beinen auf dem Boden. Drücken Sie jetzt Ihre Handflächen in den Boden, bis Ihre Arme fast gestreckt sind und heben Sie sich vom Boden ab.
2. Halten Sie die Position für fünf Sekunden, machen Sie vier tiefe Atemzüge Pause und wiederholen Sie den Ablauf viermal.

Björns Zusatztipp

Spannen Sie während der Übung permanent Ihre Bauchmuskeln an. Das hilft, Ihre Beine in der Luft zu halten. Wenn Ihnen diese Übung noch zu schwerfällt, können Sie ein Bein am Boden lassen und anfangs immer nur kurz vom Boden lösen. So bekommen Sie ein gutes Gefühl für die Übung und machen rasch Fortschritte.

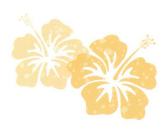

4. Side Star Plank

Die „Star Plank" verwende ich im Urlaub meistens vor Aktivitäten, bei denen ich die seitlichen Rotationsmuskeln im Körper benötige, beispielsweise vorm Surfen, vor dem Spiel mit der Frisbeescheibe oder Beachvolleyball. Diese Übung aktiviert super die schrägen Bauchmuskeln, den unteren Rückenstrecker und Ihren Vastus lateralis, also die äußere Oberschenkelmuskulatur. Alle drei helfen Ihnen, bei Rotationsbewegungen Power zu generieren, wenn Sie auf etwas schlagen, werfen oder Ihre Hüfte eindrehen müssen.

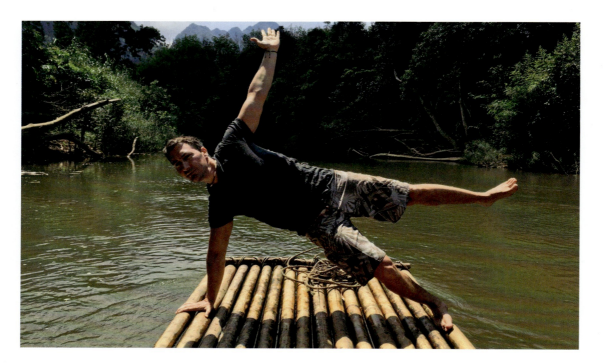

FLOW BODY MOVEMENTS

Movement

1. Stützen Sie sich mit dem rechten ausgestreckten Arm seitlich am Boden ab und Ihre Beine liegen übereinander.
2. Strecken Sie jetzt den linken Arm in die Luft, sodass Ihre Schultergelenke und Arme auf einer Linie liegen.
3. Heben Sie jetzt das linke Bein an und halten Sie die Position für 15 Sekunden.
4. Wechseln Sie dann die Seite und wiederholen Sie den Ablauf ohne Pause dreimal.

Björns Zusatztipp

Lassen Sie während der Übung den Kopf nicht nach unten fallen und halten Sie Ihren Kopf immer gespannt. Das stärkt Ihre seitlichen Nackenmuskeln und Sie bekommen weniger Spannungskopfschmerzen.

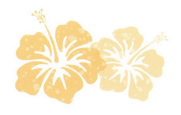

5. Sunset Bridge, Variation 1

Die „Sunset Bridge" macht Ihren Rücken nicht nur stark, sondern auch flexibel und verletzungssicher bei explosiven und kraftvollen Bewegungen. Vor allem nach längerem Sitzen im Flugzeug oder Bus ist diese Übung im Urlaub unverzichtbar.

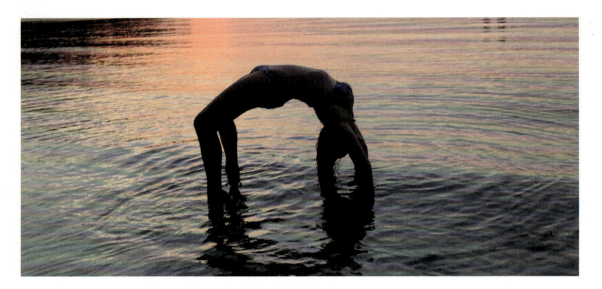

Movement

1. Sie liegen mit angewinkelten Beinen auf dem Rücken. Die Fersen stehen fest auf dem Boden.

2. Heben Sie jetzt Ihr Becken an, während Ihre Schultern noch am Boden bleiben.

3. Legen Sie jetzt Ihre Handflächen neben Ihren Kopf auf den Boden. Ihre Finger zeigen in Richtung Füße.

4. Halten Sie die Position für vier Sekunden. Machen Sie eine halbe Minute Pause und wiederholen Sie die Übung viermal.

Falls Ihnen das zu einfach wird, können Sie zwei Progressionsschritte anhängen. Die Zeit- und Wiederholungsangaben bleiben dieselben.

FLOW BODY MOVEMENTS

Stufe 1: Heben Sie ein Bein an, sodass Ihr Oberschenkel zu Ihrem Körper und Ihr Unterschenkel zum Oberschenkel ca. einen 90°-Winkel bildet.

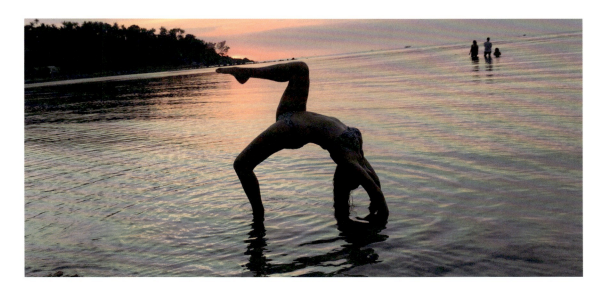

Stufe 2: Strecken Sie jetzt das angehobene Bein aus. Das mobilisiert zusätzlich die hinteren Oberschenkel.

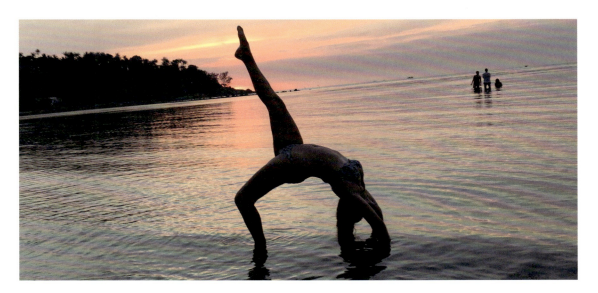

Sunset Bridge, Variation 2

Bei dieser Variante trainieren und mobilisieren Sie zusätzlich Ihre Wadenmuskulatur.

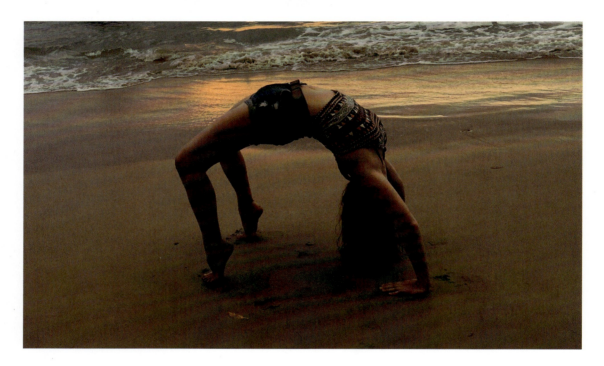

Movement

1. Führen Sie Schritt 1 bis 3 aus der „Sunset Bridge", Variation 1 durch.
2. Stellen Sie jetzt zusätzlich Ihre Zehen auf.
3. Halten Sie die Position für drei Sekunden. Machen Sie 20 Sekunden Pause und wiederholen Sie die Übung dreimal.

FLOW BODY MOVEMENTS

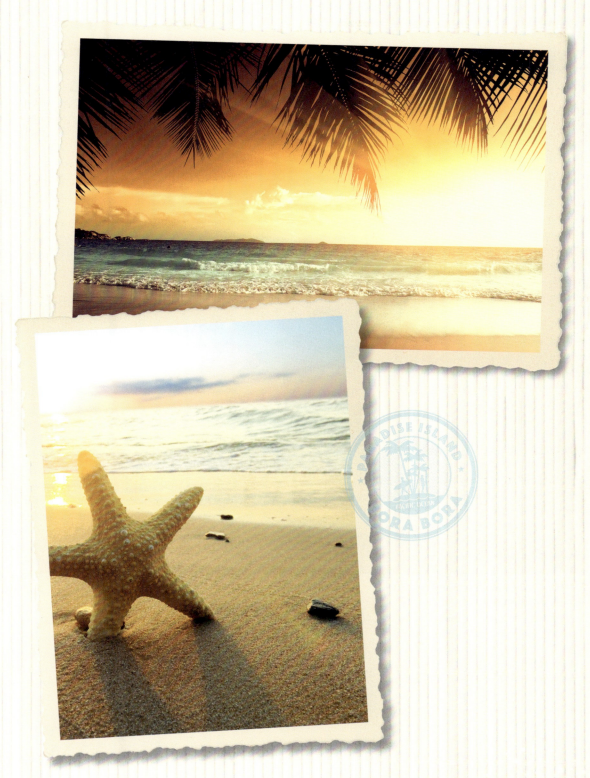

6. High Beach Jumps

Ich liebe es, im Urlaub auf Sand herumzuhopsen. Aufgrund der nachgebenden Wirkung des Sandes, wenn Sie sich abstoßen, rekrutieren Sie viel mehr Muskelfasern in den Beinen als auf härterem Untergrund. Sie brauchen einfach mehr Power, um sich wegzudrücken. Sie werden feststellen, wie schnell Ihre Beinmuskulatur ermüdet, wenn Sie ein paar High Jumps im Sand absolvieren. Der große Vorteil dabei: Durch die zusätzlichen Muskelfasern, die Sie auf dem nachgebenden Sand trainieren, sind Sie anschließend wesentlich schneller und explosiver, wenn Sie zu Hause wieder auf härterem Untergrund Volleyball, Badminton, Basketball oder Tennis spielen.

Außerdem kräftigen Sie Ihre Beinmuskulatur und steigern mit den High Beach Jumps enorm Ihren Stoffwechsel. Gönnen Sie sich danach Ihren Lieblingscocktail an der Beachbar zum Entspannen. Sie haben es sich verdient.

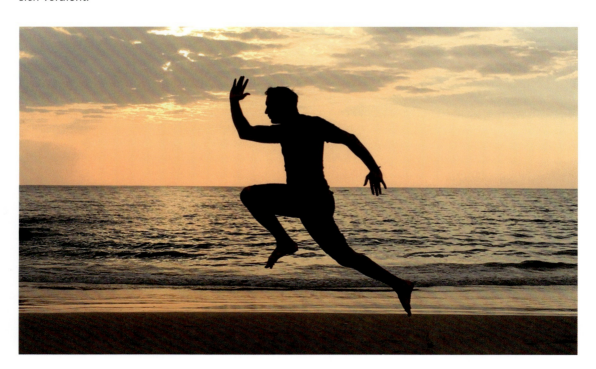

FLOW BODY MOVEMENTS

Movement

1. Laufen Sie sich im moderaten Tempo vier Minuten im Sand warm.

2. Laufen Sie jetzt fünf Sekunden, so schnell Sie können an, drücken Sie sich mit dem linken Fuß so fest wie möglich vom Boden ab und springen Sie so hoch und weit, wie Sie können. Achten Sie auf eine federnde und kontrollierte Landung. Laufen Sie eine Minute im moderaten Tempo weiter.

3. Wiederholen Sie Schritt 2 abwechselnd sechsmal auf dem linken Fuß und sechsmal auf dem rechten Fuß.

4. Laufen Sie danach noch zwei Minuten gemütlich aus oder schwimmen Sie noch zum Cool-down ein paar Minuten im Meer.

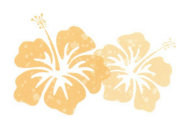

11 FLOW BODY MOVEMENTS

11.2 FLOW BODY MOVEMENTS-Motivationstipp

Ich bin der Letzte, der Ihnen rät, an Tagen, an denen Sie keine Lust haben, Übungen auszuführen. Wenn man keine Lust hat, hat man eben keine Lust. Solange sich diese Lustlosigkeit nicht über einen längeren Zeitraum erstreckt, ist es absolut okay, mal alle viere von sich zu strecken. Wenn Sie Übungen oder ein Training absolvieren, auf das Sie keine Lust haben, schüttet Ihr Körper ohnehin Stresshormone aus, die Ihre Leistung minimieren und Ihre Muskelspannung schwächen. Somit ist das lustlose Training längerfristig sowieso Zeitverschwendung. Ihre Muskeln adaptieren einfach nicht optimal.

Machen Sie an solchen Tagen lieber Dinge, die Ihnen in diesem Moment gerade mehr Freude bereiten. Lassen Sie sich massieren, gehen Sie ins Kino, in Ihre Lieblingsbar oder buchen Sie mit Freunden Ihren nächsten Urlaub an einem schneeweißen, palmengesäumten Strand. Sie kehren danach definitiv entspannter und motivierter in das nächste Training zurück.

Wenn Sie allerdings nur einen ganz kleinen Kick brauchen, hilft dieser Trick: Geben Sie nach jedem FLOW BODY MOVEMENTS-Training einen 5 Euro-Schein als Belohnung in eine kleine Tüte. Diese Tüte platzieren Sie dann schnell unter Ihrem Bett. Nach jedem 5. Training dürfen Sie die Tüte unter Ihrem Bett hervorholen und entleeren. Sie erreichen dadurch gleich zwei positive Effekte: Erstens haben Sie etwas für Ihre Athletik, Ihre Gesundheit und Ihren Körper getan und zweitens können Sie sich danach mit einer Kleinigkeit belohnen oder gut Essen gehen.

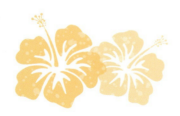

11.3 Weitere mentale FLOW BODY MOVEMENTS-Tipps, die Ihnen helfen, fokussiert zu bleiben

Tipp 1: Bis zum nächsten Moment

Wieder ein Ball beim Tennis ins Netz geschlagen, wieder eine Präsentation vor Ihrem Chef vergeigt, wieder beim Surfen ins Wasser geflogen. Fehler können immer auftreten. Das spielt alles keine Rolle. Denken Sie von Moment zu Moment. Die „Bis-zum-nächsten-Moment"-Methode hilft Ihnen, Ihre Fehler sofort auf der Strecke zu lassen und sich gleich wieder darauf zu konzentrieren, was als Nächstes folgt. Oder was Sie als Nächstes tun müssen.

Verweilen Sie nie zu lange in einem schlechten Moment. Dies gilt übrigens auch für den Fall des Erfolgs. Wenn man zu lange darauf verharrt, neigen die meisten zu Übermut und machen nachfolgend unnötige Fehler. Sie verlieren dadurch die Konzentration und bleiben nicht fokussiert. Reflektieren Sie ruhig kurz den Moment, aber gehen Sie dann sofort ein Stück weiter.

Tipp 2: Seien Sie nicht perfekt, aber der Beste

Das ist ein toller Leitspruch für alle, die aufgrund ihres Perfektionismus sich selbst im Weg stehen. Es gewinnt nicht der perfekteste Athlet, sondern der Beste. Fehler zu machen, diese Fehler anzunehmen und daraus zu lernen, ist einfach Teil des Prozesses. Wenn Sie nie Fehler machen, werden Sie nicht besser. Ich bin das beste Beispiel.

Als mich vor fünf Jahren ein Freund von mir dazu ermutigte, mit dem Tennis anzufangen, war ich sofort begeistert und wollte immer gewinnen. Daher machte ich nur „sichere" Schläge, die hoch übers Netz flogen. Meine Bälle erreichten zwar sehr oft das gegnerische Spielfeld, aber ich konnte mit diesem Spielstil nie Druck auf meine Gegner ausüben. Die Bälle waren einfach nicht scharf und flach genug. Erst als ich anfing, mehr zu riskieren, verbesserte ich mein Spiel. Klar gingen mit mehr Risiko, die Bälle flacher und stärker zu spielen, die Bälle öfters ins Netz. Aber nur kurzfristig. Längerfristig wurden die Bälle im Netz immer weniger und die Fehlerquote sank. Somit wurde mein Spiel immer stärker. Wenn Sie nie Fehler machen und nicht ans Limit gehen, bleiben Sie immer auf einem bestimmten Level, kommen jedoch nie darüber hinaus.

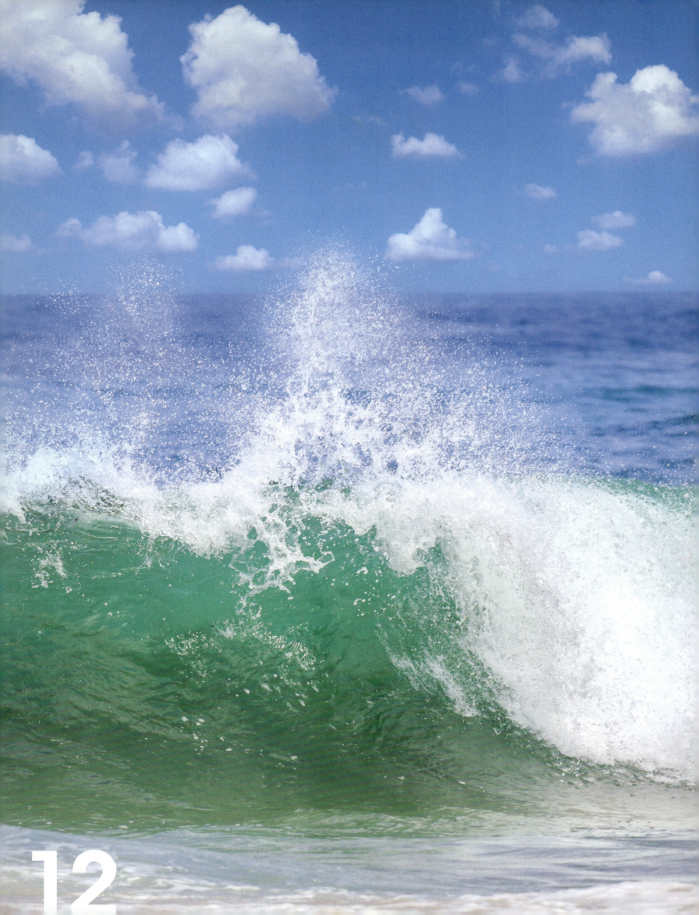

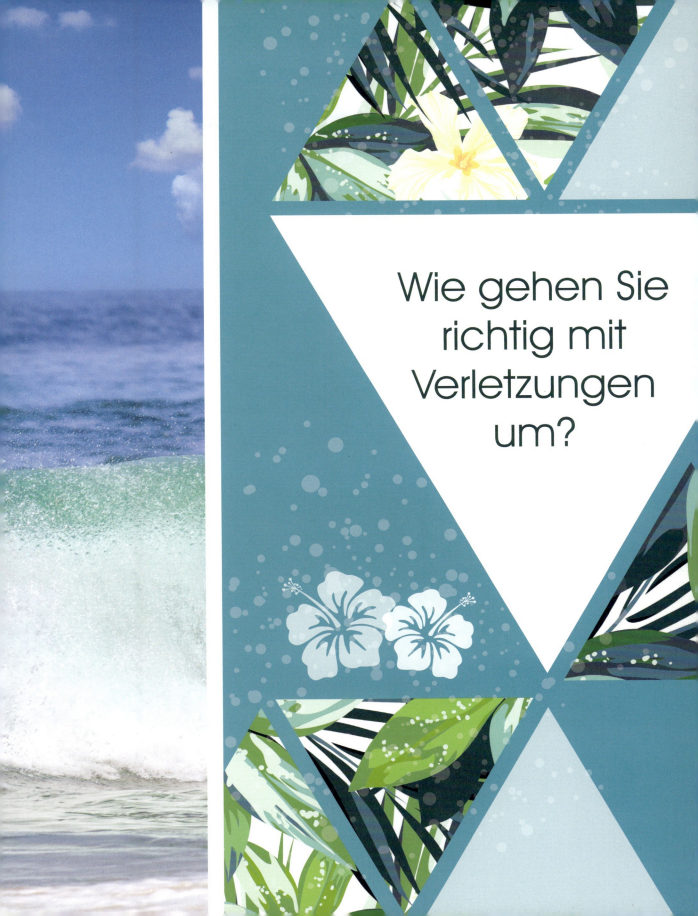

Wie gehen Sie richtig mit Verletzungen um?

Eines vorweg: Der beste Weg, wie Sie mit Verletzungen umgehen können, ist, darauf zu achten, sich erst gar nicht zu verletzen. Leider gelingt das nicht immer. Sogar Topathleten tragen ab und zu eine Verletzung davon. Ein falscher Schritt, ein unachtsamer Gegner, ein schlechtes Warm-up, eine Vorverletzung, immobile Gelenke, zu schwache Muskeln oder zu wenig Erfahrung im Training und Sport. All das können Gründe für eine Verletzung sein.

Sollte Ihnen so etwas zustoßen, vergleichen Sie sich einfach mit einem Cowboy oder mit einem Cowgirl. Die meisten Cowboys oder Cowgirls sind perfekte Reiter und verbringen die meiste Zeit ihres Lebens auf dem Pferd. Aber selbst sie fallen ab und zu aus dem Sattel. Aber, keine Panik. Ich helfe Ihnen mit folgenden vier Tipps, nach einer Verletzung schneller wieder aufs Pferd zu kommen.

12.1 Die Gabelmethode

Die *Gabelmethode* ist höchst effektiv und hat ihren Ursprung im alten Russland. Alles, was Sie dafür brauchen, ist eine Gabel. Diese Methode können Sie bei allen geschlossenen Verletzungen, wie Muskelfaserrissen, Knochenbrüchen, Bänderrissen, Gelenkproblemen und Sehnenabrissen, verwenden.

Welches Prinzip steckt dahinter und wie funktioniert die Gabelmethode?

Wenn beispielsweise beim Stolpern Ihre Sprunggelenkbänder reißen, passiert im Körper Folgendes: Es kommt zu einem Schmerz und Ihr neuromuskuläres System fährt alle sensomotorischen Fähigkeiten im Sprunggelenk runter. Je nach Verletzungsgrad können Sie dann weder die Muskeln um die verletzte Stelle kontrahieren noch mobilisieren. Ihr Gehirn blockiert einfach die Nervenbahnen zu Ihrem Sprunggelenk. Das ist ein Schutzmechanismus Ihres Körpers, um Ihnen Schmerzen zu ersparen. Wenn Ihr Gehirn bestimmte Nervenbahnen nicht blockieren würde, hätten Sie noch mehr Schmerzen.

Das Problem dabei ist, Sie können Ihre Muskeln um das Sprunggelenk nicht mehr normal bewegen und verlernen es, diese Körperstelle richtig über Ihre Nerven anzusteuern. Auch die Durchblutung ist dadurch in dem betroffenen Gebiet eingeschränkt. Es ist auch nicht ungewöhnlich, dass sich die verletzte Stelle taub anfühlt und nur noch einen schwachen Muskeltonus besitzt. Die umliegenden Muskeln und Nerven versuchen dann, die Aufgaben des beschädigten Areals zu übernehmen, womit Ihr Körper und Organismus aus dem Gleichgewicht gerät.

Wie gehen Sie richtig mit Verletzungen um?

Wie hilft die Gabelmethode?

Der Hauptgedanke dahinter ist, dass Sie eine offene Wunde simulieren. Die Betonung liegt hier auf simulieren. Ihr Körper schickt dadurch wieder alles, was er hat, dorthin, wo er die neue Verletzung vermutet. Beispielsweise Stoffe, die Schmerzen lindern, Entzündungen hemmen, die Nervenbahnen wieder anregen und die Durchblutung verbessern. Auch spezielle Botenstoffe und Glückshormone wie Endorphine schickt Ihr Körper zum verletzten Sprunggelenk. Somit fährt Ihr Organismus wieder alle Verteidigungsmechanismen auf, um die Heilung zu beschleunigen.

In Kombination mit Bewegung lösen Sie mit der Gabelmethode auch Verklebungen, stimulieren die Nervenbahnen und das verletzte Sprunggelenk lässt sich wieder besser bewegen und ansteuern. Somit hat jede regenerative Bewegung eine weitaus höhere Effizienz als ohne Gabelmethode. Ich kenne beispielsweise nicht wenige Tennisspieler, die trotz Physiotherapie jahrelang an einem Tennisellbogen laborieren. Nicht, weil die aufgetragenen Übungen nicht gut wären, sondern die verletzte Körperstelle lässt sich durch die blockierten Nerven und die schlechte Durchblutung schlichtweg nicht mehr ansteuern. Das macht jede noch so gute therapeutische Bewegung ineffizient. Die Gabelmethode ist daher ein absolut effektives Werkzeug zu einer rascheren Selbstheilung.

Wie funktioniert die Gabelmethode?

1. Sie nehmen eine Gabel in die Hand.
2. Jetzt drücken Sie die Zacken großflächig um die verletzte Stelle herum nur so stark in die Haut, bis Sie leichte Abdruckpunkte auf der Haut sehen. Es soll auf keinen Fall wehtun oder zu tief gehen.

Es gibt zur Anwendung zwei wichtige Regeln.

1. Drücken Sie die Zacken nie direkt auf die verletzte Stelle oder direkt auf Gelenke, sondern immer nur um die Gelenke oder die verletzte Stelle herum.
2. Die Gabelmethode ist nur einmal anzuwenden. Und zwar direkt bevor Sie mit den ersten Aufbauübungen beginnen.

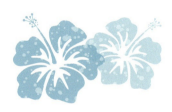

12.2 Bewegen Sie die verletzte Stelle

Eine verletzte Stelle still zu halten, drosselt nicht nur die Heilung, sondern ist auch in den meisten Fällen total unnötig und kontraproduktiv. Jedes Mal, wenn ich höre, dass jemand von einem Arzt wochen- oder monatelange Schonung verordnet bekommen hat, stellt es mir die Haare auf. Wenn Sie eine Lungenentzündung haben, hören Sie auch nicht auf, zu atmen, um Ihren Lungen eine Pause zu gönnen. Die einzige Ausnahme, wann Sie ein Körperareal oder die umliegenden Muskeln schonen sollten, ist, wenn es blutet. Ansonsten vergleichen Sie Verletzungen mit einem hungrigen, durchgefrorenen Kleinkind auf der Straße.

Was würden Sie tun, wenn Sie so jemanden sehen? Sie würden dem Kind etwas zu essen geben und zusehen, dass das Kleinkind ein Dach über den Kopf bekommt und geschützt ist.

Dasselbe braucht Ihre Verletzung. Sie müssen diese Körperstelle bewegen, damit Ihr Organismus sie besser durchbluten und mit Nährstoffen versorgen kann. Dazu müssen Sie das Areal oder je nach Verletzung die umliegenden Muskeln so bewegen und kräftigen, dass Sie den Muskeltonus um die verletzte Stelle erhöhen. Sie bauen quasi einen schützenden Muskelpanzer um die verletzte Stelle. Der Muskelpanzer ist das Dach fürs Kleinkind, der die Verletzung schützt und entlastet. Somit kann das geschädigte Areal oder Gelenk in Ruhe heilen.

Nehmen wir an, Sie brechen sich den Unterarm und bekommen einen Gips. Wenn Sie den Unterarm über Wochen durch den Gips still halten, nimmt Ihre Fähigkeit, Kraft im Unterarm aufzubauen, automatisch ab und Ihre Durchblutung ist eingeschränkt. Wenn Sie aber regelmäßig mit Ihrem Unterarm Kreisbewegungen absolvieren und jeden Tag 7-8-mal einen Tennisball mit der Hand ein paar Sekunden zusammenzudrücken, bringen Sie nicht nur mehr Nährstoffe zum betroffenen Gebiet, sondern kräftigen gezielt Ihren verletzten Unterarm und halten den Muskeltonus aufrecht. Sie entlasten dadurch nicht nur die Bruchstelle, sondern benötigen auch weniger Zeit zum Wiederaufbau, wenn Ihr Arzt den Gips abnimmt.

Einer Verletzung Ruhepausen zu gönnen, ist absolut notwendig, um ihr Zeit zum Heilen zu geben, aber wenn Sie diese nicht zwischendurch immer wieder mal bewegen und kräftigen, schwächen Sie sie ab und benötigen länger für den Heilungs- und Aufbauprozess. Es gibt jedoch Verletzungen, bei denen Sie eine Zeit lang die verletzte Stelle nicht direkt trainieren oder mobilisieren können. So war es bei mir vor sechs Jahren.

Ich spielte gerade mit Freunden Basketball und wollte mit meinem rechten Bein einen Sidestep in die Zone machen, um einen Gegner zu stoppen. Die Zone ist im Basketball der Bereich unter dem Korb. Mein rechtes Knie war während des Sidesteps gestreckt und mein Gewicht auf den rechten Vorfuß verlagert. Somit war meine Wade und meine Achillessehne komplett unter Spannung. Genau in diesem Moment rannte mein Mitspieler hinter mir vorbei und traf im Vollsprint mit seinem Fuß auf meine gespannte Achillessehne.

Komischerweise hörte ich nicht das typische Schnalzen, wenn die Achillessehne reißt, aber ich wusste sofort, als ich mit schmerzverzerrtem Gesicht am Boden lag, was los war. Die Achillessehne war gerissen. Die aktive Plantarfunktion im Fuß funktionierte nicht mehr. Abgesehen davon, dass die komplette Wade von einer Sekunde auf die andere blockiert war.

Wie gehen Sie richtig mit Verletzungen um?

Das verletzte Bein sah aus wie ein Zahnstocher. Ich kann Ihnen versichern, so etwas ist nicht angenehm. Die Schwellung an der Rückseite des Sprunggelenks war noch das Geringste, um das ich mir in diesem Moment Sorgen machte. Das Bein konnte ich nicht mal mehr mit 20 g belasten. Aufzustehen und aufzutreten war somit unmöglich.

Die Achillessehne ist die stärkste Sehne im menschlichen Körper. Sie setzt am Fersenbein an und endet in den Endsehnen der drei Wadenmuskeln, dem zweiköpfigen Zwillingswadenmuskel und dem Schollenmuskel. Die Achillessehne hält im gesunden Zustand einer Belastung von über acht Tonnen stand. „Wie kann so eine Sehne nur reißen?", dachte ich, als ich auf dem Boden lag und auf den Rettungswagen wartete. Für mich brach eine Welt zusammen. Ich heulte, bis der Rettungswagen anwesend war. Aber nicht vor Schmerzen. Ich wusste, dass ich viele Sportarten, die ich liebe, für sehr lange nicht mehr ausüben konnte: Basketball, Beachvolleyball, Tennis, Klettern und Hügelsprints.

Die Bilder aus dem MRT und der Thompson-Test im Krankenhaus bestätigten eine gerissene Achillessehne. Beim Thompson-Test drückt der behandelnde Arzt auf die Wade. Durch diese Kompression ist die Plantarflexion nach einem Achillessehnenriss nicht ausführbar.

Die Therapie bei einer gerissenen Achillessehne läuft je nach Schweregrad und Heilungsverlauf in etwa so ab. Sie bekommen die ersten sechs Wochen einen Gehgips mit Krücken und für weitere 4-6 Wochen einen Aircast-Walker. Unter einem Aircast-Walker stellen Sie sich einfach einen überdimensionalen Eishockeyschuh plus Beinschienen vor, wie ihn die Tormänner im Eishockey tragen. Der Vorteil eines Aircast-Walkers ist eine hohe Stabilität, passgenaue Einbettung der verletzten Stelle und eine biomechanisch optimierte Abrollsohle trotz abnehmbarer Schiene.

Mit der Umstellung auf den Aircast-Walker begann auch meine Physiotherapie. Aber davor konnte ich für über fünf Wochen absolut nichts mit meinem rechten Bein machen. Gar nichts. Und über vier Monate weder normal gehen, geschweige denn springen, laufen oder sonstige Dinge, die mir Spaß machten. Der Versuch, die Achillessehne und somit die Wadenmuskulatur wieder aufzubauen, vor Abnahme des Gipsverbands, hätte gleich zwei fatale Folgen beinhaltet.

Erstens, wenn Sie zu früh beginnen, den Vorfuß nach einem Achillessehnenriss Richtung Schienbein zu führen, besteht die Gefahr, dass Ihre Achillessehne zu locker bzw. zu lang zusammenwächst. Dadurch wäre die Funktionsleistung der Wade sehr gering. Die Achillessehne könnte ohne Zug keine Spannung oder Kraft mehr auf die Wade übertragen, wenn Sie gehen oder laufen möchten.

Eine verlängerte Achillessehne lässt sich mit einer normalen Therapie kaum korrigieren und muss operativ wieder gekürzt werden. Das Spiel fängt somit von vorne an. Zweitens, wenn Sie zu früh beginnen, aktiv zu werden, riskieren Sie eine Re-Ruptur der Achillessehne und Sie müssen noch länger pausieren. Ich bin nicht jemand, der gerne still hält. Also trainierte ich mit dem Gipsfuß einfach die umliegenden Muskeln. Ich absolvierte beispielsweise die „Rotation Push-ups" und den „Tarzan Pull" aus dem „Experts-only"-Reminiszenzplan oder auch die „Around the World"-Übung aus dem „Beginner"-Reminiszenzplan. Mir war es, trotz meiner schweren Verletzungen, wichtig, im Training zu bleiben.

Ich wollte zumindest die umliegenden Muskeln durch die Bewegungen mit mehr Blut und Sauerstoff versorgen, um die Schlacken der Verletzungen schneller abzutransportieren und den Heilungsprozess zu fördern. Auch die Hormone, wie das Glückshormon Serotonin oder das Wachstumshormon Testosteron, die Ihr Körper während einer Trainingseinheit produziert, helfen, den Heilungsprozess zu beschleunigen. Ich konnte auch wesentlich längere Strecken mit den Krücken zurücklegen, als ich es ohne meine Übungen von FLOW BODY MOVEMENTS während meiner Verletzung geschafft hätte.

Gehen Sie mal aus Spaß ohne Pause 300 m auf Krücken, ohne das rechte Bein abzusetzen. Ohne stabile Schultern, einen kräftigen Trapezius und einen trainierten Trizeps ist das fast unmöglich. Sie sehen, obwohl Sie bei schwereren Verletzungen manchmal nicht direkt die verletzte Stelle trainieren können, macht es Sinn, zumindest die umliegenden Muskelpartien zu kräftigen und in Bewegung zu bleiben.

Eines ist ganz wichtig zu beachten. Gehen Sie niemals bei einer Bewegung in den Schmerz hinein. Ein wenig zu spüren, ist auch bei einer Verletzung in Ordnung. Der leichte „Schmerz" ist sogar vorteilhaft und gibt dem Gehirn ein Signal, wo er die Heilungsstoffe hinschicken soll. Aber es soll nie wehtun.

Welche spezifischen Übungen Sie zum gezielten Aufbau benötigen, hängt von Ihrer Verletzung, dem Verletzungsgrad und der Art, warum und wie die Verletzung zustande gekommen ist, ab. Ich empfehle Ihnen, sich immer nach einer Verletzung ein gezieltes Aufbauprogramm von einem spezialisierten Athletiktrainer, Sporttherapeuten oder Sportphysiotherapeuten verschreiben zu lassen. Erstens, das ist ein sicherer Weg, dass Sie die richtigen Übungen erhalten und zweitens verringern Sie das Risiko, dieselbe Verletzung nochmals zu erleiden.

12.3 Ultrasound

Insbesondere, wenn Sie am Muskel-, Sehnen- oder Bandapparat verletzt sind, ist die *Ultrasoundtherapie* eine hervorragende Maßnahme, um den Heilungsprozess zu beschleunigen. Bei der Ultrasoundtherapie bringen hochfrequentierte Schallwellen das betroffene Gewebe zum Vibrieren und erzeugen dadurch Hitze in den verletzten Bändern, Sehnen, Muskeln und Gelenkkapseln. Ein ähnliches Prinzip finden Sie bei Ihrer Mikrowelle zu Hause, wenn Sie Essen oder den kalt gewordenen Kaffee reinschieben.

Durch Strahlung werden Wassermoleküle in der Nahrung oder dem Getränk hin- und hergedreht und erzeugen dadurch Reibungswärme. Die erzeugte Hitze durch die Ultrasoundtherapie wirkt entzündungshemmend und heilend, da die Hitze auch sogenannte *Mastzellen* anzieht, die dann vermehrt durch die verletzte Stelle fließen.

Mastzellen sind Blutzellen, die wesentlich für Ihre Immunabwehr und Wundheilung verantwortlich sind. Aber das ist nicht der einzige Vorteil. Bei Verletzungen, die den Band-, Sehnen- oder Muskelapparat betreffen, kommt es meistens zu einer Umstrukturierung der Muskel- und Sehnenfasern. Die meisten dieser Fasern sind normalerweise parallel zueinander ausgerichtet. Wenn Sie verletzt sind, nicht mehr. Durch diese Umstrukturierung in den Fasern, wenn Sie verletzt sind, ist die Zugbelastung in Ihren Muskeln und Sehnen vermindert.

Beispielsweise hält Ihre Wade eine Zugbelastung von über einer Tonne aus. Wenn Sie sich jetzt einen Muskelfaserriss im Wadenbereich zuziehen, ist diese Zugbelastung geringer. Mit jedem weiteren Schritt oder Sprint können Ihre Muskelfasern in der Wade die Zugkräfte, wenn Sie landen, abrollen oder sich im Sprint mit der Fußsohle wegdrücken, nicht mehr kompensieren und Ihre Verletzung würde sich verschlimmern. Die Ultrasoundtherapie hilft, diese ordnungslosen Fasern korrekt auszurichten, wodurch Sie das Gewebe und die Fasern wieder mehr belasten können.

12.4 Erweitern Sie Ihren Geist

Für viele ist eine Verletzung nicht nur eine physische, sondern auch eine psychische Belastung. Gerade Sportler fühlen sich während einer Verletzung ziemlich mies. Diese Lethargie und das „Nichtstun" führt viele in die Depression oder zumindest in eine chronisch schlechte Laune. Vor allem zu Beginn der erzwungenen Auszeit.

Nicht wenige fühlen sich der Verletzung, den Ärzten und Sporttherapeuten hilflos ausgeliefert. Mein Rat in diesem Fall: Erweitern Sie Ihren Geist. Damit meine ich kein zusätzliches Studium, sondern recherchieren Sie über Ihr aktuelles Leiden alles, was Sie finden können. Je mehr Sie über Ihre Verletzung, die neuesten sporttherapeutischen Therapieverfahren und die physischen biomechanischen Komponenten wissen, desto gezielter können Sie Ihre Ärzte fragen und vor allem auch die Behandlung selbst hinterfragen.

Meiner Erfahrung nach werden heutzutage aus Zeit- und Geldmangel viele Patienten pauschal behandelt. Aber jeder Mensch ist ein Individuum, das nach einem Bruch oder einer anderen Sportverletzung individuell behandelt gehört. Holen Sie von Ihrem Sportarzt Begründungen ein und unternehmen Sie alles, um die beste Behandlung zu bekommen. Bringen Sie einen Fuß vor den anderen und setzen Sie alle positiven Schritte, die zu Ihrer Heilung führen.

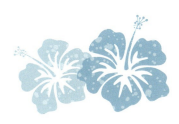

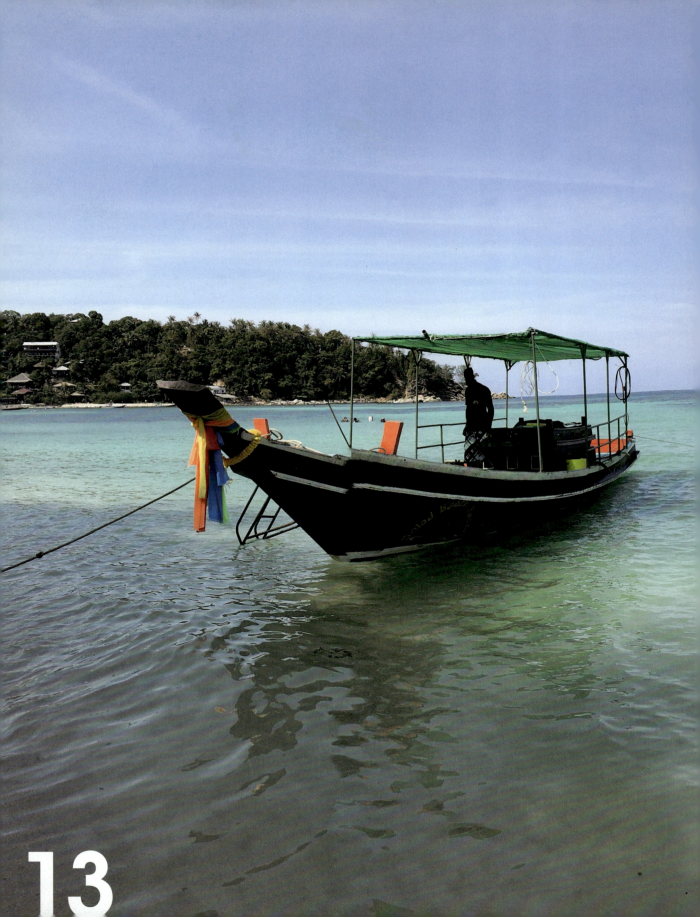

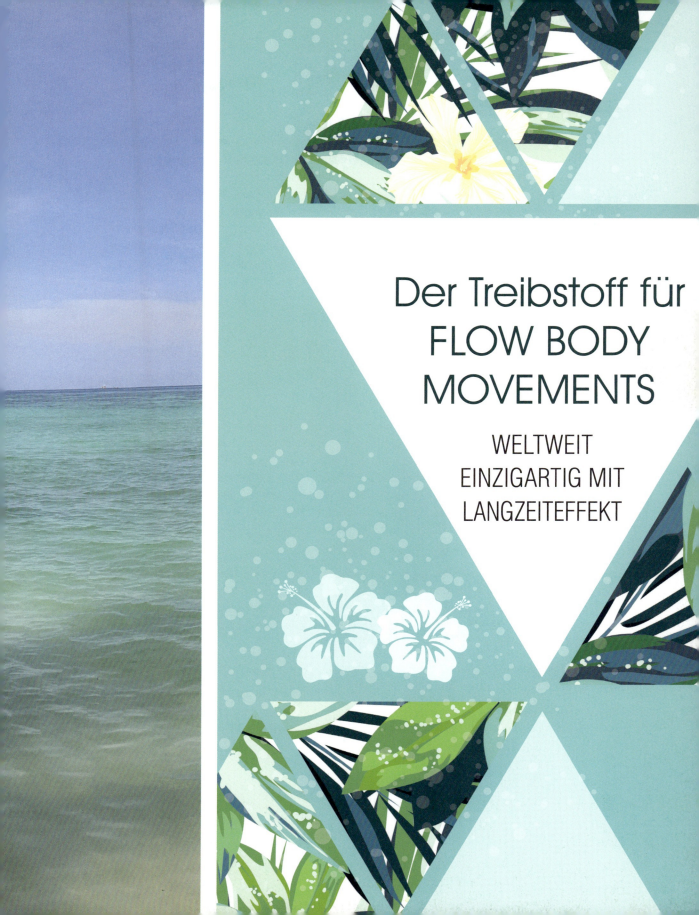

Der Treibstoff für FBM

So oft wie ein Bestsellerautor vermutlich die Frage gestellt bekommt, wie man ein gutes Buch schreibt, bekomme ich als Athletiktrainer nicht selten die Frage, welche Ernährungstipps ich empfehle. Die meisten Menschen assoziieren eine gesunde Ernährung mit einer bestimmten Diät, auf bestimmte Lebensmittel zu verzichten oder Gewicht zu reduzieren. Sie fangen irgendwann an und hören (wenn sie es denn durchhalten) irgendwann wieder auf. Aber der Körper funktioniert nicht nur ein paar Wochen. Ob es Ihr Ziel ist Gewicht zu reduzieren oder nicht. Ihr Körper funktioniert 24 Stunden am Tag, sieben Tage die Woche und das über 70 oder 80 Jahre lang. Folgende Tipps sind auf eine gesunde Ernährungsweise ausgerichtet, die Sie jederzeit, je nach Bedürfnis und Ihr ganzes Leben lang, anwenden können, ohne auf etwas zu verzichten, das Ihnen schmeckt.

13.1 Wie viel Wasser ist zu viel für Sie?

Seit Trainer die Wichtigkeit von Wasser predigen, kennen die meisten Sportler, gleichgültig, ob Profi- oder Hobbybereich, die schlimmen Konsequenzen von Dehydrierung. Immerhin bestehen Sie, ich und alle anderen Menschen auf dem Planeten, zu zwei Dritteln aus Wasser. Es liegt somit auf der Hand, dass der Flüssigkeitsgehalt im Körper einen enormen Einfluss auf unsere Körperfunktionen hat. Ein gesunder Flüssigkeitshaushalt sorgt für gesunde Augen, da ein guter Flüssigkeitshaushalt Ihr Augenwasser besser mit Nährstoffen versorgt. Er bedingt eine gute Schmierung Ihrer Gelenke durch die Gelenkflüssigkeit, sorgt für eine gesunde Haut, spült schädliche Toxine aus Ihrem Körper, regt Ihren Stoffwechsel an und hilft, dass Sie Nahrungsmittel richtig verdauen und absorbieren.

Sobald Sie durch Schwitzen, Urin und andere Körperfunktionen Wasser verlieren, müssen Sie es ersetzen. Es würde sonst zu einem Ungleichgewicht von Salz und Zucker in Ihrem Körper kommen, was sich negativ auf Ihre sportliche Leistung auswirkt. Wenn Ihr Körper nur 1-2 % des gesamten Wasserhaushalts aufgrund von sportlicher Aktivität oder normaler Alltagsfunktionen verliert, bekommen Sie ein Durstgefühl und Sie müssen etwas trinken.

Neben den normalen Symptomen, wie Schwitzen und Durst, gibt es zwei Arten von Dehydration: die *milde* Dehydration und die *schwere* Dehydration.

Die Symptome der *milden Dehydration* sind Müdigkeit, Kopfschmerzen, Schwindel, trockene Haut, wenig Urin und Muskelkrämpfe. Während Sie bei einer *schweren Dehydration* mit extremem Durst, Reizbarkeit, beschleunigtem Herzschlag, Verwirrung und eingesunkenen Augen zu kämpfen haben.

Chronische Dehydrierung beeinflusst somit stark Ihre Organe. Ihr Körper versucht dann, die Flüssigkeit aus Ihren Organen zu saugen und Ihre Organe funktionieren nicht mehr so, wie sie sollten. Dazu kommt, dass Ihr Körper bestimmte Gifte und Substanzen nicht mehr abbauen kann. Es kommt zu Nierensteinen, Cholesterinproblemen, Verstopfung, Leber-, Gelenk- und Muskelschäden.

Es überrascht Sie bestimmt nicht, dass zu den häufigsten Ursachen für Dehydrierung sportliche Aktivität und übermäßiger Alkoholkonsum zählen. Wenn Sie schon mal nach dem Joggen kein Wasser zur Verfügung oder einen Kater nach einem Geburtstagsfest hatten, wissen Sie, wovon ich spreche: das pelzige Gefühl im Mund und die Sehnsucht nach Wasser. Aber es gibt noch andere Ursachen, wie Durchfall, Allergien, Diabetes, Übelkeit und bestimmte Medikamente und Drogeneinnahmen, die zu Dehydrierung führen können. Vor allem blutregulierende Medikamente regen das Urinieren an und führen zu einem geringeren Flüssigkeitshaushalt.

Es gibt aber auch bestimmte Personengruppen, die eher mit Dehydrierung zu kämpfen haben.

a) Kleinkinder

Besonders Kleinkinder sind gefährdet, da sie zur Wasserverarmung neigen. Falls Sie daher noch Kleinkinder haben, passen Sie besonders auf folgende Symptome auf:

- eingedrückte Stelle am Kopf,
- schnelle Atmung,
- trockener Mund,
- keine Tränen beim Weinen,
- weniger nasse Windeln.

Wenn Sie solche Symptome bemerken, suchen Sie bitte sofort einen Arzt auf. Und lassen Sie Ihr Kind ausschließlich Muttermilch trinken, außer, Ihr Kinderarzt sagt aus Krankheitsgründen etwas anderes. Muttermilch aus der Brust besteht ohnehin zu über 85 % aus Wasser und bietet alle Nährstoffe, die Ihr Kind braucht.

b) Kletterer und generell Menschen, die gerne in bestimmten Höhen wandern

Ab einer bestimmten Höhe ist es besonders schwer, den normalen Flüssigkeitshaushalt im Körper aufrechtzuerhalten. Der erhöhte Druck in der Höhenlage bringt Ihren Organismus dazu, mehr zu schwitzen und stärker und öfter zu atmen. Durch den vermehrten Gasaustausch verlieren Sie mehr Wasserdampf und dehydrieren leichter.

c) Ältere Menschen

Je älter Sie werden, umso mehr nimmt der Durstmechanismus ab. Das hat zwei Gründe: Erstens verlieren Menschen mit zunehmendem Alter den Sinn für Durst; zweitens vergessen ältere Menschen meist schlichtweg, etwas zu trinken. Krankheiten wie Alzheimer oder Demenz verstärken diesen Effekt.

d) Personen mit bestimmten Krankheiten

Beispielsweise Personen mit Nierenerkrankungen, Gallenblasenproblemen oder Diabetes.

Wie Sie sehen, ist genug zu trinken extrem wichtig, damit Ihr Körper gut funktioniert. Es ist aber immer die Dosis und die einzelnen Bestandteile, die entscheiden, ob etwas gut oder schlecht ist. Sogar das Gift der australischen Inland-Taipan – der giftigsten Schlange der Welt – wird zerlegt und in geringen Dosen in der Homöopathie zur Behandlung von Rheuma verwendet. Zu viel zu trinken ist daher mindestens genau so gefährlich wie zu wenig.

Wenn Sie regelmäßig mehr Wasser trinken, als Sie benötigen, verändern Sie den Säure-Basen-Haushalt im Körper. Durch das vermehrte Wasser spülen Sie auch wichtige Salze aus dem Körper, vor allem Natrium. Es kommt zu Elektrolytstörungen, der sogenannten *Hyponatriämie*. Der geringe Natriumgehalt im Blut kann das Wasser nicht mehr speichern und es kommt zu einem Wasserüberschuss. Aufgrund des Wasserüberschusses und der niedrigen Natriumkonzentration im Blutserum kämpfen Sie dann mit Übelkeit, Kopfschmerzen, Verwirrtheit und Energieverlust. Zudem schwellen Ihre Zellen an und im schlimmsten Fall droht der Tod. Also, nicht so rosige Aussichten bei einem chronischen Wasserüberschuss.

Meiner Erfahrung nach tendieren insbesondere Triathleten, Wanderer und Langstreckenläufer dazu, mehr zu trinken als notwendig.

Wie Sie eine Dehydration und einen zu hohen Wasserkonsum vermeiden

Dazu habe ich Ihnen vier wichtige Regeln zusammengestellt.

REGEL 1: Trinken Sie immer, wenn Sie durstig sind. Klingt einfach. Ist es auch. Schütten Sie aber nie mehr als 0,25 l auf einmal in sich hinein. Ihr Gehirn braucht eine Weile, bis es registriert, ob Sie genug getrunken haben oder nicht. Warten Sie nach dem Viertelliter einfach drei Minuten. Wenn Sie dann noch immer durstig sind, trinken Sie weiter.

Ist übrigens beim Essen auch so. Wenn Sie Lust auf Pizza haben, essen Sie nur die Hälfte und warten dann 5-6 Minuten, bevor Sie alles aufessen und unnötige Kalorien verputzen. Wenn Sie nach fünf Minuten noch immer Lust auf Pizza Hawaii haben, essen Sie gemütlich weiter.

REGEL 2: Gehen Sie immer von einer Basis von 2,3 l Wasser aus. Das bedeutet, unabhängig davon, ob Sie den ganzen Tag im Bett liegen, mit dem Auto fahren, eine Surftour unternehmen oder sich wieder über das regnerische Herbstwetter ärgern. Trinken Sie jeden Tag mindestens 2,3 l Wasser. Das ist die Menge, mit der Sie Ihren Wasserhaushalt bei normaler Aktivität über den Alltag auf alle Fälle konstant halten, ohne Ihren Körper zu überschwemmen oder zu dehydrieren.

REGEL 3: Wenn Sie mehr als 2,3 l am Tag aufgrund sportlicher Bewegung, heißem Wetter oder überhitzten Räumen trinken müssen, achten Sie immer auf einen ausgeglichenen Elektrolythaushalt.

REGEL 4: Vermeiden Sie das Trinken aus Plastikflaschen. Sie können schon nach 5-10 Minuten im Wasser, das sich in Plastikflaschen befindet, Weichmacher und andere giftige Stoffe nachweisen. Glas ist definitiv die bessere Alternative, wenn es ums Trinken geht. Zum Transportieren allerdings ist die Plastikflasche trotz allen Übels sicherlich vorteilhafter. Wenn Sie dennoch die Bruchgefahr der Glasflasche nicht stört, sehen Sie das erhöhte Gewicht einfach als kleine Trainingseinheit für Ihren Rücken.

Das Ersetzen der ausgeschwemmten Elektrolyte, insbesondere von Natrium, durch das erhöhte Trinkvolumen ist essenziell für optimale Körperfunktionen. Was mich gleich zur nächsten Frage bringt. Was ist das gesündeste, schmackhafteste, natürlichste und leistungsförderndste Getränk auf unserem Planeten? Das Getränk, das nicht nur den Flüssigkeitshaushalt wiederherstellt, sondern auch Ihren ausgeschwemmten Natriumvorrat wieder auffüllt. Hier gibt es für mich nur einen Sieger.

13.2 KOKOSWASSER

Abgesehen davon, dass Kokoswasser nicht nur so lecker schmeckt, dass ich darin schwimmen könnte, bietet Kokoswasser auch viele andere Vorteile. Kokoswasser ist mit Abstand das natürlichste Sportgetränk und ist für eine gute körperliche Leistung unerlässlich. Und wer hat es erfunden? Die Götter. Laut den Hawaiianern ist Kokoswasser nämlich der „Tau des Himmels".

Sogar im Zweiten Weltkrieg und während des Vietnamkrieges setzten Ärzte Kokoswasser als intravenöse IV-Lösung bei schwer verletzten Soldaten ein, um zum einen die niedrige Wasserversorgung im Krieg auszugleichen und zum anderen als Elektrolytersatz. Sie erhöhten so die Überlebenschancen der halb verbluteten Soldaten enorm, da Kokoswasser das gleiche Elektrolytverhältnis besitzt wie menschliches Blut. Aber nicht nur in jüngster Vergangenheit, sondern auch vor Tausenden von Jahren setzten die Französisch-Polynesier Kokoswasser als Medizin ein, beispielsweise zum Senken von Fieber, zur rascheren Heilung von Knochenbrüchen oder Hautkrankheiten.

Neben Spurenelementen und Mineralien befinden sich im Kokoswasser auch hochwertige Antioxidantien. Antioxidantien helfen gegen zerstörte Zellstrukturen und lassen diese schneller regenerieren. Kokoswasser hat auch einen entzündungshemmenden Effekt und das darin enthaltene Kalium hält Ihren Blutdruck konstant.

Dazu gleicht das Natrium im Kokoswasser die Natriumarmut durch vieles Schwitzen und den Wasserüberschuss aus, während das Kalzium und das Magnesium Ihre Zähne und Knochen stabilisiert und die Leistungsfähigkeit Ihrer Muskeln erhöht.

Obendrein ist das Kokoswasser ein absoluter Jungbrunnen. Der Phosphor im „Wasser des Lebens", wie es die Inder nennen, regt Ihren Energiestoffwechsel an, die B-Vitamine helfen gegen Stress und die enthaltenen

Zytokine verlangsamen die Zellteilung, womit sie den menschlichen Alterungsprozess reduzieren. Alle meine Klienten, die viel Ausdauersport betreiben, vertragen Kokoswasser sogar besser als herkömmliche Elektrolytsportdrinks. Selbst bei großen Mengen klagt keiner über Magenprobleme. Kokoswasser ist somit ein absolutes Allroundtalent. Kokoswasser hilft übrigens auch sehr gut gegen Kater. Oder wie mir mal ein Brasilianer in Rio de Janeiro auf dem Weg zur Christusstatue anvertraute: *„It's good against hangovers. The perfect drink after partys."* Probieren Sie's einfach.

13.3 Woher bekommen Sie qualitativ gutes Kokoswasser?

Wenn Sie nicht gerade im Urlaub in Thailand oder auf Bora Bora sind und selbst keine Palmenplantage besitzen, ist es in unseren Breitengraden in Europa gar nicht so einfach, vollwertiges, gesundes Kokoswasser zu bekommen. Die meisten, in den Supermärkten erhältlichen Produkte sind mit Zucker, zusätzlichem Wasser oder Konservierungsmitteln vermischt.

Ich empfehle Ihnen entweder, die junge Kokosnuss direkt in einem Asia-Store Ihrer Wahl zu kaufen und selbst zu öffnen. Ist gar nicht schwer, wenn Sie mal den Bogen raushaben. Es genügt ein schärferes Messer. Oder Sie bestellen sich das Kokoswasser von UFC-Refresh. Dieses Unternehmen gehört zu den wenigen Anbietern, die weder Zucker, Wasser oder sonst irgendein Konservierungsmittel dazumixen. Sollte Ihr Supermarkt oder Asia-Store kein UFC-Kokoswasser anbieten, können Sie es auch auf Amazon® bestellen.

Hier meine zwei Lieblingssmoothies mit Kokoswasser. Sie können diese Smoothies vor Ihrem Training, währenddessen oder danach trinken. Oder eben, wenn Sie einen Kater haben. Diese beiden Smoothies geben Ihnen definitiv alle wichtigen Mineralien zurück, die Sie durch Schweiß oder Alkohol verloren haben. Ein weiterer Vorteil ist, es geht schnell. Das ist mir jedenfalls immer besonders wichtig, bevor ich Sport treibe oder wenn ich platt im Sommer vom Beachvolleyball heimkomme und durstig bin.

Der Treibstoff für FLOW BODY MOVEMENTS

13.4 Kokoswasserrezepte

Kokoswasser-Ananas-Smoothie

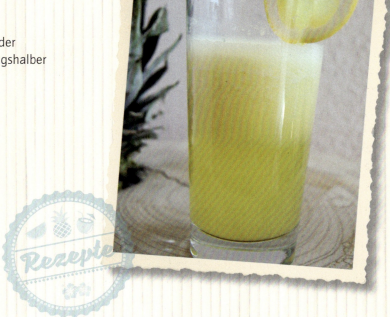

Zutaten

- ¼ Ananas
- ¼ l Kokoswasser (direkt aus der jungen Kokosnuss oder vorzugshalber von UFC-Refresh)
- Eine Scheibe Bio-Zitrone

Zubereitung

Schneiden Sie aus der ¼ Ananas kleine Stücke raus. Mischen Sie jetzt das Kokoswasser mit den Ananasstücken in eine Schüssel und verrühren Sie das Ganze zwei Minuten mit einem Pürierstab. Füllen Sie alles in ein Glas, Zitronenscheibe dazu, fertig.

Der Bora-Bora-Smoothie

Zutaten

- ¼ l Kokoswasser
- 5 mittelgroße Stücke von einer Papaya
- ½ Banane
- 150 g Joghurt
- 1 Bio-Zitrone

Diesen Drink hat mir Teiki auf Bora Bora verraten. Ein absolutes Powergetränk.

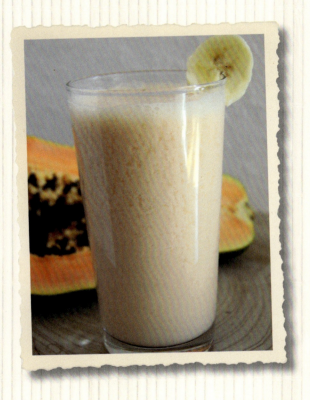

Zubereitung

Geben Sie alles, bis auf die Bio-Zitrone, in eine Schüssel und mischen Sie es mit dem Pürierstab eine Minute durch. Füllen Sie alles in ein Glas und reiben Sie dann ein wenig von der Zitronenschale mit einer Raspel auf den Bora-Bora-Smoothie. Sie können auch noch einen Schuss Honig dazugeben, wenn Sie es noch ein wenig süßer mögen.

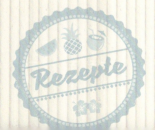

Kokoswasser kommt übrigens aus der jungen Kokosnuss, die grünlich gefärbt ist. Die braunen Kokosnüsse, von denen Sie jetzt wahrscheinlich das typische Bild im Kopf haben, sind die reife Version der grünen Kokosnuss. Wobei auch die reife braune Kokosnuss einiges für Ihre Gesundheit zu bieten hat. Der einzige Nachteil, den sie hat, ist, die braune Kokosnuss kann Sie töten. Es sterben jedes Jahr mehr Menschen an fallenden reifen Kokosnüssen als an Haiattacken. Also gar nicht so schlimm, die räuberischen Tierchen.

Exkurs: Haiattacken

Weiße Haie haben sogar mit uns Menschen etwas gemeinsam. Die Proteinbiosynthese bei dem „scharfen Ding", die für den Stoffwechsel verantwortlich ist, ist der von uns Menschen sehr ähnlich. Und das, obwohl der Hai zu den Fischen und nicht zu den Säugetieren gehört. Falls Sie doch mal auf einen Hai stoßen, der Sie mit einem Seelöwen oder einem anderen Tier aus seinem Beuteschema verwechselt, seien Sie auf der Hut. Die Sache kann gut oder schlecht ausgehen. Sie kennen den Hai nicht, er kennt Sie nicht, wie bei einem Blind Date. Beachten Sie bei der Begegnung mit einem Hai daher Folgendes:

1. Stellen Sie sich niemals tot. Ihr Verhalten macht den Hai zwar nicht aggressiver, aber er denkt, er hätte gewonnen und knabbert Sie an.

2. Wenn Sie attackiert werden, zielen Sie mit Ihren Füßen oder Fäusten immer direkt auf seine Augen oder Kiemen. Das ist die schwächste Stelle beim Hai und Ihre Chance, dass er dann von Ihnen ablässt, wenn Sie eines von beiden verletzen, ist sehr hoch. Versuchen Sie, dabei aber nicht seine Haut zu berühren. Die ist nämlich bei Haien sehr rau und Sie könnten zu bluten anfangen, was den Hai noch aggressiver macht. Die Ureinwohner von Bora Bora benutzten die Haut damals aufgrund der scharfen Oberfläche sogar als Schleifpapier, um ihre Speere anzuspitzen und Holz zu schleifen.

3. Der Hai sucht immer nach dem perfekten Angriffswinkel. Deswegen nennen manche Meeresbiologen den Hai auch Zickzacktier. Versuchen Sie, ihm diesen sicheren Winkel zu nehmen, indem Sie hinter ein schmales Riff oder hinter einen Pfahl im Wasser schwimmen. Wenn Sie zu zweit draußen im offenen Meer sind, halten Sie sich Rücken an Rücken mit Ihrem Partner. Sie haben doch Ihren Freund oder Freundin mit, wenn Sie weit im Ozean draußen schwimmen?

4. Bleiben Sie ruhig und schauen Sie, dass Sie so rasch wie möglich vom Hai wegkommen. Vor allem, wenn Sie bluten, werden bald seine hungrigen Freunde hinzukommen.

5. Sobald Sie eine Rückenflosse am Horizont entdecken, lassen Sie es auch andere im Wasser wissen. Je mehr Menschen es wissen, desto besser, wenn sich Ihre Situation verschlimmert. Kraulen Sie so schnell an den Strand zurück, als würde es um Ihr Leben gehen. Denn genau das tut es.

6. Die schwimmenden Tiere im Meer wissen mehr über die Ozeane, als Meeresbiologen oder andere Menschen jemals wissen werden. Wenn daher die süßen Rochen und bunten Fischchen in Ihrer Nähe leicht durchdrehen, hat das vermutlich einen Grund. Wenn Sie also ein komisches Verhalten der Tiere um Sie herum registrieren, nehmen Sie diese Signale ernst. Der Grund könnte ein Hai sein. Sollten Sie auf Ihrer Flucht zum Strand versehentlich auf einen Seeigel steigen, tropfen Sie einfach Limettensaft darauf. Das ist ein alter Trick der Inselbewohner auf den Philippinen. Der Limettensaft hilft gegen das Brennen.

13.5 Kokosöl

Aber zurück zum Thema. Das Genialste an der braunen Kokosnuss ist das Öl. Kokosöl ist extrem hitzebeständig. Sie haben heutzutage eine große Auswahl an gesunden Ölen, mit denen Sie kochen können. Olivenöl, Rapsöl, Erdnussöl, Sojaöl usw. Aber es ist nicht nur eine Frage, welche Öle gesund sind, sondern welche auch nach dem Braten gesund bleiben.

Viele Öle verlieren ab einer bestimmten Temperatur den guten Geschmack und die gesunden Inhaltsstoffe. Aber nicht nur das. Manche Öle entwickeln bei zu hoher Hitze auch gefährliche Giftstoffe, die krebserregend und ungesund für Ihren Körper sind. Das liegt an den Fettsäuren in den Ölen, die sich bei hoher Temperatur aufspalten und oxidieren. Dabei entsteht giftiges Acrolein. Je mehr mehrfach ungesättigte Fettsäuren enthalten sind, desto geringer ist die Hitzebeständigkeit des Öls.

Beispielsweise haben Kürbiskernöl und Walnussöl einen extrem hohen Anteil an mehrfach ungesättigten Fettsäuren. Das Braten mit diesen Ölen würde ich Ihnen nicht einmal bei geringen Temperaturen empfehlen. Ganz anders bei Kokosöl. 90 % der Fettsäuren sind gesättigte Fettsäuren. Das macht das Kokosöl zum absoluten Sieger, wenn es ums Braten geht. Obwohl es sich nicht um ungesättigte Fettsäuren handelt, sind die gesättigten Fettsäuren des Kokosöls noch gesünder als von anderen Ölen. Selbst teures Bio-Olivenöl kommt gesundheitlich da nicht heran.

Die im Kokosöl enthaltene Laurinsäure senkt Ihren Cholesterinspiegel, hilft, Parasiten und andere Krankheitserreger aus Ihrem Körper zu schwemmen und erhöht Ihren Stoffwechsel. Somit hilft es auch gegen schädliches Bauchfett. Aber damit nicht genug. Kokosöl erhöht die Gehirnfunktionen, weshalb man es auch in manchen Alzheimertherapien verwendet.

Das Schöne an diesem Öl ist, Sie können damit nicht nur braten, sondern es eignet sich ideal für äußere Anwendungen. Es verschönert Ihr Hautbild und hilft gegen trockenes, brüchiges und widerspenstiges Haar. Und das auf natürliche Weise und ohne chemische Zusätze. Massieren Sie einfach ein wenig Kokosöl nach dem Waschen der Haare in Ihre Kopfhaut ein. Halbe Stunde einwirken lassen und dann ausspülen.

Aber nicht nur für Sie oder mich. Auch das Fell Ihres Hundes lässt sich damit super behandeln, um wieder mehr Glanz reinzubringen. Kokosöl zählt daher genau wie Kokoswasser für mich zu den absoluten Superfoods. Wichtig ist, dass Sie immer unraffiniertes, naturbelassenes Bio-Virgin-Kokosnussöl kaufen. Sie können es auch für Massagen verwenden. Sie schlagen damit gleich zwei Fliegen mit einer Klappe. Erstens, riecht Ihr Zimmer und Partner nach Urlaub und zweitens, sieht es Ihr Partner nach der Kokosölmassage nächstes Mal nicht ganz so eng, wenn Sie wieder einmal alleine mit Ihren Freunden oder Freundinnen weggehen möchten oder den Geburtstag vergessen. Wenn Sie keine Ahnung vom Massieren haben, kein Grund zur Angst. Versuchen Sie einfach mal diese Technik an Ihrem Partner.

Der Treibstoff für FLOW BODY MOVEMENTS

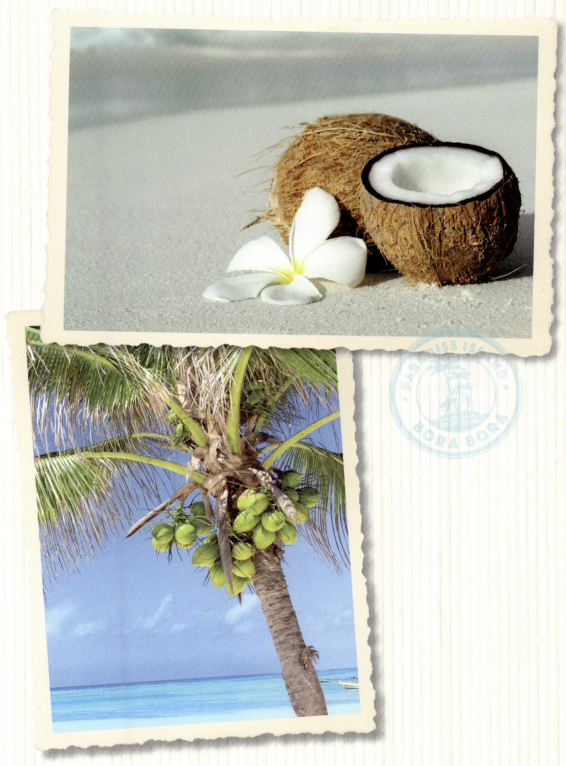

13.6 Die FLOW BODY MOVEMENTS-Entspannungsmassage

Bevor wir zur Anleitung kommen, hier noch einige kurze, aber wichtige Infos und Basics für Sie, um ein gutes Gefühl für das Massieren zu bekommen. Je besser Sie wissen, was Sie damit bei Ihrem Partner bewirken, desto selbstsicherer massieren Sie. Legen wir los.

Die Haut ist mit 1,6 Quadratmetern unser größtes Organ. Sie dient zur Wärmeregulierung und hat eine Ausscheidungs-, Schutz- und Immunfunktion. Was aber wesentlich entscheidender ist: Sie ist extrem wichtig für unser Wohlbefinden. Mit etwa fünf Millionen feinfühligen Sinneszellen wartet die Haut darauf, verwöhnt zu werden und angenehme Reize zu empfangen. Die Hautrezeptoren leiten diese angenehmen Reize sofort über Nervenbahnen und das Rückenmark an das Gehirn weiter: und zwar ins limbische System, das Gefühlszentrum im Gehirn.

Das Ergebnis ist ein schönes und entspannendes Gefühl im ganzen Körper. Dazu produziert der Hypothalamus bei liebevollen und entspannenden Berührungen Oxytocin. Dieses Hormon erzeugt eine stresslindernde und harmonisierende Wirkung. Die FLOW BODY MOVEMENTS-Massage sorgt daher nicht nur für stressfreie Minuten, sondern Sie können auch innerlich loslassen und relaxen.

Sie benötigen dazu einfach nur Ihren Partner, ein paar Tropfen Kokosöl und ein paar Grifftechniken. Das ist alles.

Anleitung

1. Ihr Partner liegt auf dem Bauch und die Arme liegen seitlich an. Achten Sie auf einen angenehmen Platz für die FLOW BODY MOVEMENTS-Massage. Sowohl Sie als auch Ihr Partner sollten sich wohlfühlen. Legen Sie entspannte Musik auf und reiben Sie Ihre Hände. Warme Hände fühlen sich auf der Haut besser an als kalte und entspannen die Muskulatur.

2. Gießen Sie jetzt ein wenig Kokosöl auf den unteren und mittleren Rücken des Partners und legen Sie beide Handflächen auf den unteren Rücken.

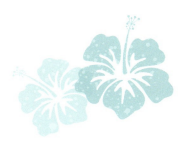

Der Treibstoff für FLOW BODY MOVEMENTS

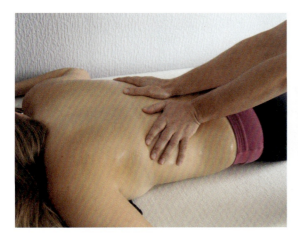

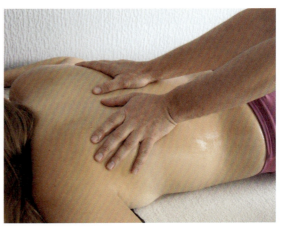

Streichen Sie jetzt mit beiden Handflächen sanft und langsam nach oben, bis Sie beim Nacken angelangt sind.

Wiederholen Sie dieses „Streichen" siebenmal, bis das Kokosöl gut verteilt ist. Wiederholen Sie diese Technik mit leicht erhöhtem Druck auf den Rücken fünfmal. Sie können dazu Ihren Oberkörper nach vorne lehnen, um den Druck zu erhöhen, ohne Ihre Hände dabei zu überanstrengen.

3. Positionieren Sie jetzt Ihre Daumen mit 1 cm Abstand neben die Wirbelsäule und Ihre Finger etwa 10 cm parallel daneben.

Kneten Sie jetzt das Muskelgewebe viermal in moderatem Tempo zusammen.

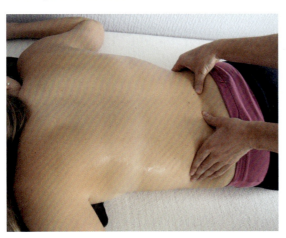

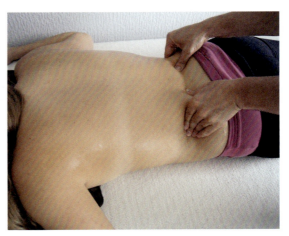

Wiederholen Sie diese Technik alle 2 cm Richtung Kopf, bis Sie wieder beim Nacken angelangt sind.

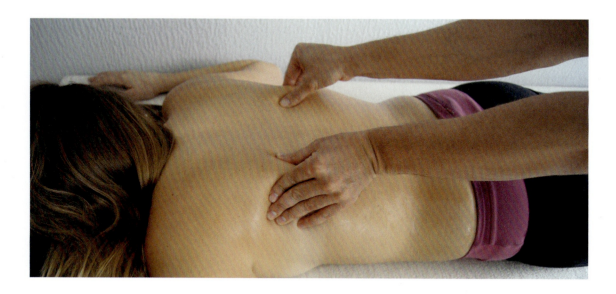

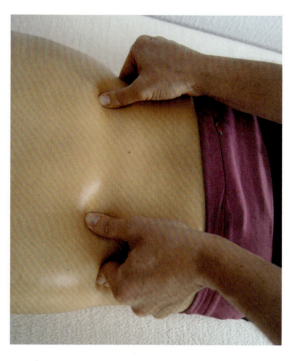

4. Positionieren Sie jetzt wieder Ihre Hände wie in Punkt 3 an der unteren Lendenmuskulatur. Nun spielen Ihre Daumen eine wesentliche Rolle. Drücken Sie mit Ihren Daumen jetzt leicht in das Muskelgewebe und ziehen Sie mit Ihren Daumen fünf große Kreise nach außen.

Führen Sie die Kreise langsam aus. Wiederholen Sie diese Technik wieder alle 2 cm Richtung Kopf, bis Sie beim Nacken angelangt sind.

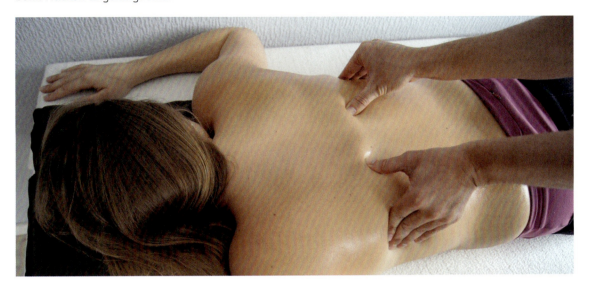

5. Führen Sie Schritt 2 bis 4 nochmals durch.

6. Reiben Sie jetzt fünf Sekunden lang intensiv Ihre Hände und legen Sie die Hände für drei Sekunden auf die untere Nackenmuskulatur Ihres Partners.

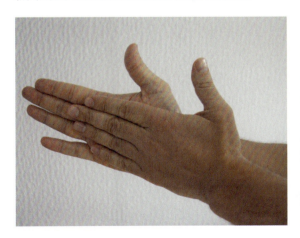
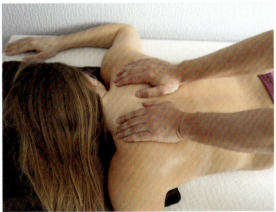

Wiederholen Sie diese Technik dreimal und schließen Sie die FLOW BODY MOVEMENTS-Massage mit Schritt 2 ab.

Do's and Dont's

Wenn Sie gleich bei der ersten Massage Ihren Partner beeindrucken und alles richtig machen möchten, sollten Sie während der Massage einige Regeln befolgen. Diese Regeln gelten übrigens nicht nur für Sie, sondern auch für Profimasseure.

Do's

Massieren Sie immer zum Herzen hin.

Durch den Druck Ihrer Hände setzen Sie in den Gewebsstrukturen der Haut bestimmte Hormone frei. Diese Hormone bewirken, dass sich die umliegenden Blutgefäße öffnen und das Blut, die massierten Hautareale besser mit Sauerstoff und Nährstoffen versorgen. Wenn ein bestimmtes Hautareal vermehrt mit Nährstoffen und Sauerstoff versorgt wird, muss das Blut auch wieder mehr abtransportieren. Deshalb ist es wichtig, zum Herzen hin zu massieren. Würden Sie in die Gegenrichtung und gegen den Blutstrom Richtung Füße oder Hände massieren, hätten Sie zwar auch eine bessere Durchblutung, aber der optimale Abtransport bleibt aus.

Dont's

Nie direkt die Knochen massieren.

Massieren Sie immer nur die Muskeln des Partners und niemals die Knochen. Also nie direkt Druck auf die Wirbelsäule ausüben.

Die FLOW BODY MOVEMENTS-Massage lässt sich immer und überall anwenden. Ob gemütlich bei Kerzenschein in Ihren vier Wänden oder als belohnender Abschluss Ihres Partners nach einem FLOW BODY MOVEMENTS-Training.

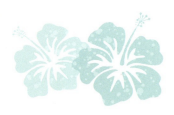

13.7 Die Wichtigkeit von Salz

Wenn Sie vergessen haben, Kokoswasser zu kaufen und nach dem Sport nicht gerade griffbereit und dennoch viele Mineralstoffe durch den Schweiß verloren haben, gibt es eine zweite gute und gesunde Alternative: Salz. Aber Finger weg von raffiniertem Salz.

Naturbelassene, unraffinierte Salze besitzen über 80 wichtige Mineralien, die für Sie lebensnotwendig sind. Nur 0,5 g von naturbelassenem Salz reichen aus, um Ihren täglichen Bedarf an wichtigen Mineralien zu decken. Bei raffiniertem Salz hingegen fehlen all diese über 80 lebensnotwendigen Mineralien. Raffiniertes Salz unterscheidet sich daher von gesundem Salz biophysikalisch und chemisch. Das ist auch der Grund, warum Sie mit raffiniertem Salz nicht einmal mit 40 g Ihren Tagesbedarf an Mineralien decken könnten. Es fehlen wichtige Mineralien.

Raffiniertes Salz entsteht durch das Herausfiltern und Isolieren des reinen Natriumchlorids aus den wichtigen Mineralien im Salz. Dieser Prozess vollzieht sich mithilfe von Chemikalien und Bleichmitteln, die im herkömmlichen Speisesalz teilweise übrig bleiben. Dieser Raffinationsprozess ist ein gutes Geschäft für die Industrie, denn die anfallenden Stoffe aus dem gesunden Salz, wie Germanium, Gold oder Magnesium, lassen sich separat verkaufen und zu Geld machen. Sie kennen das vielleicht von Marathonläufern, die für reines Magnesium viel Geld ausgeben, anstatt natürliches Salz zu konsumieren, in dem Magnesium mehr als ausreichend vorhanden ist, noch dazu in Verbindung mit anderen wichtigen und natürlichen Spurenelementen.

Herkömmliches Speisesalz ist daher nichts anderes als ein Abfallprodukt. Der billige Rest, der übrig bleibt. Dazu fügt die Industrie sogenannte *Rieselhilfen* hinzu, um das Salz körnig und rieselfähig zu halten. Diese zusätzlichen Rieselhilfen, wie Kalziumkarbonat, Magnesiumkarbonat oder Natriumfluorid, kann Ihr Körper nicht gut abbauen und lagert es unter anderem in den Nieren und anderen Organen ab. Nierensteine sind in dem Fall noch das Harmloseste, was Sie bekommen können, wenn Sie permanent in Ihrem Alltag mit einem billigen Produkt nachsalzen.

Durch den Raffinierungsprozess werden fast alle wichtigen Mineralien entfernt und übrig bleibt ein Salz, das über 95 % Natriumchlorid (NaCl) enthält.

Das Problem: Natriumchlorid kommt in dieser isolierten und konzentrierten Form in der Natur kaum vor und ist daher giftig für Ihren Körper. Ihr Organismus kennt Salz in diesem Zustand nicht. Das enthaltene Natriumchlorid im normalen Speisesalz schädigt somit Ihre Organe und Zellen.

Um die Zellverfügbarkeit zu gewährleisten, müssen Sie daher die Salze vollständig mit allen über 80 beinhalteten Mineralien dem Körper zuführen. Ihr Organismus hat sonst keine Verwendung für „Salz" und kann es nicht verwerten. Sie könnten auch kein Auto, sei der Motor noch so gut, ohne Reifen zum Fahren und Bremsen bringen. Und ohne Türen und Windschutzscheiben kommen Sie mit Ihren Mitfahrern auch nicht weit. Sie würden so eine Fahrt bestimmt als sehr unangenehm empfinden. Es ist das Zusammenspiel aller Komponenten, die es ermöglichen, dass Sie fahren und sicher bremsen können. Und genauso verhält es sich mit den vielen Mineralien im Salz. Wenn Sie bestimmte bzw. den Großteil der Mineralien im naturbelassenen Salz rausfiltern, können Sie das Salz weiterhin genießen, aber schädigen so Ihren Körper. Genau wie Ihr Auto, mit dem Sie ohne Reifen und Windschutzscheiben fahren und bremsen möchten.

Schlechtes Salz, also pures Natriumchlorid, sieht Ihr Körper ab einer Menge von 7-10 g als „Zellgift" an. Darunter können Sie getrost gesalzene Erdnüsse zu Ihrem Mai Tai in Ihrer Lieblingsbar genießen. Aus Selbstschutz versucht Ihr Körper aber, ab einer Menge von über 7-10 g das „Zellgift" Salz zu ionisieren, also unschädlich zu machen und zu neutralisieren. Das passiert, indem Ihr Körper wertvolles Wasser aus wichtigen Zellen generiert, um so die Natriumchloridmoleküle zu ummanteln, um diese über den Urin wegzuschwemmen. Hierzu braucht Ihr Körper allerdings durch das viele Natriumchlorid die 23-fache Menge an Zellwasser, als es unter normalen Bedingungen der Fall wäre.

Zum einem dehydrieren Sie dadurch zellulär, wodurch wichtige organische Zellen an Energie verlieren und absterben. Zum anderen bindet der Körper vermehrt wichtiges Zellwasser im Gewebe, also dort, wo es nicht hingehört. Es bilden sich sogenanntes *Wassergewebe* und *Ödeme*. Dazu ist der elektrische Stromfluss im Organismus nicht mehr gesichert. Die lebenswichtige Reizweiterleitung in den Zellen bleibt aus und Sie werden energetisch schwächer. Außerdem sinkt Ihre Konzentrationsfähigkeit.

Vertrauen Sie hochwertigem Salz

Mit hochwertigem Salz vitalisieren Sie Ihre Zellen und Organe und bekommen so neue Energie für alles, was Sie möchten! Salz ist keinesfalls etwas Schlechtes oder Ungesundes. Ganz im Gegenteil, Salz und die darin enthaltenen Mineralien sind enorm wichtig für alle Körperfunktionen. Wesentlich ist nur, dass Sie das richtige Salz verwenden. Ich empfehle Ihnen *Erntesegen Ur-Salz*, weil

1. es unbehandelt und nicht raffiniert ist. Es ist auch frei von Zusätzen. Diesem Salz ist nichts weggenommen oder hinzugefügt worden und somit ist es zu 100 % naturbelassen mit allen wichtigen Mineralien.

2. Sie es erschwinglich bekommen. 1.000 g kosten ca. 3,20 Euro.

13.8 Sport und Alkohol

Alkohol hat drei positive Eigenschaften. Er ist nicht teuer, entspannt und Sie bekommen ihn überall. Sogar im Weltall. Die 10.000 Lichtjahre entfernte interstellare Gaswolke G34-3 besitzt eine riesengroße Menge an Ethanol, also Trinkalkohol. Und zwar einen Vorrat von über 300 Trillionen Liter Bier. Wären Sie imstande, diese Menge zu fördern, könnten Sie Ihr Leben lang Partys schmeißen, ohne einen Cent dafür zu bezahlen.

Der Treibstoff für FLOW BODY MOVEMENTS

Ob Sie Sport getrieben haben oder nicht. Alkohol in moderaten Mengen ist absolut in Ordnung. Alkohol, wenn Sie ihn mit Bedacht genießen, hat nicht nur psychische, sondern auch physische Vorteile. Natürlich nur, wenn Sie das gesetzmäßige Trinkalter aufweisen. Alkohol steigert das HDL, also das gute Cholesterin in Ihrem Körper und hilft so gegen Herz- und Kreislauferkrankungen wie Schlaganfall. Aber was viel spannender und erfreulicher ist.

Das gute Glas Weißwein nach einem anstrengenden Tag oder das kühle Bier beim Grillfest hält jung. Der enthaltene Alkohol verlangsamt das Verkürzen der Telomere. *Telomere* sind die Chromosomenenden Ihrer DNA in den Zellen. Die Telomere nehmen bei jeder Zellteilung der über 90 Billionen Zellen ab. Zellteilungen passieren jeden Tag millionenfach in Ihrem Körper. Sind diese Chromosomenenden irgendwann mal zu kurz, sind sie teilungsunfähig und sterben ab. Die Zelle kann sich nicht mehr erneuern.

Das ist einer der Hauptgründe, warum wir altern. Alkohol wirkt dagegen. Der edle Tropfen hilft auch, psychisch abzuschalten und zu entspannen. Das liegt am Einfluss auf die Hirnchemie Ihrer Neurotransmitter. *Neurotransmitter* sind nichts anderes als chemische Botenstoffe, die Ihr Verhalten, Emotionen und Ihre Denkprozesse kontrollieren. Einer dieser Botenstoffe ist *Dopamin*. Ein Glückshormon, das Ihr Gehirn durch den Konsum von alkoholhaltigen Getränken vermehrt ausschüttet. Das Dopamin steigert nicht nur Ihre Laune, sondern löst auch die angespannte Muskulatur nach einem Bürotag zum Wegwerfen oder einer anstrengenden Trainingssession. Aber noch einmal. Nur in moderaten Mengen.

Wenn Sie es übertreiben, passieren ganz andere Sachen mit Ihnen. Alkohol ist im Grunde genommen ein Nervengift. Die Alkoholmoleküle binden sich an bestimmte Rezeptoren im Gehirn und beeinflussen die Impulse Ihrer Nervenzellen. Alkohol braucht übrigens nur zwei Minuten, bis er im Gehirn ankommt. Wirkt folglich ziemlich schnell. Je mehr Sie trinken, desto stärker nimmt Ihre Gehirnleistung ab.

Wenn Ihr Blutalkoholspiegel und somit der Alkoholtransport zu den Gehirnrezeptoren zu hoch ist, kommt es zu Wahrnehmungs- und Sprachstörungen. Sie wackeln herum, können sich nicht mehr richtig artikulieren und der attraktive Mann oder die wunderschöne Dame an der Bar, die Sie jetzt ansprechen, versteht nur noch ein komisches Wirrwarr. Dazu überlasten Sie Ihr Verdauungssystem, verlängern Ihre Reaktionszeit beim Autofahren, bekommen Konzentrationsstörungen und schwächen die Proteinsynthese in Ihren Muskeln.

Auch, dass Sie durch längerfristigen, überhöhten Alkoholkonsum Ihre Leber schädigen, Ihre Demenzanfälligkeit steigern und andere schwerwiegende Krankheiten bekommen, ist bestimmt kein Geheimnis mehr für Sie. Vom lästigen Kater am nächsten Tag mal ganz abgesehen. Aber dafür haben Sie ja Kokoswasser. Der Kater entsteht durch den vermehrten Wasserverlust im Körper. Durch den geringeren Wasseranteil bekommen Sie die typischen Kopfschmerzen und das Durstgefühl am nächsten Morgen.

Wie viel Alkohol jetzt tatsächlich gut für Sie ist, ist unter anderem auch von Ihrer Körpergröße, Ihrem Körpergewicht, Ihrem Geschlecht, ob Sie stressanfällig sind oder nicht, vom Hormonhaushalt und sogar von Ihrer Muskelmasse abhängig. Wenn Sie mehr Muskelmasse besitzen, haben Sie auch automatisch mehr Wasser im Körper, was den zugeführten Alkohol besser verdünnt, sodass Sie zwangsläufig mehr vertragen. Ein Alkoholrausch ist für einen Athleten also immer teurer.

Grundsätzlich machen Sie mit einem guten Glas Wein, um den Tag ausklingen zu lassen oder 1-2 kleinen Feierabendbieren nichts verkehrt. Achten Sie nur darauf, dass aus dem Entspannungsdrink kein exzessives Trinken wird. Klarerweise sollten Sie, je höher der Alkoholgehalt des Getränks ist, weniger davon trinken. Wenn Sie nicht mehr „Fischers Fritz fischt frische Fische, frische Fische fischt Fischers Fritz" schnell und tadellos aufsagen können, haben Sie schon eindeutig zu viel. Sollten Sie trotz aller Warnungen auf der Weihnachtsfeier doch mal einen zu viel getrunken haben und Ihre Leber überfordern, empfehle ich Ihnen neben Kokoswasser auch Mariendisteltee für den nächsten Tag.

Der Mariendisteltee schützt Ihre Leber und hilft bei der Leberregeneration. Verantwortlich dafür ist der Wirkstoff Silymarin. Er verhindert das Eindringen von gefährlichen Giftstoffen in Ihre Leberzellen. Der Effekt ist so klasse, dass Fachärzte Mariendisteltee auch bei Patienten mit chronischen Lebererkrankungen einsetzen.

13.9 Pistazien – der beste Snack im Urlaub

Viele Urlaubsziele, wie London, Peking, Bangkok, New York oder Sydney, sind nur einige Städte, die zu einem mehrtägigen Aufenthalt einladen. Diese Städte sind hervorragend zum Shoppen, für kulturelle Ausflüge und um Spaß zu haben. Jedoch sind viele dieser Städte, wie beispielsweise die oben genannten, nicht gut zum Atmen für Sie. Die Luft ist in diesen Städten extrem schlecht und schießt nicht selten über diverse Grenzwerte hinaus.

Vor allem, wenn es um Schwermetalle wie Arsen, Quecksilber, Kadmium, Blei und Stickstoffoxide geht. Diese giftigen Stoffe entstehen durch Abgase oder industrielle Emissionen. Toxische Schwermetalle und Stickstoffoxide greifen Ihren Körper auf unterschiedliche Weise an. Erstere schädigen Ihren Stoffwechsel auf zwei Arten.

1. Die toxischen Schwermetalle sammeln sich in Ihren lebenswichtigen Organen und Drüsen an, beispielsweise in Herz, Nieren, Nerven, Gehirn, Knochen und Gelenken.

2. Sie verdrängen lebensnotwendige Mineralien in Ihrem Körper und nehmen deren Platz ein, ohne die Funktionen zu erfüllen.

Stickstoffoxide lagern sich wiederum in Ihren Lungen ab, da sie in kleinen Partikeln im Feinstaub vorkommen. Viele dieser Partikel sind so klein, dass sie die Wände Ihrer Lungenbläschen und des Lungengewebes passieren und sogar bis in den Blutkreislauf eindringen.

Die daraus resultierenden Krankheitssymptome sind Schwindelgefühl, Erschöpfungszustände, Impotenz, Anämie, Schwächung der Nebennieren, Magenbeschwerden und Haarausfall.

Der Treibstoff für FLOW BODY MOVEMENTS

Warum Pistazien?

Der Key-Player in Pistazien ist das Spurenelement *Selen*. Selen bindet die oben genannten Schwermetalle und hilft gegen freie Radikale, die durch Stickstoffoxide produziert werden. Selen spielt daher eine entscheidende Rolle bei der Entgiftung Ihres Körpers und ist Bestandteil vieler Enzyme. Vor allem bindet sich Selen an das Enzym *Glutathionperoxidase*, das für die Umwandlung der freien Radikale verantwortlich ist. Freie Radikale entstehen im Körper durch die Sauerstoffverbrennung.

Freie Radikale haben hochaktive Atome, die ein freies Elektron besitzen. Diesen hochaktiven Atomen fehlt ein Elektron. Daher versuchen sie, den benachbarten Atomen oder Molekülen ein Elektron zu stehlen. Das Atom, dem ein Elektron entrissen wird, wird dabei geschädigt und versucht seinerseits, ein Elektron von einem dritten Molekül zu stehlen, wodurch eine Kettenreaktion von schädigenden Prozessen gestartet wird (oxidativer Stress).

Solche Abläufe sind normal und in der Regel für Ihren Körper kein Problem. Es gibt für solche Reaktionen bestimmte Abwehrmechanismen im Körper. Ihr Körper produziert sogar selbst bestimmte freie Radikale, um Gifte, Bakterien oder Viren zu bekämpfen. Wenn aber durch äußere Umwelteinflüsse, wie Stickstoffoxide oder Schwermetalle, mehr freie Radikale produziert werden, als Ihr Körper abwehren kann, kommt es zu Zellschäden. Die freien Radikale dringen dann durch die Zellmembranen in den Zellkern vor und schädigen Ihre DNA. Vollständige Reparatur- und Regenerationsprozesse in den Zellen sind dann nicht mehr möglich und Sie altern schneller.

Allein aufgrund des Selengehalts würde es daher schon reichen, wenn Sie immer paar Pistazien mit in den Urlaub nehmen. Vor allem, wenn Sie in eine verschmutzte Stadt fliegen möchten. Aber Pistazien können mehr.

Proteine: Aufgrund der hochwertigen Proteine in Pistazien unterstützen sie den Muskelaufbau und die Muskelregeneration.

Pyridoxin: Pyrodoxin verringert Müdigkeit und Ermüdung. Diese Eigenschaft ist gerade im Urlaub nützlich, wenn Sie Jetlag haben und Zeit überbrücken müssen.

Wenn Sie in verschmutzte Städte fliegen, geben Sie auch beim Essen in Restaurants ein wenig acht. Wenn die Luft verschmutzt ist, dann auch automatisch der Boden und das küstennahe Gewässer, da alles, was sich in der Luft befindet, sich früher oder später am Grund absetzt. Sprich, die Chance, dass der Fisch, den Sie in so einer Stadt essen, Quecksilberanteile besitzt, das Gemüse, das Ihr Koch von einem Garten hat, Kadmium beinhaltet oder das Fleisch, weil das Rind Gras gegessen hat, Blei aufweist, ist demnach sehr groß. Ich möchte Ihnen keinesfalls den Appetit verderben.

Ich selbst genieße sehr gerne auf meinen Reisen das einheimische Essen. Aber nur, wenn Sie wissen, wo das Problem liegt, können Sie es verringern. Deshalb gönnen Sie sich ruhig nach jedem Essen in so einer Stadt paar leckere Pistazien. Ihr Körper wird sich freuen!

13.10 FLOW BODY MOVEMENTS-Diät

Wenn es neben Ernährungstipps explizit um Diäten geht, fragen mich meine Klienten oft, was ich von dieser oder jener Diät halte und welche denn die beste Diät ist. Meine Antwort lautet immer: die FLOW BODY MOVEMENTS-Diät. Die richtige Ernährung spielt nicht nur bei Ihrem Training eine tragende Rolle. Unabhängig davon, ob Sie Sport treiben oder nicht, ist eine gesunde und ausgewogene Ernährung unabdingbar für ein fittes und gesundes Leben. Sie stellen bald fest, dass Sie mit einer gesunden Ernährungsweise mehr Energie und Power haben, sowohl körperlich als auch geistig. Darüber hinaus erreichen und halten Sie Ihr Idealgewicht, unterstützen Ihr Immunsystem und wirken ausgeglichen.

Der Begriff *Diät* stammt aus dem Griechischen und bedeutet so viel wie *Lebensführung oder Lebensweise*. Dies trifft auf herkömmliche Diäten nicht zu, da eine Diät sich in der Regel dadurch auszeichnet, ein Ende zu haben. Es wäre so, als würden Sie nur einen ein- oder dreiwöchigen Trainingsplan einhalten und darauf hoffen, dass der Effekt aus dem jeweiligen Trainingsplan ein Leben lang anhält. Bei der FLOW BODY MOVEMENTS-Diät geht es aber generell um eine gesunde Lebensweise ohne, dass Sie auf etwas verzichten müssen. Und das nicht nur für ein paar Wochen.

Den Begriff *Jo-Jo-Effekt* haben Sie in diesem Zusammenhang mit gängigen Diäten bestimmt schon mal gehört. Dieser Begriff ist genau genommen falsch, da Sie in den meisten Fällen nach einer Diät nicht wieder auf das Ursprungsgewicht zurückfallen, sondern mehr Kilos auf die Waage bringen, als zu Beginn Ihrer Diät. Wenn Sie eine Diät machen, bei der Sie hungern, schaltet Ihr Körper automatisch auf Sparflamme. Das bedeutet, dass Ihr Körper das Fett, das Sie nach einer Diät zuführen, schneller und vermehrt speichert, als vor der Diät, weil Fett so etwas wie die Lebensversicherung für Ihren Körper in schlechten Zeiten ist.

Ihr Körper legt sich somit nach einer Diät schneller einen Fettvorrat an, da er glaubt, schlechte Zeiten kommen auf Sie zu. Dieser Schutzmechanismus des Körpers hat den Ursprung aus der Steinzeit. Vor allem in kalten Wintermonaten war die Nahrung meist nur sehr spärlich vorhanden, deshalb diese Schutzfunktion Ihres Körpers.

Viele der herkömmlichen Diäten erlangen nur aufgrund der Theorie Glaubwürdigkeit. Aber woher wissen Sie, welchen Langzeiteffekt die Diät, die gerade angesagt ist, für Sie in 34 oder 48 Jahren hat? Es ist daher für sogenannte, gesunde, sportlich junge *Diätexperten*, die in der Regel Diäten erfinden, unmöglich, zu beweisen, dass der Effekt ihrer Diät über 34 oder 48 Jahre hinausgeht. Sie sind einfach noch nicht lang genug auf der Welt.

Um einen absoluten Beweis dafür zu erhalten, bräuchte man eine Person, die 70 Jahre alt ist und seit über 30 Jahren eine bestimmte Ernährungsweise befolgt und positive Resultate vorbringen kann. Die FLOW-BODY-MOVEMENTS-Diät beruht daher auf den Grundprinzipien von Carlos Gracie.

Carlos erkannte sehr früh, wie wichtig die Beziehung zwischen einer gesunden Ernährung und körperlicher Leistung ist. Aufgrund seiner Kampfsporterfahrung lag seine Motivation darin, den Familiennamen gegen jeden Herausforderer allzeit verteidigen zu können. Daher war es Carlos wichtig, sich jederzeit in einem gesunden Zustand zu befinden. Er studierte viele Ernährungsweisen, Nahrungsmittel und deren Wirkung auf den menschlichen Organismus. Er gelangte zu der Erkenntnis, dass verschiedene Lebensmittel auch unterschiedliche biochemische Reaktionen in unserem Organismus verursachen.

Seiner Theorie nach musste bei jedem Essen sichergestellt werden, dass eine bestimmte Kombination der Lebensmittel gesunde chemische Reaktionen bewirkt. Das Hauptaugenmerk von Carlos lag darin, Säure im Blut zu vermeiden und Gärung zu unterbinden. Der Verdauungsvorgang, welcher die meiste Energie im Körper benötigt, wird so erleichtert. Carlos studierte hunderte Werke von Ernährungsexperten aus aller Welt und verbrachte 65 Jahre damit, die Gracie-Diät zu entwickeln und immer wieder zu verbessern.

Durch Carlos kamen damals schon wichtige Entdeckungen zum Tragen, wie beispielsweise die Wichtigkeit von Betakarotin, das in Karotten und Papayas enthalten ist und das Konzept der freien Radikale und der orthomolekularen Medizin.

Die *orthomolekulare Medizin* beschäftigt sich mit der Vermeidung und Behandlung von Krankheiten durch vitaminhaltige und mineralstoffreiche Nahrungsmittel. Carlos Gracie war somit ein großer Vorläufer der gesunden Ernährung. Carlos Gracie verstarb am 7. Oktober 2004 und wurde 92 Jahre alt. Seine Theorien für eine fitte und vitale Lebensweise sind aber nach wie vor zeitlos und für eine gesunde Ernährungsweise mit Langzeiteffekt von wichtigster Bedeutung.

Der beste Beweis ist sein Bruder Hélio Gracie, Großmeister des Brazil Jiu-Jitsu, der 70 Jahre lang die Nahrungsmittelkombinationen seines Bruders befolgte und sich bis ins hohe Alter einer geistigen und körperlichen Fitness erfreute und noch im hohen Alter seinen Lieblingssport Brazil Jiu-Jitsu ausüben und unterrichten konnte. Die Effizienz von Carlos Diätstrategie wurde 1955 bei einem Kampf von seinem Bruder Hélio Gracie gegen Waldemar Santana eindrucksvoll untermauert. Der damals als unschlagbar geltende Waldemar Santana wurde von Hélio Gracie in einem Kampf, der ganze drei Stunden und 40 Minuten dauerte, besiegt. An diesem Punkt ist zu erwähnen, dass Hélio Gracie zu diesem Zeitpunkt schon 42 Jahre alt war und Waldemar Santana gerade mal 24 Jahre jung.

Selbstverständlich spielt Erfahrung und Talent bei jedem Sieg eine Rolle, aber ein wesentlicher Teil der Fitness hängt von der Ernährung ab. Hélio Gracie starb am 29. Januar 2009 im Alter von 95 Jahren. Bis wenige Tage vor seinem Tod trainierte er täglich! Er selbst führte es auf die Gracie-Diät zurück (Gracie, 2010).

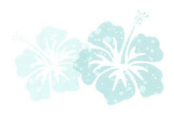

13.11 Wie genau funktioniert die FLOW BODY MOVEMENTS-Diät?

Bei der FLOW BODY MOVEMENTS-Diät liegt das Hauptaugenmerk auf zwei wichtigen Aspekten. Der erste Aspekt zielt darauf ab, den Körper durch schlechte Nahrungsmittel erst gar nicht zu vergiften und krank werden zu lassen. Der zweite Aspekt liegt darin, eine bestimmte Balance in seinen Mahlzeiten festzulegen. Die Idee dahinter ist, den pH-Wert der Mahlzeiten möglichst neutral zu halten und einen notwendigen Ausgleich durch die richtigen Substanzen in der Nahrung zu schaffen.

Ein neutraler pH-Wert im Körper ist wichtig. Wenn der pH-Wert im Körper neutral bzw. leicht basisch ist, optimal ist 7,4, sind die besten Voraussetzungen für ein normales Funktionieren des Körpers gegeben und für einen reibungslosen Ablauf des Stoffwechsels. Wenn Ihr Körper übersäuert ist, ist das nicht nur für die körpereigenen Funktionen schlecht, sondern Ihr Risiko steigt, an Krebs zu erkranken, abgesehen von den massiven Störungen des Stoffwechsels.

Der Ansatz der FLOW BODY MOVEMENTS-Diät besteht darin, bestimmte Lebensmittel nicht zu mischen: etwa eine Getreidesorte mit einer anderen, Fett mit Zucker, saure Lebensmittel mit anderen Lebensmitteln, Mahlzeiten werden nur in mindestens 3,5-Stunden-Abständen eingenommen und das nur, wenn der Magen wieder leer ist. Darüber hinaus machte sich Carlos Gedanken darüber, gesunde, feste Nahrung mit Tees zu ergänzen, da die Natur sämtliche Heilmittel für viele Erkrankungen des Menschen bietet. „Unser Körper ist eine Maschine, die mit Blut läuft. Wenn das Blut rein und gesund ist, läuft die Maschine gut", so Carlos.

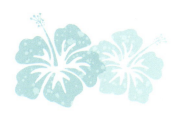

Der Ansatz der FLOW BODY MOVEMENTS-Diät basiert auf folgenden 5 Grundprinzipien:

1. Mischen Sie nie eine Getreidesorte mit einer anderen.
2. Reduzieren Sie puren, raffinierten und behandelten Zucker.
3. Fleisch nur in Kombination mit Gemüse und nie mit anderen, sauren Lebensmitteln zusammen.
4. Zwischen jeder Mahlzeit müssen mindestens 3,5 Stunden Pause liegen. Und auch nur dann essen, wenn Sie wieder Hunger haben.
5. Eier, Kokoswasser, Früchte insbesondere Bananen können mit allen Lebensmittel gemixt werden und sind neutral.

13.12 Mitten im Nirgendwo – was nun?

Die FLOW BODY MOVEMENTS-Diät ist flexibel genug, dass Sie auch mitten im Nirgendwo improvisieren können. Hier sind einige Tipps dazu:

1. Suchen Sie nach frischem Obst und verwenden Sie es als Basis für Ihre Mahlzeit.
2. Wenn es keine frischen Früchte gibt, sehen Sie sich nach diversen Salaten und generell nach Gemüse um.
3. Eine Tüte mit Nüssen und Wasser tut es auch im Notfall. Auch ein Thunfisch- oder Hühnchensandwich ist nicht das Schlechteste.

Die Einfachheit dieser Diät ist geradezu verführerisch. Sie können die FLOW BODY MOVEMENTS-Diät ein Leben lang anwenden, müssen nie verzichten und fühlen sich jederzeit ready to go.

13 FLOW BODY MOVEMENTS

13.13 FLOW BODY MOVEMENTS- Rezepte

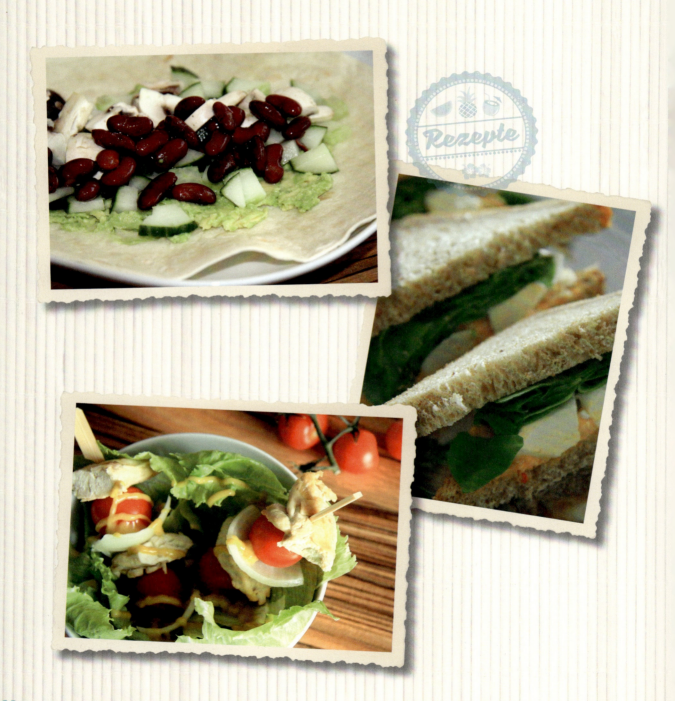

Der Treibstoff für FLOW BODY MOVEMENTS

Lasagne a la Sole

Zutaten für 2 Personen

Für die Sauce

- 6 Tomaten
- 50 ml Bio-Kokosöl
- 250 g Bio-Rinderhackfleisch
- 2 Zucchini
- 1 Zwiebel
- 30 g Bio-Parmesan

Für die Béchamelsauce

- 50 g Mehl
- 300 ml Bio-Milch
- 3 EL* Olivenöl
- Eine Prise Erntesegen Ur-Salz
- Oregano

Zusätzlich

- Lasagneblätter

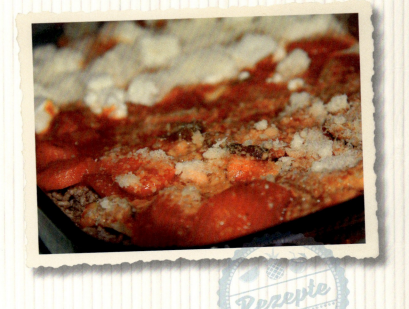

Zubereitung

Braten Sie das Bio-Rinderhackfleisch ca. 6-8 Minuten in Kokosöl an. Schneiden Sie in der Zwischenzeit die Tomaten, die Zwiebeln und die Zucchini in kleine Stücke und geben Sie alles 5 Minuten bevor das Bio-Rinderhackfleisch fertig ist dazu. Braten Sie alles noch 5 Minuten auf kleiner Flamme durch und rühren Sie ab und zu um.

Für die Béchamelsauce geben Sie einfach das Mehl, die Milch und das Olivenöl in eine Schüssel und rühren sie so lange um, bis das Ganze ein sämige Masse ergibt.

Nehmen Sie jetzt eine Auflaufform und geben erst die Hälfte der Hackfleischsauce hinein, dann die Hälfte der Béchamelsauce und legen dann die Lasagneblätter darauf. Wiederholen Sie das mit dem Rest der Zutaten.

Stellen Sie die Auflaufform für 25 bis 30 Minuten in den Backofen, bis die Lasagne goldbraun ist. Zerreiben Sie anschließend noch den Bio-Parmesan und streuen Sie gleichmäßig Salz und Oregano über Ihre Lasagne.

*Hinweis: Teelöffel und Esslöffel werden wie üblich mit TL und EL abgekürzt.

Flow Body Sandwich

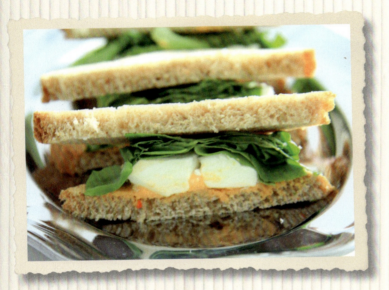

Zutaten für 2 Personen

- 4 Scheiben Bio-Vollkorn-Toast
- ½ Limette
- 20 g Paprikahumus
- Ein paar Salatblätter
- 50 g Bio-Schafskäse

Zubereitung

Drücken Sie die Limettenhälfte zusammen und tröpfeln Sie den Limettensaft gleichmäßig auf die Oberfläche der 4 Toastscheiben. Schmieren Sie jetzt den Paprikahumus auf jede Toastscheibe und verteilen Sie den Bio-Schafskäse auf zwei Toastscheiben. Legen Sie noch die Salatblätter und die andere Toastscheibe auf den Bio-Schafskäse und fertig ist das leckere Flow Body Sandwich.

Der Treibstoff für FLOW BODY MOVEMENTS

Power Wrap mit Avocadocreme

Zutaten für 2 Personen

- 2 Bio-Weizen-Wraps
- 150 g Kidneybohnen
- ¼ Salatgurke
- Eine Handvoll Pilze
- 1 Avocado
- ½ Bio-Zitrone
- ¼ Zwiebel
- 30 g Sauerrahm
- 1 Schuss Bio-Kokosöl

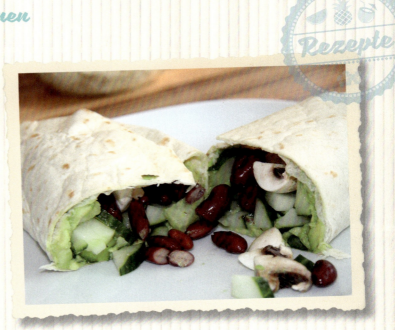

Zubereitung

Schwitzen Sie die Kidneybohnen und die kleingeschnittenen Pilze für zwei Minuten mit Kokosöl auf mittlerer Stufe an. Schneiden Sie in der Zwischenzeit die Zwiebel und die Gurken in Würfel und schälen Sie die Avocado. Entfernen Sie den Kern der Avocado und zerdrücken Sie die Avocado ein wenig. Nun fügen Sie zu dem zerdrückten Avocadofleisch den Sauerrahm hinzu und mischen Sie die Creme gut durch. Wärmen Sie jetzt die Wraps im Backofen für 2-3 Minuten bei 180 °C auf und bestreichen die Wraps anschließend mit der Avocadocreme. Legen Sie dann die Kidneybohnen, die Pilze, die Gurken und die Zwiebeln in die im Backofen kurz aufgewärmten und mit Avocadocreme bestrichenen Wraps. Tröpfeln Sie jetzt noch die halbe Bio-Zitrone auf das Gemüse in den Wraps. Sie werden diese Wraps lieben.

Hühnchen-Tomaten-Spiess auf Curry-Salat

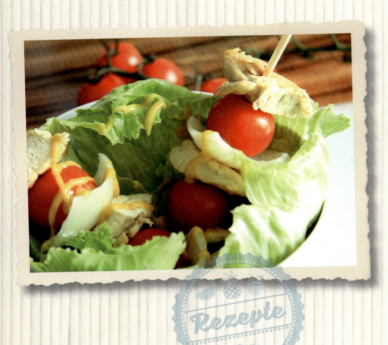

Zutaten für 2 Personen

- 250 g Hühnerfilet
- eine Handvoll Cherrytomaten
- 50 g Joghurt
- 20 g Sauerrahm
- ½ TL Currypulver
- 50 ml Bio-Kokosöl
- ein paar Salatblätter
- ½ Zwiebel

Zusätzliches
- 2 Holzspieße

Zubereitung

Zerschneiden Sie das Hühnerfilet in mittelgroße Stücke und braten Sie es 10 Minuten bei mittlerer Hitze mit Kokosöl an. Mixen Sie in der Zwischenzeit den Sauerrahm, den Joghurt und das Currypulver zusammen und schneiden Sie die halbe Zwiebel in große Scheiben. Stecken Sie jetzt abwechselnd die Hühnerfiletstücke, die Cherrytomaten und die Zwiebelscheiben auf die Spieße und legen Sie alles auf die Salatblätter. Verteilen Sie nun noch die Currysauce darüber und lassen Sie es sich schmecken.

13.14 Auf was Sie niemals verzichten sollten

Über Nacht, wenn Sie schlafen, erfüllt Ihr Körper wichtige Funktionen. Im Schlaf regenerieren Ihre Muskeln, Ihr Gehirn verarbeitet das Erlebte und Ihre Hirnanhangsdrüse schüttet Wachstumshormone aus. All das kostet Energie. Wenn Sie aufwachen, ist Ihr Tank leer. Das richtige Frühstück füllt Ihren Tank wieder auf. Die Betonung liegt auf „RICHTIG". Viele glauben, dass Sie sofort essen müssen, wenn sie aufwachen, um den Stoffwechsel anzukurbeln. Aber das ist nicht notwendig. Wichtig ist nur, dass sie, sobald Sie in der Früh Hunger verspüren, das Richtige essen. Ob das um 7 Uhr, um 9 Uhr oder um 11 Uhr am Vormittag ist, spielt keine Rolle.

Sie kennen bestimmt den Spruch: „Das Frühstück ist die wichtigste Mahlzeit am Tag." Von einer bestimmten Uhrzeit ist in diesem Satz keine Rede. Wenn Sie essen, ohne Hunger zu haben, neigt Ihr Körper nur zum Übersäuern und zur Gewichtszunahme – auch in der Früh. Die Uhrzeit für Ihre erste Mahlzeit ist abhängig von Ihrem individuellen Biorhythmus, was und wann Sie am Vortag das letzte Mal gegessen oder getrunken haben und ob Sie gut, schlecht, kurz oder lang geschlafen haben.

Ein afrikanisches Sprichwort sagt: „Wenn man mit dem falschen Fuß aufsteht, steht man bis zum nächsten Morgen darauf." Dasselbe gilt für Ihren Körper, wenn Sie das Falsche in der Früh essen. Sie leiden den ganzen Tag bis zum nächsten Morgen, sind antriebslos und ohne Energie. Das richtige Frühstück hilft, Ihren Stoffwechsel anzukurbeln, Ihre Konzentrationsfähigkeit für den Tag zu erhöhen und die benötigten Hormone in die richtigen Orbits des Körpers zu transportieren. Auch Ihr Gehirn braucht gerade in der Früh Nahrung, um gut zu funktionieren. Es benötigt 20 % der Glukose, die Sie essen, um klar zu denken.

Ihr Gehirn funktioniert daher nicht anders als Ihre Muskeln, die Sie mit Nährstoffen versorgen müssen, um optimal zu arbeiten. Das Morgenessen bringt Sie somit nicht nur physisch auf Trab, sondern auch mental. Denken Sie an heute Morgen. Wie hat Ihr Frühstück ausgesehen? War Zucker dabei? Nur Proteine? Gute Kohlenhydrate? Vitamine? War es fetthaltig?

Ein gesundes Frühstück umfasst alle drei Makronährstoffe. Proteine, gesunde Kohlenhydrate und Fette. In der heutigen Gesellschaft hat es sich leider etabliert, einfach nur ein Brötchen zu essen, Kaffee zu trinken und dazu morgendlicher Stress zum Drüberstreuen.

Es ist vorteilhafter, das Frühstück stressfrei und ohne viel Zucker zu sich zu nehmen. Zucker animiert Ihre Bauchspeicheldrüse, Insulin zu produzieren und Ihr Energielevel schießt kurzfristig hoch. Aber das Energieniveau hält bei Zucker (schnelle Kohlenhydrate) nicht lange an und Ihr Körper verlangt nach kurzer Zeit einen neuen „Kick".

Die Folge, Sie essen sich schon vormittags kugelrund und Ihr Energieniveau sinkt bis zum Mittelpunkt der Erde. Sie fühlen sich den ganzen Tag träge und lethargisch. Hinzu kommt, dass, wenn Sie regelmäßig Ihren Tag mit Zucker beginnen, Ihr Stoffwechsel sich darauf einstellt und immer mehr Zucker verlangt. Ihr

Körper wünscht dann immer mehr Zucker und Sie werden süchtig danach. Zucker hat auf Dauer einen Abhängigkeitseffekt. Genau wie bei Heroin.

Sie füttern Ihren Körper dann immer mehr mit Zucker, aber Ihr Organismus kann nur eine bestimmte Zuckermenge in Energie umwandeln. Den Rest wandelt Ihr Körper in Fett um und die überschüssigen Kalorien kriechen an Ihre Hüften, Oberschenkel oder an andere Orten, an denen Fett es cool findet, längerfristig „abzuhängen". Anstatt jetzt alle Nahrungsmittel aufzuzählen, die Sie in der Früh essen sollten, erzähle ich Ihnen, auf was Sie getrost verzichten können. Der Rest ergibt sich dann von selbst.

1. Raffinierter industrieller Zucker (Quarktaschen, Donuts, Schokolade, Crossaints …)

Fertig.

Genießen Sie Erdnussbutter, Kaffee, Milch, Joghurt, Butter, Eier, Obst, Gemüse, Haferflocken, Vollkornbrot, Schinken, Käse oder Toast. Jetzt hab ich Ihnen doch eine Auflistung geschrieben. Macht nichts, das fällt unter künstlerische Freiheit. Jedenfalls wissen Sie jetzt, was gut für Sie ist. All diese Lebensmittel geben Ihnen die richtige Energie, um fit über den Tag zu kommen. Wenn Sie jetzt noch darauf achten, dass Sie Ihr Frühstück nicht einseitig gestalten und Fette, Vitamine, Proteine und gesunde Kohlenhydrate, wie Vollkorn, Gemüse oder Obst, kombinieren, können Sie fast nichts mehr falsch machen. Nachfolgend gebe ich Ihnen noch einige inspirative Frühstücksideen, die Sie gerne ausprobieren können. Diese Rezepte sind zeitsparend, einfach, gesund und lecker.

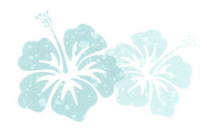

Der Treibstoff für FLOW BODY MOVEMENTS

Eggs and More

Zutaten

- 2 Bio-Freiland-Eier
- 1 Tomate
- Ein Schuss Kokosöl
- 150 ml Joghurt
- 3-5 Erdbeeren
- Prise Salz
- 1 TL Bio-Akazien-Honig

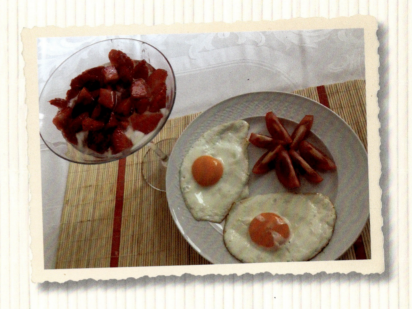

Zubereitung

Schneiden Sie die Tomate in kleine Stücke und braten Sie die Stücke zwei Minuten in Kokosöl an. Geben Sie die gebratenen Stücke auf einen Teller und braten Sie für drei Minuten die Eier. Füllen Sie in der Zwischenzeit den Joghurt und die zerstückelten Erdbeeren in eine Schüssel, mischen Sie alles durch und tröpfeln Sie einen Teelöffel Honig darüber. Geben Sie die Eier zu den Tomaten, nehmen Sie die Toastscheiben hinzu und fertig ist Ihr Energieschub.

FLOW BODY MOVEMENTS

Stark wie ein Russe

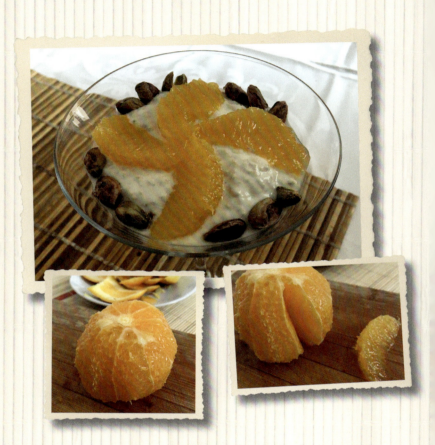

Zutaten

- 1 Orange
- 1 Handvoll Pistazien
- 250 ml Joghurt
- 3 EL Bio-Haferflocken

Folgendes Frühstücksrezept hat mir ein russischer Koch in Thailand mitgegeben und es ist total lecker.

Zubereitung

Mischen Sie die drei Esslöffel Bio-Haferflocken, die Pistazien und den Joghurt in einer Schüssel zusammen. Filetieren Sie jetzt die Orange in folgenden drei Schritten.

1. Schneiden Sie die beiden Kappen ab und trennen Sie die Schale vom Fruchtfleisch mit kleinen Schnitten, indem Sie leicht rund nach unten schneiden. Die restliche weiße Schale vom Fruchtfleisch entfernen.

2. Schneiden Sie jetzt ganz fein neben der „Scheidewand" in die Orangenspalte hinein und machen Sie dasselbe auf der anderen Seite der Spalte.

So bekommen Sie richtig schöne Orangenfilets zusammen.

Legen Sie jetzt 4-5 Orangenfiletstücke in Kreisform in die Schüssel und schon haben Sie ein genussvolles russisches Powerfrühstück.

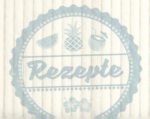

Der Treibstoff für FLOW BODY MOVEMENTS

Vollkorn-Pancakes

Zutaten

- 200 g Vollkornmehl
- 2 Bio-Freiland-Eier
- 150 ml Milch
- Ein Schuss Kokosöl
- 250 g Erdbeeren
- ½ EL Bio-Akazien-Honig

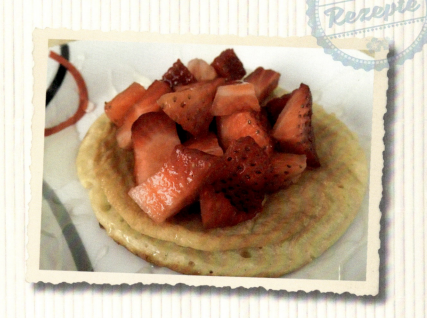

Zubereitung

Mixen Sie das Vollkornmehl mit den Bio-Freiland-Eiern und der Milch eine Minute mit einem Mixer auf mittlerer Stufe. Geben Sie den Schuss Kokosöl in die Pfanne und erhitzen Sie es auf kleiner Stufe. Geben Sie jetzt nach und nach die Masse in Pancake-Form in die Pfanne und braten Sie die Vollkorn-Pancakes goldbraun auf mittlerer Stufe aus. Zerstückeln Sie jetzt die Erdbeeren in kleine Würfel und verteilen Sie diese gleichmäßig auf den Vollkorn-Pancakes. Tröpfeln Sie jetzt noch über alle Pancakes, bevor Sie sie essen, ein wenig Bio-Akazien-Honig, schon können Sie Ihr Werk genießen.

Übrigens: Die Ursprungsformen der Pancakes sind über 5.000 Jahre alt und wurden schon in der Kupferzeit gerne gegessen. Nachweislich sogar vom Ötzi. Sie wissen schon, der Bursche, der in den italienischen Alpen tiefgefroren Tausende von Jahren im Eis lag und von den beiden Bergwanderern Erika und Helmut Simon aus Nürnberg entdeckt wurde.
Man fand Einkorn-Weizen im Magen von Ötzi, die er mit Kohle über offenem Feuer gebraten hatte. Wobei Einkorn-Weizen damals nicht üblich war, um Pancakes zu braten, sondern Mehl aus Farnen, eine Gefäßsporenpflanze, die ihren Verbreitungsschwerpunkt im Amazonas hat.
Die Prozedur bestand darin, das Mehl mit Wasser zu mischen, den Teig flach zu formen und auf gefetteten Felsen zu braten. Sicher nicht vergleichbar mit unserer heutigen Idee von Pancakes, da auch Ei und Milch fehlte, aber die Idee war dieselbe. Einen flachen Kuchen aus Mehl zu braten. Die oben beschriebene Variation gleicht eher den Pancakes, wie ihn damals die alten Römer und Griechen verspeisten. Auch sie süßten gerne mit Honig die Pancakes nach.

13.15 Zitrone – die Frucht der Eroberer

Zitronen wurden nicht nur damals in der europäischen Renaissance von modischen Damen verwendet, um ihre Lippen zu röten, sondern auch früher schon von Alexander dem Großen, um seine Soldaten fit zu halten. Alexander der Große war so von der Frucht begeistert, dass er die Zitronensamen von Persien den ganzen Weg zurück nach Griechenland brachte. Aber auch die Soldaten des alten römischen Reiches griffen gerne auf Zitronen zurück, um die damaligen Kriegsverhältnisse, vor allem die in Germanien, besser zu überstehen. Und Christoph Columbus war es ein großes Anliegen, diese Frucht auf seiner zweiten Reise nach Haiti dort einzuführen und anzupflanzen.

Was wussten die damaligen Eroberer über diese Frucht, dass sie ihr so eine große Bedeutung einräumten? Zunächst mal hilft der Zitronensaft auf natürliche Weise gegen Schmerzen, Insektenstiche, brennende Schnitte und er hat eine entzündungshemmende Wirkung – Sie erinnern sich noch an den Tipp mit den Seeigeln.

Die Zitrone ist auch die perfekte Frucht gegen Erkältung. Das enthaltene Vitamin C stützt Ihr Immunsystem und hilft Ihnen, wieder rasch auf die Beine zu kommen. Tröpfeln Sie einfach ein paar Tropfen in Ihren Tee. Sollte die Erkältung ganz schlimm sein, verwenden Sie zusätzlich die geraspelte Zitronenschale. Sie beinhaltet über 10-mal so viel Vitamin C und Nährstoffe als die reine Frucht. Darunter Magnesium, Betakarotin und Kalzium. Die Schale ist daher auch wesentlich wirkungsvoller als der Saft.

Aber verwenden Sie nur die Schale von Bio-Zitronen. Die Bio-Zitrone sollte weder chemisch nachbehandelt sein noch Pestizide enthalten. Die Zitronenschale enthält auch wertvolle Flavonoide, die Ihr Blut reinigen und das schlechte Cholesterin sowie den Blutdruck senken. Aufgrund der tollen Vorteile rasple ich mir auf fast alles Zitronenschalen. Meine Gerichte schmecken dadurch nicht nur fruchtiger und nach Urlaub, sondern die Zitronenschalen erhöhen bei jeder Speise die Wertigkeit.

Ich bediene mich hierzu eines alten sizilianischen Tricks, um die Zitronen länger haltbar zu machen, um sie öfter verwenden zu können. Legen Sie einfach die Bio-Zitronen, unabhängig davon, ob Sie diese schon angeschnitten haben oder nicht, in einen Gefrierbeutel und legen Sie diesen in Ihr Gefrierfach.

Wenn Sie die Zitronenschalen benötigen, raspeln Sie die gefrorenen Zitronenschalen mit einer Raspel einfach in Ihr Getränk oder auf das Gericht. Selbst angeschnittene Zitronen können Sie so über einen Monat frisch halten. Wenn Sie die Schale komplett abgeraspelt haben, können Sie die restliche Frucht für leckere Rezepte verwenden.

13.16 Proteineshakes – ja oder nein?

Wenn ich jedes Mal einen Euro bekommen würde, wenn mich einer meiner Klienten oder ein Zuhörer meiner Fitnessvorträge fragt, ob Proteinshakes in Ordnung seien, könnte ich nicht nur am Anfang des Buches über Bora Bora schreiben, sondern mir die Insel auch kaufen. Meine Antwort dazu ist eindeutig und war es schon immer. NEIN!!

Proteinshakes halte ich nicht nur für eine der größten Geldverschwendungen im Fitness- und Sportbereich, sondern auch für gesundheitsgefährdend.

Die Sache sieht so aus. Große Muskeln sind auch ein großes Geschäft. Die Supplementindustrie ist in den letzten sieben Jahren um das Doppelte gewachsen und macht allein in England einen Umsatz von über 350 Millionen Euro pro Jahr. Klar, dass viele was von dem Kuchen abbekommen möchten und ein Proteinunternehmen nach dem anderen aus dem Boden schießt. Die Industrie stellt sich dabei, so gut es geht, auf potenzielle Käufer ein und Sie bekommen solche Pulver nicht nur in unzähligen Stores weltweit, sondern können es ganz easy über Ihr Internet in jeder Geschmacksrichtung bestellen. Von Blaubeere, Banane, Schokolade, über Vanille und Erdbeere ist alles dabei. Ich habe sogar die Geschmacksrichtung Erdnussbutter im Internet entdeckt.

Die Firmen versprechen Ihnen einen tollen Sixpack, harte Muskeln, mehr Ausdauer und eine bessere Athletik. Natürlich nur, wenn Sie dieses Chemiepulver regelmäßig vor, während oder nach dem Training einnehmen und immer wieder nachkaufen. Aber wissen Sie eigentlich, was darin enthalten ist oder welche Wirkung es hat?

Die meisten Proteineshakes bestehen aus Wheyproteinen, also Molkenprotein. Der Grund, warum die meisten Unternehmen darauf zurückgreifen, ist, weil Molkenprotein wasserlöslich ist. Es lässt sich daher gut mit Wasser oder Milch mischen.

Die Herstellung ist simpel. Molkeprotein entsteht bei der Herstellung von Käse. Der Milch werden bestimmte Enzyme hinzugefügt und der Käsevorgang kommt so in Gang. Es kommt zu einer Quarkmasse, aus der dann der Käse entsteht. Das Nebenprodukt davon ist das Molkeprotein in flüssiger Form. Diese flüssige Form wird pasteurisiert, anschließend getrocknet und daraus dann das Ihnen bekannte Wheyproteinpulver gemacht. Dieses Molkeprotein ist daher nichts anderes als ein Abfallprodukt, das bei der Käseherstellung entsteht.

Das ist auch der Grund, warum Bauern es früher als Schweinefutter verwendet haben.

Wenn man sich die Preise von solchen Proteinshakes ansieht, ist das nicht so schlecht für Schweinefutter. Dazu kommt, dass das Proteinpulver meist extrem stark verarbeitet ist und durch die Pasteurisierung (hohes Erhitzen) so extrem verändert ist, dass es dem Körper fast unmöglich ist, diese Proteine zu erkennen und zu verarbeiten. Das wiederum führt zu einer erhöhten Toxizität und Übersäuerung in Ihrem Körper und macht Sie krank. Aber nicht nur das.

Die meisten Proteinshakes sind zusätzlich noch mit Konservierungsstoffen angereichert, synthetisch hergestellten Toxinen, wie Aspartam und künstlichen Aromen. Aber es gibt auch gute News. Sie bekommen ohnehin alle hochwertigen Proteine aus Ihrer normalen Ernährung. Wenn Sie ausgewogen und gesund essen, ist es fast ausgeschlossen, dass Sie zu wenig Proteine zu sich nehmen. Ganz im Gegenteil. Gerade in unseren europäischen Breitengraden essen die Menschen viel zu viele Proteine. 0,6 g pro Körperkilo reicht absolut aus, auch wenn Sie Sport treiben. Das bedeutet, wenn Sie 75 kg wiegen, sind 45 g Proteine am Tag genug. Das erreichen Sie übrigens schon mit zwei Scheiben Vollkornbrot mit Schinken, einem Ei und einem Glas Milch. Da ist nicht mal noch das Hühnerfilet in Ihrer Mittagspause dabei oder Ihr Thunfischsalat am Abend.

Es ist eher eine Herausforderung bei gesunder Ernährung, nicht auf die gewünschte Proteinmenge zu kommen, ohne dass Sie auf etwas verzichten müssten. Stapeln Sie hierbei eher tief. Wenn Sie regelmäßig zu viele Proteine verzehren, kann Ihr Körper das sowieso nicht verwerten und lagert es als Fett ab. Auch Ihre Nieren leiden darunter und es könnte längerfristig ein böses Erwachen geben.

Ursprünglich wurde das Proteinpulver entwickelt, um professionelle Bodybuilder zu unterstützen, die jeden Tag sechs Stunden im Fitnesscenter trainieren. Und auch hier nur als Ergänzung zu der natürlichen normalen Nahrungsform der Bodybuilder. Also, wenn Sie nicht gerade darauf aus sind, Mr. Olympia zu werden und weniger als 30 Stunden hochintensives Krafttraining betreiben, vergessen Sie Proteinshakes. Die natürliche Ernährung gibt Ihnen alles, was Sie brauchen.

Sie können sich auch gern auf YouTube® eine Dokumentation über Proteinshakes ansehen. Geben Sie einfach auf YouTube® *BBC-Dokumentary 2015 Pills, Powders and Protein Shakes* in das Suchfenster ein. Klicken Sie gleich auf das erste Video. Sehr aufschlussreich.

13.17 Abnehmen mit FLOW BODY MOVEMENTS

Sie haben jetzt erfahren, wie Sie Ihre Lebensmittel zusammenstellen und wie Sie Ihren Körper dazu bringen, nicht zu übersäuern, um bis ins hohe Alter vital, gesund und fit zu bleiben. Die Frage, die sich stellt, ist, wie Sie mit diesen Ernährungstipps effektiv und längerfristig abnehmen können. Die Antwort ist mit Ihrem Appestat.

Der *Appestat* ist eine Region im Zentrum des Zentralnervensystems des Gehirns und hilft, Ihren Appetit zu regulieren. Er ist daher nichts anderes als eine Schaltzentrale, die einen bestimmten Zustand vor und nach dem Essen einordnet und weiterverarbeitet. Über hormonale und neuronale Signale werden entscheidende Mitteilungen zwischen Magen und Appestat hin und her geschickt, die dem Appestat eine

Übersättigung mitteilen oder bestimmen, ob Sie zu wenig gegessen haben. Diese neuronale Verschaltung, bei der über Neurotransmitter spezifische Botenstoffe freigesetzt werden, dauert in etwa 5-10 Minuten, nachdem Sie mit Ihrem Essen fertig sind. Das war schon bei den Steinzeitmenschen so. Auch diese hatten den Appestat im Hypothalamus.

Der Appestat ist auch Ihr Radar, der gutes von schlechtem Essen unterscheidet. Wenn ich jeden Menschen in einen Supermarkt schicken und verlangen würde, gesunde und ungesunde Nahrungsmittel auszuwählen, kennen alle den Unterschied. Grüne Lebensmittel sind nahrhaft. In Pulverform oder glasiert angebotene Lebensmittel sind ungesund. Daher könnten wir den Appestat auch gesunden Menschenverstand nennen.

Wenn es um die menschliche Physis geht, ist alles, was Sie nur auf kurze Sicht tun, auch nur eine kurzzeitige Lösung für Sie. Das betrifft die Art, wie Sie sich bewegen und die Art, was und wie viel Sie essen. Herkömmliche Diäten sind daher vergänglich und nur eine Momentaufnahme. Schon gar nicht haben diese einen lebenslangen Effekt. Dies ist aber der einzige Effekt, der dauerhaft wirklich zählt und eine Bedeutung hat. Umso wichtiger ist es, wieder zu lernen, auf Ihren Appestat zu hören. Denn dieser ist dauerhaft. Ohne das Prinzip des Appestats sind alle Diäten, die Sie machen, nur ein kurzer Stopp auf Ihrer Reise durchs Leben ohne Langlebigkeit. Denn nichts ist älter und beständiger als unser gesunder Menschenverstand.

Wenn ich Ihnen beispielsweise raten würde, nur zu bestimmten Zeiten immer nur eine bestimmte Menge Melonen zu essen und sich zu vordefinierten Zeiten zu bewegen, nehmen Sie auch hierbei kurzfristig schnell ab. Dasselbe könnte ich auch mit Bratwürsten oder den leckeren Salzcrackern, die Sie im Flugzeug bekommen, machen. Aber Ihr Appestat würde Ihnen spätestens nach ein paar Tagen mitteilen, dass mit dieser Ernährungsweise, nur Melonen zu essen, etwas nicht in Ordnung ist.

Der Appestat steuert dann bestimmte Neuronen und Enzymtätigkeiten an, die Ihren Körper erschlafft und müde sein lassen. Zu guter Letzt werden Sie mit solchen Diäten auch noch frustriert und deprimiert, weil Sie langfristige Ziele nicht erreichen und wieder zunehmen. Es verhält sich in etwa so, als würden Sie sich jedes Mal mit Ihrem Auto kurz vor dem Ziel verfahren.

Landen Sie sicher an Ihrem Ziel

Viele möchten schnelle und harte Anweisungen, wenn es um Diäten geht und darum, Gewicht zu verlieren, nur um das Gefühl zu bekommen, etwas zu unternehmen. Aber anstatt sich sagen zu lassen, was Sie tun sollen, wäre es viel besser, in den schönen Gewässern der Selbstevaluation zu tauchen. Der Appestat hängt unmittelbar mit der Selbstevaluation zusammen und lotst Sie jeden Tag aufs Neue auf die richtige Bahn, wenn es um Ihr Gewicht und eine gesunde Lebensweise geht.

Das Problem ist, dass gerade in der heutigen stressigen Zeit Ihr Appestat womöglich verlernt hat, richtig zu funktionieren.

Unregelmäßige Arbeitszeiten, schnelles Essen in der Kantine, Stress mit Kunden oder ungünstige Schlafgewohnheiten beeinträchtigen Ihren Appestat.

FLOW BODY MOVEMENTS

Trainieren Sie Ihren Appestat.

Wie erwähnt, benötigt Ihr Appestat 5-10 Minuten, bis er sich nach dem Essen entscheidet, ob Sie satt sind oder nicht. Wenn Sie ihm diese Zeit nicht geben, wird der Appestat in seiner Funktion gestört. Er ignoriert dann Hungergefühle und der Funktionsbrunnen, der festlegt, ob Sie satt sind oder nicht, fällt nach und nach aus.

Die Gehirnappetitsteuerung verabschiedet sich auch von Ihnen, wenn Sie regelmäßig zwanghaft zu wenig oder zu viel essen oder auf Nahrungsmittel verzichten, die sich Ihr Körper wünscht. Ein ungesundes Essverhalten ist für Sie dann der Normalzustand, ohne dass Sie es merken.

Die Frage ist nun, wie Sie den Appestat trainieren können, um erstens wieder ein gesundes Gefühl dafür zu bekommen, wie viel und welche Nahrung gut für Sie ist. Und zweitens, wie der Appestat Ihnen hilft, abzunehmen. Was Sie diesbezüglich tun können, ist zweierlei.

1. Essen Sie langsam und stressfrei und warten Sie 5-10 Minuten, nachdem Sie gegessen haben. Ihr Appestat bekommt dadurch wieder die Aufmerksamkeit, die er verdient, um gewisse Neurotransmitter zu aktivieren. In den 5-10 Minuten sollten Sie jegliche Art von mentalem oder physischem Stress meiden. Nutzen Sie die Zeit, um zu entspannen und zu fühlen, ob das Essen gut und ausreichend war oder nicht. Wenn nicht, essen Sie noch etwas, ansonsten lassen Sie es. Während der Arbeit haben Sie vielleicht nicht immer die Zeit, in Ruhe zu essen, so, wie Sie es sollten. Achten Sie daher vermehrt darauf, dass Sie es außerhalb Ihrer Arbeit tun.

Wenn Ihr Appestat regemäßig in dieser Zeit gestört wird, kommen Sie aus der Balance. Ein gestörter Appestat hat auch negative Auswirkungen auf das Schilddrüsenniveau, den Hormonhaushalt und Ihren Serotoninspiegel. Sie werden dann nicht nur dicker, sondern verlernen auch zu lachen. Weder Sie noch ich wollen das!

2. Der Appestat ist auch ein hervorragendes Werkzeug, um abzunehmen. Denn nur, wenn Sie genau wissen, wann Sie genug Nahrung aufgenommen haben, wissen Sie auch, wo Sie ansetzen müssen. Die Schlacht des Abnehmens gewinnen Sie schlichtweg über die Portionsgröße. Und nur über diese! Sie brauchen weder etwas gänzlich wegzulassen, das Ihnen schmeckt, noch von irgendeiner Obstsorte 10 kg in drei Tagen zu essen. Es sei denn, Sie möchten es. Ich persönlich könnte beispielsweise in Wassermelonen schlafen.

Die Regeln für die Portionsgrößen sind einfach: Der Appestat hat das Ziel, Ihr genetisch festgelegtes Gewicht zu halten. Dieses genetisch bedingte, individuelle Gewicht nennt man auch *Steady-* oder *Setpointgewicht*. Wenn Sie dieses biologische Idealgewicht, das der Körper durch Kompensationsmechanismen immer wieder anstrebt, dauerhaft herabsetzen möchten, müssen Sie nur eines tun. Lassen Sie bei jeder Mahlzeit einfach nur 15-20 % weg.

Warum nur 15-20 %?

Das ist der Bereich, bei dem Ihr Appestat keine Änderung spürt, obwohl es eine gibt. Nicht einmal Sie werden einen wesentlichen Unterschied in der Nahrungsaufnahme spüren und sich immer satt und zufrieden fühlen. Sie bringen Ihren Appestat dadurch nicht aus der Balance. Auch wenn Sie nicht vom Setpointgewicht ausgehen, sondern schon Übergewicht haben, gilt immer die 15-20-%-Regel. Wenn Sie Ihr Idealgewicht erreicht haben, fangen Sie über einen Zeitraum von mindestens drei Monaten wieder langsam an, Ihre gewohnten Portionen zu sich zu nehmen. Sie können danach wieder normal essen.

Auf ein Wort noch

Wichtig ist, Ihre Gewohnheiten nicht zu ändern. Wenn Sie gerne jeden Donnerstag mit Ihren Mitarbeitern weggehen und dabei immer drei Cocktails trinken, machen Sie es weiterhin. Nur eben mit zwei Cocktails. Sie müssen Ihr Idealgewicht erreichen, ohne erhebliche Einschnitte in Ihrem Leben zu vollziehen.

Speziell in der heutigen Zeit werden Sie ständig von stetigen Änderungen erschlagen und kein Tag ist wie der andere. Genau aus diesem Grund muss der Rhythmus Ihrer Ernährungsnatur erhalten bleiben. Mir ist bewusst, dass es mit dieser Regel etwas länger dauert als mit „Nehmen Sie 20 kg in zwei Wochen ab"-Versprechen. Aber je länger Sie Ihrem Körper die Zeit geben, sich an etwas zu gewöhnen, desto endloser ist Ihre Freude über Ihr Idealgewicht.

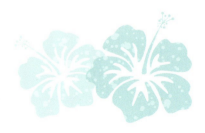

13.18 Das Bora-Bora-Rezept

Zum Abschluss dieses Kapitels erhalten Sie noch das Bora-Bora-Rezept, das ich Ihnen zu Beginn dieses Buches versprochen habe. Dieses Rezept hat mir Teiki auf Bora Bora beigebracht; es schmeckt absolut fabelhaft. Es handelt sich hierbei um ein Thunfischrezept, das Teiki „Motu Bora Bora" genannt hat. *Motu* bedeutet auf Polynesisch so viel wie *kleine Inselchen*. Teiki nannte das Rezept so, da er immer zu einer bestimmten kleinen Riffinsel mit dem Schiff fuhr, weil er genau dort die besten Thunfische fing.

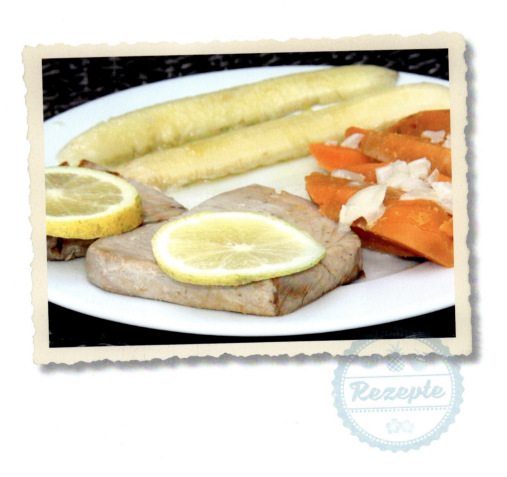

Der Treibstoff für FLOW BODY MOVEMENTS

Motu Bora Bora

Zutaten für 2 Personen

- 2 Steaks vom Thunfisch
- 200 ml Kokosmilch
- 2 Süßkartoffeln
- ½ Zwiebel
- 1 Banane
- 2 Bio-Zitronenscheiben
- 30 ml Kokosöl
- ½ TL Honig

Zubereitungszeit: maximal 20 Minuten

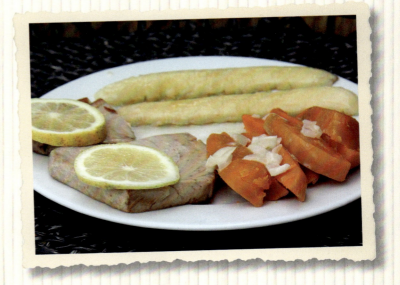

Zubereitung

Schälen Sie die zwei Süßkartoffeln und schneiden Sie das Ende der Süßkartoffeln ab. Schneiden Sie die Süßkartoffeln in dünne Scheiben und legen Sie diese für 15 Minuten in leicht kochendes Wasser. Erhitzen Sie währenddessen das Kokosöl auf kleiner Flamme in einer Pfanne und legen Sie die Thunfischsteaks hinein. Wenden Sie die Thunfischsteaks alle zwei Minuten, bis Sie „durch" sind. Nehmen Sie die Thunfischsteaks aus der Pfanne und legen Sie sie auf den Teller.

Schneiden Sie jetzt die Zwiebel in kleine Würfel und geben Sie sie mit der Kokosmilch in die Pfanne. Lassen Sie das Ganze einmal kurz aufkochen und danach eine Minute leicht köcheln. Gießen Sie die Kokosmilch über die Thunfischsteaks und legen Sie zu jedem Steak eine Kartoffel bei.

Teilen Sie jetzt die Banane in jeweils zwei Hälften. Quetschen Sie die Bananenhälften mit einem Löffel ein wenig zusammen und braten die Hälften auf jeder Seite für 30 Sekunden in Kokosöl kurz an. Legen Sie die gebratenen Bananenhälften zu den Thunfischsteaks. Tröpfeln Sie jetzt noch einen halben Teelöffel Honig über jede Bananenhälfte und legen Sie auf jedes Thunfischsteak eine Zitronenscheibe. Willkommen auf Bora Bora.

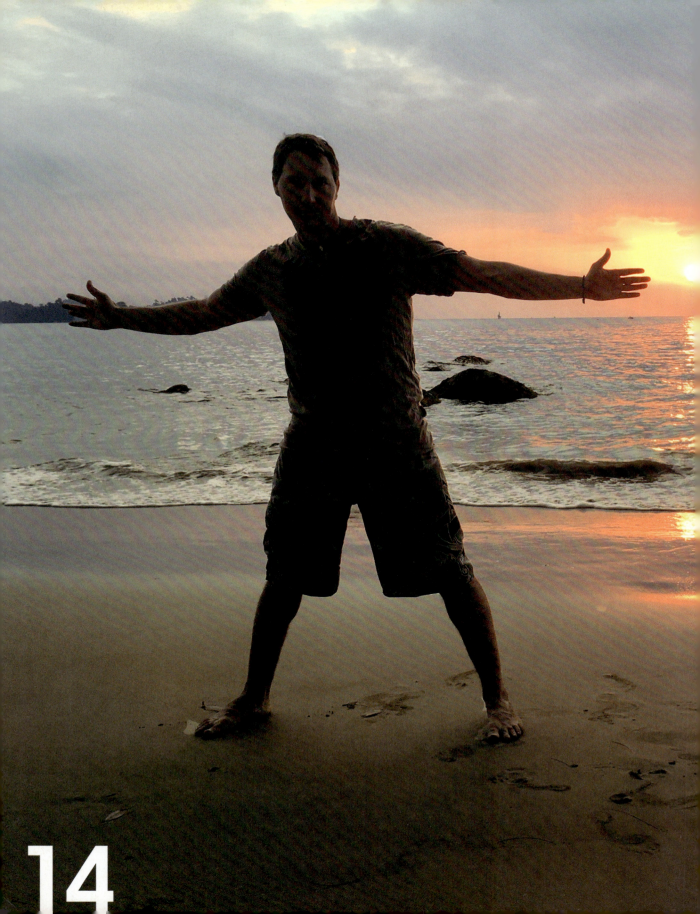

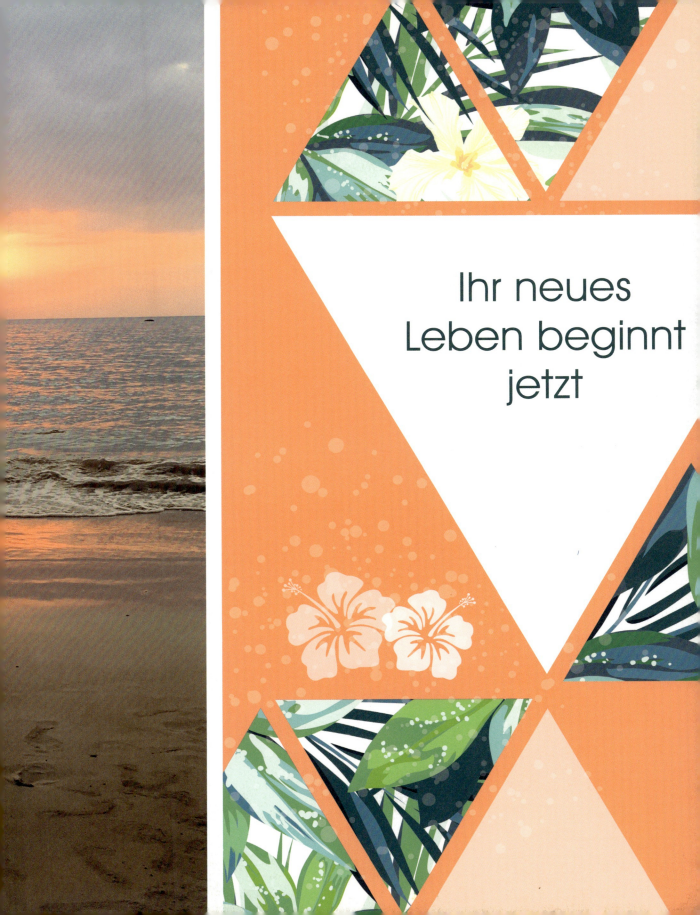

Sie haben in den vorangegangenen Kapiteln erfahren, wie Sie Ihre sportlichen Ziele erreichen, sich richtig ernähren und Ihre Gesundheit und Kraft steigern können. Vieles, dass Sie aus den vorherigen Kapiteln umsetzen werden, hilft Ihnen dabei, ein vitaleres und gesünderes Leben zu führen. Es gibt aber noch andere wichtige Faktoren, die Sie beachten können, um ein erfülltes Leben zu leben und glücklich zu sein.

In unserer heutigen Zeit haben die Medien eine wichtige Rolle eingenommen. Es wird uns gesagt, welches Auto wir als Statussymbol kaufen müssen, mit welchen Jeans wir Chancen bei Frauen haben und welcher Hüftumfang bei den Damen gesellschaftstauglich ist. Das Allerwichtigste ist aber, dass SIE sich wohlfühlen und nicht derjenige, der in Ihr Auto steigt oder Ihren Hüftumfang sieht.

Viele meiner Klienten kommen mit der Bitte zu mir, 10, 15, 20 oder mehr Kilos abnehmen zu wollen. In solchen Fällen frage ich mich, warum diese Personen exakt 15 Kilos oder mehr abnehmen möchten. Es bringt Ihnen nichts, wenn Sie 15 Kilos abnehmen und Sie dann ausgelaugt sind, sich schwach und unwohl fühlen. Ich bringe dann die meisten meiner Klienten dazu, nur so viel abzunehmen, dass diese sich auch noch wohlfühlen, ungeachtet dessen, was Ihr Ziel war.

Sie haben auch längerfristig wenig Freude an einem Auto, das für Sie nicht bezahlbar ist, wenn Sie Einbußen in Ihrer Lebensqualität verzeichnen. Und das vielleicht nur, um einem Arbeitskollegen oder Freund zu imponieren. Für das Gehirn macht es auch keinen Unterschied, ob Sie ein 5-Euro-T-Shirt erwerben, das Ihnen gefällt oder einen Ferrari. Es werden dieselben Neurotransmitter im Gehirn aktiviert und dieselben Glückshormone ausgeschüttet und an beiden werden Sie nicht länger Spaß haben als ein paar Wochen. Wenn Sie unbedingt Ferrari fahren möchten, dann mieten Sie einen über das Wochenende. Es bringt Ihnen sicher mehr, als jahrelang auf einen zu sparen.

Lernen Sie, Auszeiten zu nehmen. Es bringt auf lange Sicht weder Ihren Freunden noch Ihrer Familie etwas, wenn Sie permanent ausgelaugt und schlapp sind. Anstatt Überstunden zu schieben, gehen Sie mal früher von der Arbeit weg und unternehmen Dinge, die Ihnen Spaß machen. Gehen Sie ein Eis essen oder hören Sie in Ihrem Lieblingspark den Vögeln beim Zwitschern zu. Versuchen Sie, mehr Freizeit mit Ihren Freunden und Ihrer Familie zu verbringen. Überhaupt sind Freunde und die Familie ein wichtiger Wohlfühlfaktor für uns. Wenn Sie viele und gut funktionierende zwischenmenschliche Beziehungen pflegen, gehen Sie bestimmt zufriedener durchs Leben.

Vertreiben Sie belastbare Dinge aus Ihrem Alltag und aus Ihrem Kopf. Wir machen uns ständig Gedanken über Dinge und regen uns über politische, familiäre oder berufliche Themen auf, die wir sowieso nicht ändern, beeinflussen oder steuern können. Schlechte Gedanken sind der Kern allen Übels. Der Dalai Lama hat einmal gesagt, über Dinge, die wir ändern können, lohnt es sich nicht, einen Kopf zu machen und über Dinge, die wir nicht ändern können, macht es auch keinen Sinn, sich den Kopf zu zerbrechen. Ein weiser Mann.

Genießen Sie die Zeit mit Ihrem Partner, ohne auf die Uhr zu schauen. Und denken Sie daran: In einer Beziehung kommt es immer darauf an, wie sehr man einander liebt und nicht braucht. Überraschen Sie Ihren Partner einfach mal grundlos, ohne dass ein Anlass besteht, Sie werden sehen, wie viel Freude zurückkommt.

Ihr neues Leben beginnt jetzt

Vergessen Sie nicht, Nähe ist nicht die Unterbrechung von Distanz, sondern ihre Überwindung. Was bringt es Ihnen, nur zu sehen, ohne zu fühlen. Eine harmonische und dauerhaft gute Partnerschaft ist einer der effektivsten Faktoren für die Steigerung der Lebenszufriedenheit. Dieser Faktor ist weit wichtiger als Geld, Auto, Haus oder Job.

Versuchen Sie, wieder mehr im Alltag zu lachen und nicht alles so ernst zu nehmen. Jagen Sie dem Geld nicht hinterher. Erfreuen Sie sich an dem, was Sie haben und trauern Sie nicht permanent den Dingen nach, die Sie nicht oder noch nicht besitzen. Studien konnten belegen, dass der Effekt eines höheren Einkommens bzw. eines Lottogewinns sich längerfristig nur minimal auf die Zufriedenheit auswirkt. Vergleichen Sie Ihr Leben nicht mit dem der anderen und seien Sie niemals neidisch. Sie können nicht wissen, auf welcher Reise sich die andere Person befindet. Bevor Sie jemanden um etwas beneiden, prüfen Sie vorher, wie glücklich derjenige wirklich ist, der es besitzt.

Wenn Sie jemand ärgert, versuchen Sie, darüber zu stehen. Machen Sie Ihren Wert nicht von anderen Meinungen oder Aussagen abhängig. Gehen Sie neue Wege und probieren Sie neue Dinge aus. Das können Sportarten oder eine neue Frisur sein. Versuchen Sie neue Gerichte oder besuchen Sie mal eine Veranstaltung, auf der Sie noch nie waren. Seien Sie weltoffen und sehen Sie über den Tellerrand hinaus.

Die meisten Menschen stehen vielen Dingen skeptisch gegenüber, aber nur aus dem Grund, weil sie vieles nicht kennen. Umso wichtiger ist es, Neues kennenzulernen. Reisen ist eine gute Möglichkeit, andere Kulturen zu treffen, neue Landschaften zu entdecken und vieles aus einer anderen Perspektive zu betrachten. Auf was warten Sie noch? Zahnbürste, Pass, Geld, LOS!

Einer der wichtigsten Faktoren für ein glückliches Leben ist, sich immer ein neues Ziel zu stecken. Es gibt viele reiche Menschen, die alles zu haben scheinen, aber dennoch unglücklich sind. Das liegt daran, dass solche Menschen keine Ziele mehr im Leben haben. Es ist wichtig, dass wir ein Bedürfnis haben, dem wir entgegenstreben können, sonst werden wir auf Dauer unglücklich. Sie können sich Ihr Wunschbild immer wieder vor Ihrem geistigen Auge vorstellen. Es spielt dabei keine Rolle, welche Ziele Sie verfolgen.

Ihr Gehirn bekommt dadurch eine Vorahnung davon, was Sie fühlen, wenn Sie diese Ziele erreichen und leitet Sie in diese Richtung. Verfolgen Sie dabei immer Ihren eigenen Plan, nicht den der anderen. Und machen Sie Ihr eigenes Ding. Die tätige, ehrenvolle Gefahr ist besser als der ruhige Schlaf eines Sklaven. Bringen Sie sich bei, auch ein Scheitern bewältigen zu können, dann treffen Sie bessere Entscheidungen. Der Lehrer heißt Erfahrung.

Sehen Sie Probleme als Herausforderung und lernen Sie aus Fehlern. Wir können nicht immer alles richtig machen oder uns so verhalten, dass alle glücklich und zufrieden sind. Und obwohl wir für den Moment für uns die richtige Entscheidung treffen, können sich nachträglich viele Entscheidungen als falsch und als großer Fehler erweisen. Es ist daher immer wichtig, wie wir mit Fehlern umgehen.

Man kann die Vergangenheit nicht ändern, aber wenn Sie aus Ihren Fehlern lernen, entwickeln Sie sich Stück für Stück weiter, reifen und verbessern Ihre Zukunft. Betrachten Sie Ihr Leben einfach wie ein Buch. Es gibt lustige, traurige, langweilige, schwierige Kapitel und Kapitel, in denen der Held gewinnt und alles gut ausgeht. Nur mit dem Unterschied, dass Ihr Buch des Lebens nicht vordefiniert ist und Sie jedes Kapitel zu dem besten machen können und es selbst in der Hand haben.

Bei all den aufgelisteten Punkten ist eines ganz wichtig. Gleichgültig, ob im Sport, in der Beziehung, in der Familie, bei Freunden oder im Beruf. Bleiben Sie sich immer selbst treu. Auch wenn es vielleicht mal im Leben oder in dem Moment schlecht aussieht und Sie absolut verzweifelt sind. Lassen Sie sich nie von anderen Personen auf Ihrem Weg beirren oder einreden, dass Sie es nicht schaffen können, nur weil solche Menschen selbst Angst haben, im Leben was zu riskieren. Nehmen Sie sich so an, wie Sie sind.

Erfolg entsteht nicht, weil man keine Schwächen hat, sondern die Karten, mit denen man geboren wurde, optimal und klug ausspielt. Überschätzen Sie die Gesellschaft nicht und unterschätzen Sie sich nicht. Der Oscarpreisträger und Regisseur von „Avatar", James Cameron, hat einmal in einem Interview gesagt: „Wer sich absurd hohe Ziele setzt, und daran scheitert, der scheitert weit jenseits von dem, was andere bereits als Erfolg feiern."

Schauen Sie nicht zu den Sternen, greifen Sie jeden Tag danach. Geben Sie niemals Ihre Träume, Ziele, Hoffnungen und Wünschen auf! Niemals!

Willkommen in Ihrem neuen Leben!

Ihr Trainer

Björn Nussmüller

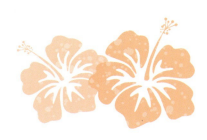

Ihr neues Leben beginnt jetzt

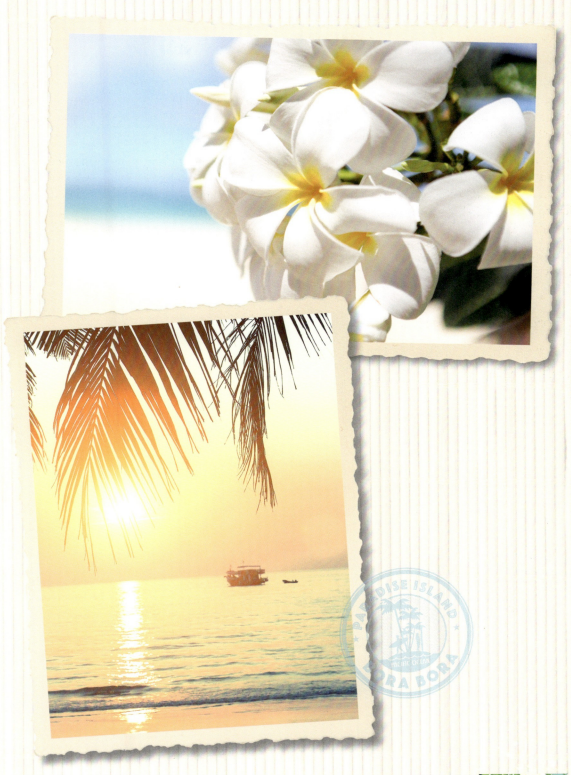

305

Anhang

Literaturverzeichnis

Aaberg, E. (2006). *Muscle mechanics.* Champaign, Il: Human Kinetics.

Birbaumer, N. (1975). *Physiologische Psychologie.* Berlin Heidelberg: Springer-Verlag.

Gracie, R. (2010). *The Gracie Diet.* Gracie Publications.

Grosser M., Starischka, S. & Zimmermann E. (2008). *Das neue Konditionstraining.* München: BLV Buchverlag.

McAllister, P. (2010). *Manthropology: The Science of Why the Modern Male Is Not the Man He Used to Be.* New York: St. Martin's Press.

Müller-Wohlfahrt, H., Ueblacker, P. & Hänsel, L. (2014). *Muskelverletzungen im Sport.* Stuttgart: Georg Thieme Verlag.

Vogt, L. & Töpper, A. (2011). *Sport in der Prävention: Handbuch für Übungsleiter, Sportlehrer, Physiotherapeuten und Trainer in Kooperation mit dem deutschen olympischen Sportbund.* Köln: Deutscher Ärzte-Verlag.

Über den Autor

Björn Nussmüller ist seit über 12 Jahren ausgebildeter Personal Trainer. Nebenbei absolvierte er Kurse zur Muskelphysiologie an der Harvard Universität sowie an der McGill Universität. Er entwickelt innovative Trainingsprogramme für diverse Leistungssportler und arbeitet regelmäßig mit mehreren Physiotherapeuten zusammen, um maßgeschneiderte Konzepte zur Verbesserung der Fitness sowie der Verletzungsprävention seiner Kunden zu entwerfen. Er betrachtet den Körper stets als Gesamtbild und trainiert daher mit einer umfassenden ganzheitlichen Methode, die sowohl die Physis als auch die Psyche verbessert. Er hält Vorträge für internationale Unternehmen, gibt Seminare und ist ein regelmäßiger Gast bei Radiosendungen zu den Themen Fitness und Gesundheit. Er veröffentlichte bereits mehrere Artikel zu diesen Themen, unter anderem im österreichischen WOMAN Magazin. Neben seiner Tätigkeit als Personal Trainer und Fitnesscoach studiert er an der Fachhochschule Wismar Sportmanagement.

Neben seiner Liebe zur Fitness reist Björn Nussmüller gerne. Bei einer seiner vielen Reisen ist ihm dann auch die Idee zu dem innovativen Fitnesskonzept FLOW BODY MOVEMENTS gekommen.

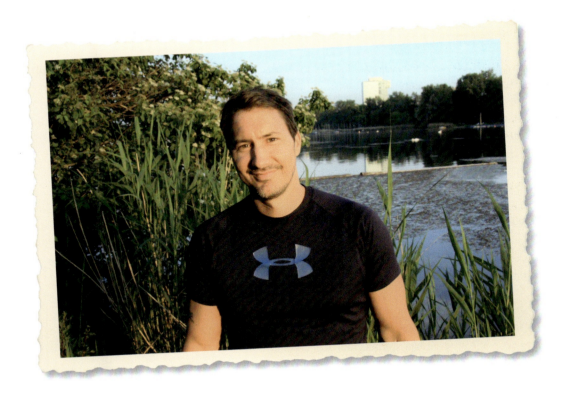

Danksagung

Ob bei Beziehungen, bei Freundschaften, einem Job oder einem Buch. Wenn etwas zu Ende geht, überlegt man sich meistens wie es angefangen hat. Bei mir vor einigen Jahren auf einer Insel, mit einem Kugelschreiber und einer Serviette, auf der ich die ersten Gedankenfetzen zu meiner Buchidee notierte. Bis zum Erscheinen dieses Buches gab es viele Menschen, die meinen Weg bis zur Veröffentlichung auf die eine oder andere Weise direkt oder indirekt unterstützt haben und in den meisten Fällen immer für mich da waren. Ich bin kein Mann der großen Worte, aber der Vielen. Ich hoffe dennoch, dass diese Danksagung allen gerecht wird, die mich so großartig unterstützten und ich Niemanden vergessen habe.

Als erstes möchte ich mich ganz herzlich bei Riccardo Rip, Julia Rickelt, Annett Jauch, Alexa Deutz und dem restlichen Team des Meyer & Meyer Verlags bedanken, die mir bei Fragen immer zur Seite standen und die vom Lektorat über die Grafik bis zur Marketingabteilung eine tolle Arbeit geleistet haben. Insbesondere möchte ich mich bei meinem Cheflektor Manuel Morschel bedanken, der sich die Zeit für mein Manuskript genommen und mir das Vertrauen geschenkt hat, meine Buchidee zu verwirklichen. Ich hoffe Sie nehmen mich mal auf ein Alemannia Aachen-Spiel mit.

Ein riesengroßes Dankeschön geht an die nette Dame, die Sie neben mir noch bei den Übungsabbildungen bewundern können. Caroline Reuter. Du bist einer der herzlichsten Menschen, die ich kenne und bist immer für alle da. Danke für deine Geduld, Danke für dein Durchhaltemögen und Danke, dass du so supertoll mit meiner Sturheit klargekommen bist. Aber hey, wie du siehst haben sich die Moskitostiche im Dschungel bei dem Advanced-Plan ausgezahlt. Du trägst das Herz absolut am rechten Fleck und ich hoffe, dass du dir das immer bewahrst.

Ein ganz spezielles Dankeschön geht auch an meinen lieben Freund und privaten Brazil Jiu-Jitsu-Lehrer Mario. Ohne deine Inspirationen und Kapitelideen, wäre das Buch nicht das was es ist. Du hast mir nicht nur einen guten Schreibstil beigebracht, sondern mir auch stets mit Rat und Tat zur Seite gestanden, auch wenn es Stunden dauerte. Du zählst zu den Guten. Aber trotz all dem, werde ich dich wieder bei unserer nächsten Brazil Jiu-Jitsu-Sparringrunde nicht schonen. Du mögest mir verzeihen.

Als nächstes steht mein Kumpel Daniel auf der Liste. Bei Daniel stellen Sie sich einfach einen typischen Griechen vor, wie er im Buche steht. Chaotisch, charmant und für jeden Blödsinn zu haben. Danke Daniel für deine coolen Fotoideen.

Auch Dir, Edda, möchte ich für deine schonungslose Meinung zu bestimmten Textpassagen danken. Und ich habe es nicht vergessen. Du bekommst noch ein selbstgemachtes Tiramisu von mir.

Danke auch an meine Schwester Sandra, die sich immer mein Gelaber anhören musste, wenn es mir mal mit dem Buch zuviel wurde und ich nicht wusste wie ich bestimmte Buchideen textlich umsetzen soll. Der nächste Cocktail in der 25-Hours-Bar geht auf mich.

Auch meinen Freunden Tom und Peter möchte ich herzlichst Danken. Die Sport-Sessions mit euch helfen mir immer abzuschalten und runter zu kommen, wenn es mal stressig ist. Ihr seid super Weggefährten und unsere lustigen Treffen sind jedes Mal ein tolles Erlebnis. Und Peter, sag Bescheid wenn du wieder Miami im Dienstplan hast. Tom und ich möchten wieder mit. Diesmal cruisen wir aber zu den Keys.

Mark und Laura. Auch Ihr sollt nicht unerwähnt bleiben. Ihr seid die letzten Jahre super Freunde für mich geworden und ich wollte einfach nur Danke sagen, dass es euch gibt. Auf der Welt gibt es vermutlich niemanden der sich in eurer Nähe nicht wohl fühlt. Ihr seid einfach zum knuddeln.

Ein großer Dank geht auch an Martin für unsere „philosophischen" Gespräche, die mich immer wieder zum Lachen bringen. Du bist seit mittlerweile fast 20 Jahren ein guter Freund für mich.

Auch dich, Daniela, habe ich nicht vergessen. Du munterst mich immer wieder mit positiven Worten auf, wenn ich mal nicht so gut drauf bin und nach jedem Gespräch mit dir sieht die Welt gleich wieder anders aus. Du bist ein Goldschatz und ich hab dich ganz doll lieb.

Ein großes Dankeschön geht auch an Tamara. Du bist ein Engel und hast das Herz einer Löwin. Albert Schweizer hat einmal gesagt: „Was ein Mensch an Guten in die Welt hinausgibt, geht nicht verloren." Du hast mich nicht nur dazu gebracht meinen Weg zu finden, sondern mich zu einem besseren Menschen gemacht. Dafür danke ich Dir!

Und dann noch mein russischer Riesenfreund Alex. Der Wodka-Abend mit Dir und Ina in Thailand war einer der lustigsten meines Lebens und ich möchte Dir für das „Stark wie ein Russe-Frühstücksrezept" herzlichst danken. Bei unserer nächsten Raftingtour in Thailand sitzt du dann hoffentlich im richtigen Boot und vergiss nicht: im Billard kommt es nicht darauf an, wer die ersten Kugeln versenkt, sondern wer die letzte Kugel.

Bildnachweis

Bilder (Cover): ©Björn Nussmüller, Caroline Reuter

Grafiken (Cover und Innenteil): ©AdobeStock

Bilder (Innenteil):

©Stefan Gegerly: S. 100-102, 104-107, 110-111, 126, 128-135, 142-143, 148-149, 154-155, 172-177, 180-181, 186-189, 192-195, 206-211, 214-215

©AdobeStock: S. 34, 51 (unten), 70, 223, 231, 243, 248, 267, 305

Alle übrigen Bilder: ©Björn Nussmüller, Caroline Reuter

Mitwirkende

Covergestaltung: Katerina Georgieva, Annika Naas

Layout: Annika Naas

Satz: Guido Maetzing, www.mmedia-agentur.de

Umschlaggestaltung: Annika Naas

Lektorat: Dr. Irmgard Jaeger

Abonnieren Sie unseren kostenlosen Newsletter unter **www.dersportverlag.de**

ALLES FÜR DEIN FITNESSTRAINING

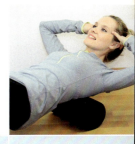

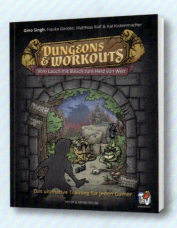

ISBN 978-3-8403-7562-0
€ [D] 22,95/€ [A] 23,60

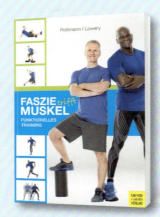

ISBN 978-3-8403-7547-7
€ [D] 25,00/€ [A] 25,70

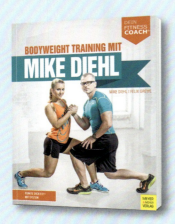

ISBN 978-3-8403-7545-3
€ [D] 19,95/€ [A] 20,60

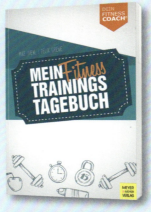

ISBN 978-3-8403-7546-0
€ [D] 9,95/€ [A] 10,30

MEYER & MEYER Fachverlag GmbH
Von-Coels-Str. 390
52080 Aachen

Telefon	02 41 - 9 58 10 - 13
Fax	02 41 - 9 58 10 - 10
E-Mail	vertrieb@m-m-sports.com
Website	www.dersportverlag.de

MEYER & MEYER VERLAG

Unsere Bücher erhalten Sie online oder bei Ihrem Buchhändler.

Abonnieren Sie unseren kostenlosen Newsletter unter **www.dersportverlag.de**

ALLES FÜR DEIN FITNESSTRAINING

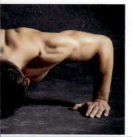

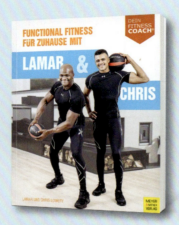

ISBN 978-3-8403-7531-6
€ [D] 19,95/€ [A] 20,60

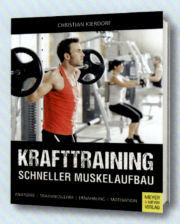

ISBN 978-3-89899-993-9
€ [D] 29,95/€ [A] 30,80

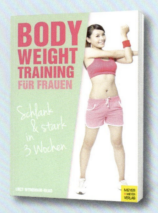

ISBN 978-3-8403-7510-1
€ [D] 16,95/€ [A] 17,50

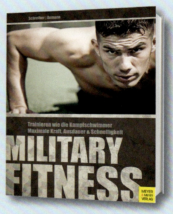

ISBN 978-3-89899-966-3
€ [D] 24,95/€ [A] 25,70

Preisänderungen vorbehalten und Preisangaben ohne Gewähr ©AdobeStock

MEYER & MEYER VERLAG

MEYER & MEYER Fachverlag GmbH
Von-Coels-Str. 390
52080 Aachen

Telefon	02 41 - 9 58 10 - 13
Fax	02 41 - 9 58 10 - 10
E-Mail	vertrieb@m-m-sports.com
Website	www.dersportverlag.de

Unsere Bücher erhalten Sie online oder bei Ihrem Buchhändler.